中国临床案例

急诊医学病例精解

主编 陈 锋 徐 峰 林兆奋 郑晓春 柯 俊

上海大学出版社

图书在版编目（CIP）数据

急诊医学病例精解/陈锋等主编 . -- 上海：上海大学出版社，2025.6. -- ISBN 978-7-5671-5265-6

Ⅰ . R459.7

中国国家版本馆 CIP 数据核字第 2025J4L553 号

责任编辑　陈　露
书籍设计　缪炎栩
技术编辑　金　鑫　钱宇坤

急诊医学病例精解

陈　锋　徐　峰　林兆奋　郑晓春　柯　俊　主编

出版发行	上海大学出版社出版发行	
地　　址	上海市上大路 99 号	
邮政编码	200444	
网　　址	www.shupress.cn	
发行热线	021-66135109	
出 版 人	余　洋	
印　　刷	河北朗祥印刷有限公司	
经　　销	各地新华书店	
开　　本	787mm×1092mm 1/16	
印　　张	13.75	
字　　数	260 千	
版　　次	2025 年 6 月第 1 版	
印　　次	2025 年 6 月第 1 次	
书　　号	ISBN 978-7-5671-5265-6/R·113	
定　　价	188.00 元	

版权所有　侵权必究
如发现本书有印装质量问题请与印刷厂质量科联系
联系电话：022-69211638

《急诊医学病例精解》
编委会

名誉主编
于学忠　中国医学科学院北京协和医院

主　审
赵晓东　解放军总医院第四医学中心

主　编
陈　锋　福州大学附属省立医院
徐　峰　山东大学齐鲁医院
林兆奋　海军军医大学第二附属医院
郑晓春　福州大学附属省立医院
柯　俊　福州大学附属省立医院

副主编
文　丹　福建中医药大学附属人民医院
何武兵　福州大学附属省立医院
陈宏毅　福州大学附属省立医院
王朝阳　福建医科大学附属第二医院
王　煜　厦门大学附属中山医院
顾　凌　福建医科大学附属闽东医院
黄元新　莆田市第一医院

编　委
（按姓氏拼音排序）
高　坚　福建省福鼎市医院
龚　峥　福州大学附属省立医院
郝博涵　厦门大学附属中山医院
何宇敏　福州大学附属省立医院

黄宇晖　福州大学附属省立医院
赖荣斌　厦门大学附属中山医院
李丽生　福州大学附属省立医院
李玉堂　福建省泉州市第一医院
廖　星　福州大学附属省立医院
林庆明　福州大学附属省立医院
林世荣　福州大学附属省立医院
刘晓楣　厦门大学附属中山医院
闵　军　福州市第二总医院
齐建超　福州大学附属省立医院
饶丽霞　莆田市第一医院
施建曦　福建医科大学附属闽东医院
施增金　宁德师范学院附属宁德市医院
王银灶　仙游县总医院
肖章武　福建中医药大学附属第二人民医院
谢宝辉　宁德师范学院附属宁德市医院
许　冰　福州大学附属省立医院
许小龙　福州大学附属省立医院
杨璟锋　福建医科大学附属闽东医院
游桂良　宁德师范学院附属宁德市医院
张国炳　福建医科大学附属第二医院
张正超　福州大学附属省立医院
郑武洪　福州大学附属省立医院
郑永宣　莆田市第一医院
周海珺　福州大学附属省立医院
朱景法　福建省泉州市第一医院
朱日进　福州大学附属省立医院
曾荣耀　福建医科大学附属第二医院
曾维佳　福州大学附属省立医院
朱义洪　莆田市第一医院
卓秀明　福州大学附属省立医院

名誉主编简介

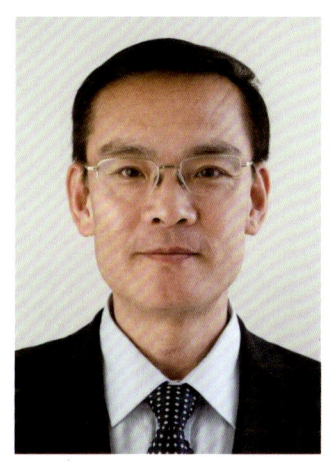

于学忠，博士研究生导师，中国医学科学院北京协和医院急诊科主任医师。先后担任中国医师学会急诊医学分会会长、国家急诊质量控制中心主任、中华医学会急诊医学分会第八届主任委员、国家卫生计生委能力建设和继续教育中心急诊学专家委员会主任委员、卫生部应急办专家组成员。

从事急诊医学多年，积累了丰富的急诊医学教学、科研及临床工作经验，并先后在国内外相关学术期刊上发表学术论文100余篇，主编专著6部。专业特长为急危重症，研究方向为心肺复苏、脓毒症、休克复苏和多器官功能障碍综合征。

主审简介

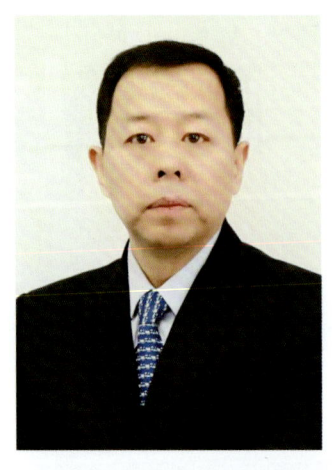

赵晓东，博士研究生导师，全军重大课题和医疗科技成果奖评审专家、中华医学科技奖评审委员会评审专家、首都发展和首都特色基金评审专家等。兼任中国医师协会急诊医师分会会长，解放军急救医学专业委员会主任委员，中华医学会急诊医学分会副主任委员，北京急诊医学学会副会长，国家卫生健康委能力建设急诊专业委员会副主任委员，中国医师协会毕业后医学教育急诊医学专业委员会副主任委员，《解放军医学杂志》、Journal of Translational Internal Medicine 副主编，《中国急救医学杂志》副总编，《中华急诊医学杂志》《临床急诊杂志》《创伤外科杂志》《中华老年多器官疾病杂志》《临床误诊误治》等杂志编委。

为推动急诊外科专业的发展，率先成立了急诊外科专业委员会，是首届中国急诊医师协会急诊外科专业委员会主任委员。承担并参与完成国家自然科学基金、军队科技委等多项课题。牵头和参与制定了40余部急诊相关领域的专家共识。曾完成阅兵、两会等多项国家重大活动的医疗保障任务。荣获第十二届"中国医师奖"、全军"军队医疗先进个人"、第七届北京"优秀医师奖"、中国医师协会急诊分会"急诊引领者奖"、医学家年会"十大医学促进专家"和"十大医学突出贡献专家"等荣誉。

第一主编简介

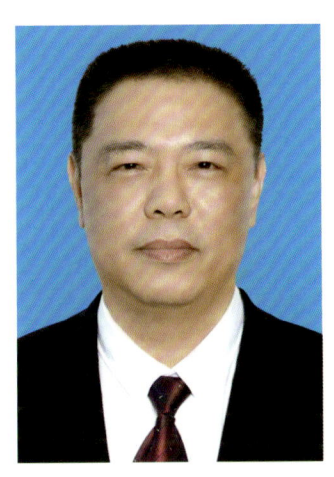

陈锋，主任医师，教授，博士研究生导师，享受国务院政府特殊津贴专家、国家卫生健康委突出贡献中青年专家、福建省B类高层次人才。主要从事急危重症救治及紧急医学救援工作，是福建省急诊医学、灾难医学的学科带头人。现任福建省急救中心主任、福州大学附属省立医院副院长、福建省急诊医学人才高地主任、福建省急诊质控中心主任、福建省急诊医学重点实验室主任、国家紧急医学救援（福建）基地负责人。兼任中华医学会灾难医学分会副主任委员、中国医师协会急诊医师分会副会长、中国医学救援协会心肺复苏专业委员会副会长等。

工作以来，在SCI等核心期刊发表80余篇论文，在研省部级课题15项，主编、参编专著16部，参编急诊急救相关指南与共识15部。曾获得中华医学科技奖三等奖1项，福建省科技进步奖一等奖1项、二等奖2项，福建医学科技奖一等奖3项，紫金科技奖1项等。曾获全国五一劳动奖章、全国住院医师规范化培训"优秀专业基地主任"、福建省优秀青年卫士等多项荣誉。

第二主编简介

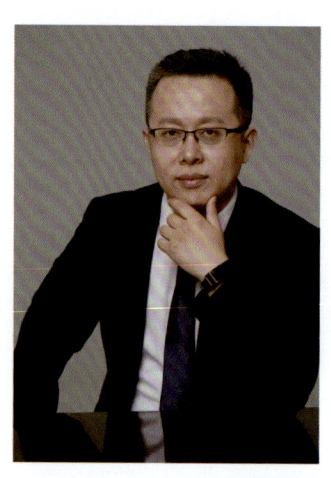

徐峰，主任医师，教授，博士研究生导师，山东大学齐鲁医院副院长，国家杰出青年基金获得者，国家卫生健康委有突出贡献中青年专家，中国青年科技奖获得者，国家重大科研项目首席专家，美国和欧洲心脏病学会Fellow（FACC/FESC）。兼任中华医学会急诊医学分会常务委员、中国医师协会胸痛分会常务委员兼总干事、中国医促会胸痛学分会秘书长、山东省医学会急诊医学分会主任委员及Resuscitation编委等。

主持国家重大项目1项、国家自然科学基金5项，以通讯作者或第一作者身份在Lancet Public Health、Lancet Regional Health、Nature Reviews Cardilogy、European Heart Journal、Circulation、Nature Communications、JAMA Cardiology、JAMA等发表SCI论文35篇，获山东省科学技术进步奖一等奖和教育部高等学校科技进步二等奖各1项（第一完成人），副主编国家规划教材《急诊与灾难医学》。

研究方向为急危重心血管病和心搏骤停。

第三主编简介

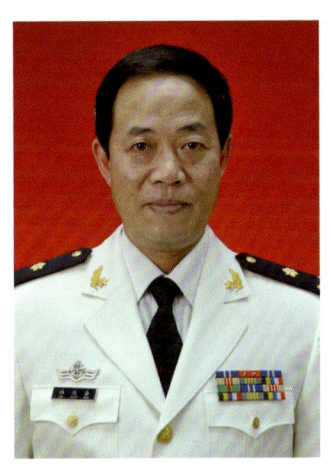

　　林兆奋，解放军急救医学中心、上海市创伤急救中心、海军军医大学第二附属医院（上海长征医院）急救科教授，博士研究生导师。入选上海市公共卫生优秀学科带头人。兼任中华医学会急诊医学分会委员、全军急救医学设备质量安全控制专业委员会主任委员、全军重症医学专科委员会常务委员、华东地区危重病急救专业委员会副主任委员、上海市急诊医学专业委员会名誉主任委员，《中华急诊医学杂志》副总编辑，《中华危重病急救医学杂志》编委等。

　　主持863计划子课题1项，国家自然科学基金课题2项，上海市重点课题2项；获省部级科技进步奖二等奖2项；发表论文86篇，其中SCI论文27篇；主编专著3部，授权专利3项。

　　上海长征医院急救科目前是急诊医学国家临床重点专科，上海市急救医学重点学科，上海市急诊、ICU质量控制中心，国家和上海市急诊/重症医师规范化培训及专科培训基地。

　　研究方向为脓毒症/严重创伤后多器官功能障碍综合征。

第四主编简介

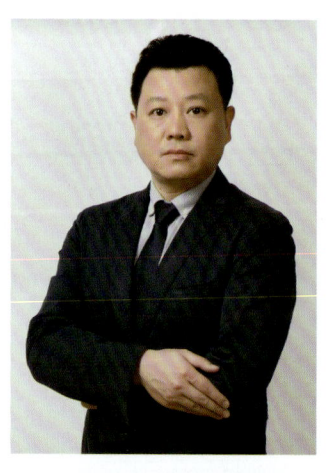

郑晓春,现任福建省急救中心副主任,福建医科大学麻醉学系主任,教授,硕士研究生导师,福州大学附属省立医院麻醉学专业学科带头人。兼任福建省医学会急诊医学分会主任委员、福建省国家紧急医疗救援队(福建省立医院)副队长、福建省医院协会麻醉科管理分会主任委员、福建省医学会麻醉分会副主任委员(候任主任委员)、福建省医师协会麻醉科医师分会首届会长、中国医药教育协会麻醉专业委员会副主任委员、中国心胸麻醉协会舒适化医疗分会副主任委员、中国医促会区域麻醉分会副主任委员、中国医师协会麻醉学医师分会常务委员等。

工作以来,获国家自然科学基金面上项目、省科技创新联合基金重点项目、卫生健康委重大项目等课题资助10余项,累计科研基金超过900万,以第一作者和通讯作者身份在 *Lancet* 子刊、*Nature* 子刊等发表SCI论文60余篇,IF累计超过300分。主编专著5部。获福建医学科技奖三等奖2项(第一完成人),指导研究生超60名。

致力于医学教育事业,带领所在医院麻醉专业住培基地获得全国首批重点基地。

从事临床麻醉及疼痛诊疗、急救医疗管理、麻醉学本科、研究生教学管理及科研工作,主要研究方向包括:局部麻醉药物的外周和中枢作用、围术期脏器功能保护、慢性疼痛机制和治疗、围术期与认知功能、临床医学转化等。

第五主编简介

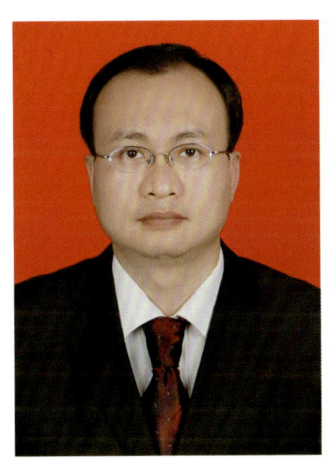

  柯俊，博士，主任医师，硕士研究生导师，现任福州大学附属省立医院急诊内科主任、福建省急诊医学重点实验室副主任。兼任中国医师协会胸痛专业委员会委员、中国医疗保健国际交流促进会胸痛分会委员、福建省医学会内科学分会委员、福建省海峡医药卫生交流协会急诊医学分会副主任委员、福建省中西医结合学会灾害医学分会副主任委员、福建省中西医结合学会急救医学分会副主任委员、福建省心电学会急诊心电学分会副主任委员、《中华危重症医学杂志（电子版）》第三届编辑委员会编委。

  主要从事内科急危重症工作。近年来科研方面主要围绕细胞内信号转导系统与心律失常、猝死的关系；工作以来主持福建省自然科学基金资助项目3项，参与省部级课题多项，目前已在SCI等核心期刊发表40余篇论文。

序

　　急诊室是医学实践中最为激烈的战场，每一秒都关乎生死，每一次决策都承载着生命的重量。在这种高压环境下，急诊科医生不仅要有深厚的医学知识，更要有快速判断和正确决策的能力。《急诊医学病例精解》应运而生，旨在以鲜活的临床实例，深度剖析急诊救治中的智慧与经验。本书汇聚了众多急诊医学专家的宝贵经验，通过对复杂病例的细致剖析，抽丝剥茧，充分展现了急诊科医生在面对急危重症时的冷静与果敢，升华了在生死时速中的决策艺术与人文关怀。

　　每一个案例都是从实际经验中提炼出的教训，细致分析诊断过程、治疗选择及患者管理策略，特别是每一份病例都附有国内知名急诊医学专家的精彩点评。这些案例旨在提供一种学习方式，推出一种诊疗思维，同时也通过具体实例展示急诊科医生如何在压力之下迅速且准确地做出生命攸关的决策，对于任何希望在这一领域提高其专业技能的医生都是宝贵的资源。

　　愿此书能成为广大从事急诊医学医务人员的良师益友，共同推动急诊医学事业的蓬勃发展，坚决守护好每一个生命的尊严与价值。

中国医学科学院北京协和医院

2024年9月10日

前言

在急诊医学领域，每一秒都可能是生死的关键，它不仅是生命与死神较量的前沿阵地，更是医疗技术与人文关怀交相辉映的舞台。作为一名长期坚守临床一线的急诊医生，我深知肩上责任之重，每一次的紧急救治，都是对生命尊严的捍卫，对医学精神的践行，因此，能够为《急诊医学病例精解》这本书写前言我感到非常的荣幸，希望本书能够为未来的急诊医学工作者提供宝贵的经验和知识。

《急诊医学病例精解》一书的问世，旨在搭建一个交流与学习的平台，汇聚急诊领域的智慧与经验，通过精心挑选的典型病例，深入剖析其诊断思路、治疗策略及背后的医学原理。我们相信，这些真实而生动的案例，不仅能够为急诊医生提供宝贵的实战指导，更能激发大家对急诊医学深层次问题的思考与探讨。

本书内容覆盖了急诊医学的多个关键领域，从心血管急症到创伤急救，从急性中毒到呼吸衰竭，每一个病例都经过严格筛选与精心打磨，力求做到既贴近临床实际，又具有教学意义。希望通过这些病例的解析，能够帮助急诊医生拓宽视野、提升技能，更好地应对复杂多变的急诊挑战。面对日新月异的急诊理论与急救技术的进步，本书在注重经典病例解析的同时，也积极关注急诊医学的最新进展与动态，力求为读者呈现一个既传统又现代的急诊医学知识体系。

本书是由福建省、山东省、北京市、上海市等省市急诊急救中青年专家参与编写，中国医学科学院北京协和医院急诊科于学忠教授作为名誉主编并作序，脱稿后由解放军总医院第四医学中心急诊科赵晓东教授审校，在此，我向所有参与本书编审的同仁们表示衷心的感谢。同时，我也希望本书的出版能够为推动急诊医学事业的发展与进步奉献一点绵薄之力。最后，我想用一句话与急诊同道共勉："在急诊的战场上，我们不仅是战士，更是生命的守护者。让我们携手并肩，用医术与爱心，为每一个生命保驾护航。"

福建省急救中心、福州大学附属省立医院

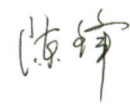

2024年9月10日

目录

第一章 急诊感染 ... 001
- 病例1 重症鹦鹉热衣原体肺炎 ... 001
- 病例2 肝脓肿 ... 007
- 病例3 感染性腹主动脉瘤 ... 012
- 病例4 以肺部感染为首发表现的急性血源性骨髓炎 ... 018
- 病例5 感染性心内膜炎 ... 029
- 病例6 合并内源性眼内炎的感染性休克 ... 037
- 病例7 急性气肿性肾盂肾炎导致脓毒性休克 ... 047
- 病例8 高龄患者创伤弧菌脓毒症 ... 055

第二章 急诊中毒 ... 063
- 病例9 亚硝酸盐中毒 ... 063
- 病例10 过敏性休克（胡蜂蜇伤） ... 068
- 病例11 急性氯化钡中毒 ... 074

第三章 急诊创伤 ... 079
- 病例12 外伤性主动脉损伤 ... 079
- 病例13 以截瘫为首发表现的主动脉夹层 ... 085
- 病例14 过伸性颈髓损伤伴四肢瘫 ... 094
- 病例15 严重多发伤合并创伤性脑梗死 ... 101
- 病例16 严重多发伤合并脾破裂 ... 107

第四章 急诊系统性疾病 ... 114
- 病例17 急性呼吸窘迫综合征 ... 114
- 病例18 支气管哮喘 ... 122

病例19　创伤相关重症肺炎 127
病例20　Wellens综合征 134
病例21　以颈部疼痛首诊的de Winter综合征 141
病例22　心肺脑复苏 147
病例23　心搏骤停 159
病例24　肝硬化合并食管胃底静脉曲张破裂出血 165
病例25　高甘油三酯血症性急性重症胰腺炎 175

第五章　急诊疑难病例 181
病例26　溴莫尼定致心搏骤停复苏 181
病例27　粪类圆线虫感染致蛋白丢失性胃肠病、抗利尿激素分泌失调综合征 187
病例28　母细胞性浆细胞样树突细胞肿瘤 194

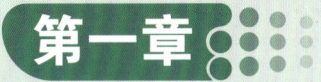

急诊感染

病例1 重症鹦鹉热衣原体肺炎

一、病历摘要

（一）基本信息

患者女性，50岁，务农。

主诉：咳嗽1周，气促3天，发热1天。

现病史：患者入院前1周感冒后出现咳嗽，咳少量淡黄色黏痰，伴有少量血丝，症状逐渐加重。入院前3天出现活动后气促，1天前出现发热，体温最高38.9 ℃，伴气促加重，静息下即气促明显，就诊当地医院。查胸部电子计算机断层扫描（computed tomography，CT）：右上肺叶及中肺叶大片实变；血常规：白细胞计数6.45×10^9/L，中性粒细胞百分比95.2%；生化：丙氨酸氨基转移酶501 U/L，天冬氨酸氨基转移酶1317 U/L，肌酸激酶42 272 U/L；降钙素原3.547 ng/mL；肌钙蛋白T 15.83 pg/mL（参考值＜14 pg/mL）；N端-B型钠尿肽前体2313 pg/mL。考虑"肺炎、急性肝损伤"，为进一步诊疗，转诊我院。患者自发病以来，食欲缺乏，精神、睡眠欠佳，大小便正常，体重无明显变化。

既往史：5年前因"子宫肌瘤"行"全子宫切除术"。

个人史：患者儿子饲养两只文鸟3个月余，一只玄凤鹦鹉1个月余，与患者有接触。

（二）体格检查

体温36.4 ℃，脉搏126次/分，呼吸40次/分，血压169/106 mmHg，末梢血氧饱和度87%（吸入氧浓度21%）。神志清楚，口唇轻度发绀，颈静脉无充盈，浅表淋巴结未触及肿大。胸廓无畸形，右肺可闻及湿性啰音，余肺呼吸音清。心界无扩大，心率126次/分，心律齐，心脏各瓣膜听诊区未闻及病理性杂音。腹平软，全腹无压痛及反跳痛，墨菲征阴性，肝肾区无叩击痛，肠鸣音4次/分。双下肢水肿，病理征未引出，四肢肌力正常。

（三）辅助检查

血气分析（吸入氧浓度50%）：酸碱度7.443，二氧化碳分压36.9 mmHg，氧分压76.2 mmHg，乳酸1.0 mmol/L，剩余碱1.2 mmol/L，碳酸氢根25.5 mmol/L，氧合指数152 mmHg。

血常规：白细胞计数7.2×10^9/L，中性粒细胞百分比95.2%，血红蛋白112 g/L，血小板计数213×10^9/L。

生化：丙氨酸氨基转移酶465 U/L，天冬氨酸氨基转移酶1236 U/L，肌酸激酶9374 U/L。

凝血功能：凝血酶原时间15.6秒，活化凝血酶原时间32.9秒，纤维蛋白原5.50 g/L，D-二聚体6.98 mg/L。

肌钙蛋白I：0.044 microg/L（参考值<0.023 microg/L）。

N端-B型钠尿肽前体2700 ng/L。

降钙素原4.1 ng/mL。

胸部CT：右肺上叶、中叶大片实变炎症；右胸腔及心包少量积液（病例1图1）。

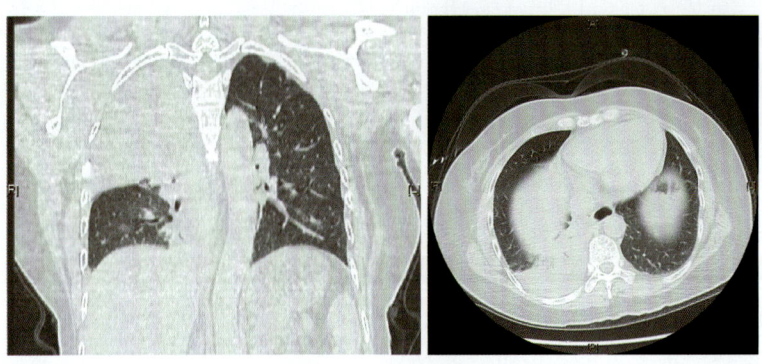

病例1图1　入院时胸部CT

（四）诊断

1. 重症社区获得性肺炎：鹦鹉热衣原体肺炎可能性大

   Ⅰ型呼吸衰竭

2. 肝功能损害

3. 急性心肌损害

4. 心包少量积液

5. 全子宫切除术后

二、诊疗经过

患者起病时表现为咳嗽、咳痰,病情进行性加重,伴有静息状态下气促、高热,入院时体格检查:口唇轻度发绀,呼吸40次/分,右肺可闻及湿性啰音;入院时血气分析显示氧合指数152 mmHg,胸部CT表现为多肺叶浸润,故重症社区获得性肺炎诊断明确。患者存在发热,呼吸衰竭,但血白细胞计数无明显升高,结合其个人史中有明确鹦鹉等鸟类接触史,故考虑鹦鹉热衣原体肺炎可能性大。给予莫西沙星(400 mg静脉滴注,每日1次)联合多西环素(100 mg口服,每12小时1次),当天晚上患者病情加重,末梢血氧饱和度下降,氧合指数低于100 mmHg,神志昏睡,给予气管插管接呼吸机辅助呼吸,保护性肺通气。同时经纤维支气管镜下取肺泡灌洗液送检宏基因二代测序。第2天肺泡灌洗液病原学检查报告:鹦鹉热衣原体阳性(序列数875)。故抗生素维持原治疗方案:莫西沙星联合多西环素抗感染治疗,之后患者体温逐渐下降到正常,丙氨酸氨基转移酶、天冬氨酸氨基转移酶、肌酸激酶、肌钙蛋白I、N端-B型钠尿肽前体、降钙素原逐渐降至正常,胸部CT病灶逐渐吸收。1周后拔除气管插管,改高流量给氧,转普通病房继续治疗。第4周后复查胸部CT,病灶继续明显吸收(病例1图2)。

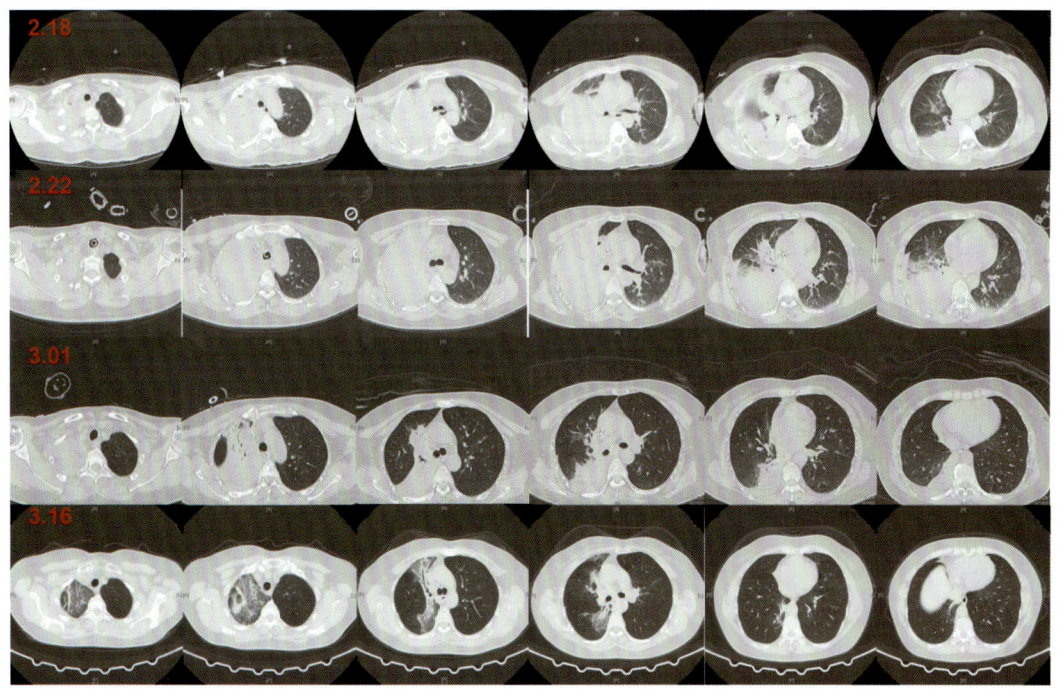

病例1图2　患者入院时及治疗过程中实变逐渐吸收过程

三、疾病介绍

鹦鹉热是由鹦鹉热衣原体导致的一种传染性疾病，人类感染的病例主要是通过吸入感染禽类产生的尿、粪和其他排泄物污染的气溶胶所导致的。通常是散发的，偶尔可能出现爆发。据统计，鹦鹉热衣原体肺炎占社区获得性肺炎的比例从0.5%～15%不等，平均为1%，因此是相对少见的社区获得性肺炎病因。但在入住重症监护室的重症肺炎患者中，鹦鹉热衣原体肺炎的比例高达8%。鹦鹉热衣原体肺炎其临床表现差异比较大，可以从轻微肺炎到暴发性重症感染。大多数患者在接触病原体后5～21天突然起病，主要临床症状有发热、严重头痛、肌痛、干咳，其他症状还包括意识改变、肝脾大；实验室检查结果均为非特异性的，可显示肝功能异常、贫血、白细胞减少等；严重者可出现重症肺炎、心内膜炎、黄疸和神经系统并发症，很难和其他病原菌感染的社区获得性肺炎进行鉴别；个人流行病学史，对疾病的诊断非常关键，可以第一时间给临床医生提供初始经验性抗生素治疗选择，因此对急诊感染患者都应该详细的追问个人史及流行病学史。本病的临床表现差别很大，鹦鹉热衣原体的现有检测方法包括鹦鹉热衣原体分离培养、血清学、分子检测、宏基因二代测序技术。鹦鹉热衣原体抗菌药物选择上喹诺酮类有效，但疗效不如四环素类和大环内酯类。也有报道称使用喹诺酮类抗生素效果不佳，甚至无效。因此建议有考虑鹦鹉热衣原体感染而没有禁忌证的患者，应及时联合四环素类抗生素治疗。

四、病例点评

该病例患者为中年女性，以咳嗽、气促、发热起病，白细胞计数基本正常，中性粒细胞轻度升高，丙氨酸氨基转移酶、天冬氨酸氨基转移酶、肌酸激酶、肌钙蛋白I、N端-B型钠尿肽前体、降钙素原等指标升高；胸部CT表现为右上、中肺叶炎症渗出和实变，病情进展迅速很快出现严重呼吸衰竭。因有文鸟及玄凤鹦鹉接触史。病原学诊断首先就考虑鹦鹉热，予喹诺酮类联合四环素类药物初始经验性抗感染治疗。鹦鹉热衣原体感染常用药物有四环素类、大环内酯类与喹诺酮类。一般认为首选治疗方案为四环素类，其次在我国四环素类、大环内酯类耐药率较高，不良反应较大，有少量报道指出喹诺酮类可作为治疗方案，喹诺酮类连用四环素类可能有更好的效果，故而本病例选择喹诺酮类与多西环素联合应用作为治疗方案。鹦鹉热病原学检查方法多，但鹦鹉热衣原体的培养具有高度特异性，只能在高级别生物安全实验室才能进行，因此并不能作为常规检查在大多数诊断实验室和医院进行。大多数文献报道中使用血清学诊断，但无法获得确切病例所需要的恢复期血清样本或者第二份样本未能显示血清转换，使得临床解释困难。分子检测学方法如鹦鹉热衣原体聚合酶链式反应（polymerase chain reaction，PCR）检测，我国大多数医院尚不能开展。宏基因二代测序技术对于急性感染病原学诊断显示出较大的临床应用价值，已被多个指南和共识推荐。该方法能够客观、快速地检测临床标本中的病原微生物，甚至一些罕见病原微生物，无须特异性扩增，对于疑难病例的罕见病原微生物诊断具有优势，可以作为鹦鹉热衣原体感染等少见感染病原体的首选急诊诊断方法。本病例通过肺泡灌洗液宏基因二代测序技术检测出鹦鹉热衣原体核酸序列，快速明确病原菌，有利于临床急诊正确选择抗生素。明确的感染病原微生物诊断、正确的抗生素选择使治疗后病情明显改善，肺部病灶逐渐吸收，治疗效果良好后出院。通过该病例患者的诊治过程，我们认为，临床上急性感染能取得良好疗效得益于准确个人史及流行病史获取、正确的初始经验性抗生素选择及快速病原微生物检测。

（病例提供者：许小龙 陈宏毅 福州大学附属省立医院）

（点评专家：徐 峰 山东大学齐鲁医院）

参考文献

[1] Hogerwerf L, DE Gier B, Baan B, et al.Chlamydia psittaci (psittacosis) as a cause of community-acquired pneumonia: a systematic review and meta-analysis[J].Epidemiol Infect, 2017, 145（15）: 3096-3105.

[2] Wu X, Li Y, Zhang M, et al.Etiology of severe community-acquired pneumonia in adults based on metagenomic next-generation sequencing: A prospective multicenter study[J].Infect Dis Ther, 2020, 9（4）: 1003-1015.

[3] Branley JM, Weston KM, England J, et al.Clinical features of endemic community-acquired psittacosis[J].New Microbes NewInfect, 2014, 2（1）: 7-12.

[4] Ionescu AM, Khare D, Kavi J.Bi ds ofa cather: an uncommon cause of pncumonis and meningoencephalitis[J].BMJ Case Rep, 2016, 2016: bcr2016216879.

[5] Travaglino A, Pace M, Varricchio S, et al.Prevalence of chlamtydia psittaci.chlamydlia pneumoniae.and chlamydia rachomatis determined by molecular testing in ocular adnexa lymphoma specimens[J].Am J Cin Patho, 2020, 153（4）: 427-434.

[6] Kohlhoff S, Hammerschlag M.Treatment of chlamydial infections: 2014 update[J].Expert Opin Pharmacother, 2015, 16（2）: 205-212.

[7] Li N, Li S, Tan W, et al.Metagenomic next-generation sequencing in the family outbreak of psittacosis: first reported family outbreak of psittacosis in China under COVID-19[J]. Emerging Microbes and Infections, 2021, 10 (1): 1-31.

[8] Langelier C, Kalantar KL, Moazed F, et al.Integrating host response and unbiased microbe detection for lower respiratory tract infection diagnosis in critically ill adults[J].Proc Natl Acad Sci USA, 2018, 115 (52): E12353.

[9] Wilson M, Sample H, Zorn K, et al.Clinical metagenomic sequencing for diagnosis of meningitis and encephalitis[J].N Engl J MED, 2019, 380 (24): 2327-2340.

[10] DE Boeck C, Dehollogne C, Dumont A, et al.Managing a clus-ter outbreak of psittacosis in belgium linked to a pet shop visit in the netherlands[J].Epidemiol Infect, 2016, 144 (8): 1710-1716.

[11] 骆煜, 金文婷, 马玉燕, 等.5例鹦鹉热衣原体肺炎的诊断及临床特点[J].中华医院感染学杂志, 2020, 30 (22): 3394-3398.

病例2　肝脓肿

一、病历摘要

（一）基本信息

患者男性，60岁，务农。

主诉：发热伴右上腹痛2天。

现病史：患者入院前2天无明显诱因出现发热，最高体温39.3 ℃，伴右上腹持续性胀痛，程度一般尚可忍受，休息或改变体位均不能缓解，伴畏冷、寒战，伴恶心、呕吐、反应迟钝，无腹泻，无尿频、尿急、尿痛，遂呼叫120送至我院急诊抢救室。

既往史：2型糖尿病多年，血糖控制差。

（二）体格检查

体温38.1 ℃，脉搏111次/分，呼吸23次/分，血压76/54 mmHg，末梢血氧饱和度95%（吸入氧浓度33%）。神志尚清楚，烦躁，颈软，颈静脉无充盈，巩膜及皮肤黏膜无黄染，浅表淋巴结未触及肿大。双下肺可闻及少量湿性啰音。心率111次/分，心律齐，各瓣膜听诊区未闻及明显杂音。腹软，右上腹压痛，无明显反跳痛，肝及双肾区叩击痛阳性，肠鸣音3次/分。双下肢不肿，病理征阴性。

（三）辅助检查

入抢救室当天：

血气分析（吸入氧浓度33%）：酸碱度7.343，二氧化碳分压36.9 mmHg，氧分压66.2 mmHg，乳酸3.4 mmol/L，碱剩余-3.2 mmol/L，碳酸氢根16.5 mmol/L，氧合指数200.6 mmHg。

血常规：白细胞计数$32.2×10^9$/L，中性分叶核粒细胞百分比90.0%，血红蛋白108 g/L，血小板计数$112×10^9$/L。

降钙素原30.0 ng/mL。

尿常规：白细胞1875.7/μL，细菌2008/μL。

肌钙蛋白I 0.023 ng/mL，N端-B型钠尿肽前体1290 ng/mL。

生化：血糖24.83 mmol/L，肝肾功能正常。

糖化血红蛋白13.6%。

凝血功能＋D-二聚体：凝血酶原时间17.5秒，纤维蛋白原5.37 g/L，D-二聚体5.55 mg/L，余项正常。

腹部CT平扫：①肝内多发异常低密度影伴积气影，双肾多发低密度灶、双侧泌尿系多发积气影，为感染性病变（产气菌感染）可能（病例2图1）；②右肾盏结石；左侧肾上腺稍增粗，为增生可能；③腹膜稍增厚，腹腔、盆腔肠系膜间隙模糊，腹膜炎可能；④所摄入部分结肠管壁稍增厚；臀部、双侧大腿根部皮下软组织肿胀、渗出改变。

入抢救室第3天：

血常规：白细胞计数10.8×10^9/L，中性分叶核粒细胞百分比89.6%，血红蛋白102 g/L，血小板计数125×10^9/L。

降钙素原8.6 ng/mL。

凝血功能：凝血酶原时间12.4秒，纤维蛋白原5.21 g/L，余项正常。

入院时取血、尿标本及肝脓肿穿刺引流液均培养出同一株肺炎克雷伯杆菌（对亚胺培南西司他丁钠、头孢曲松钠均敏感）。

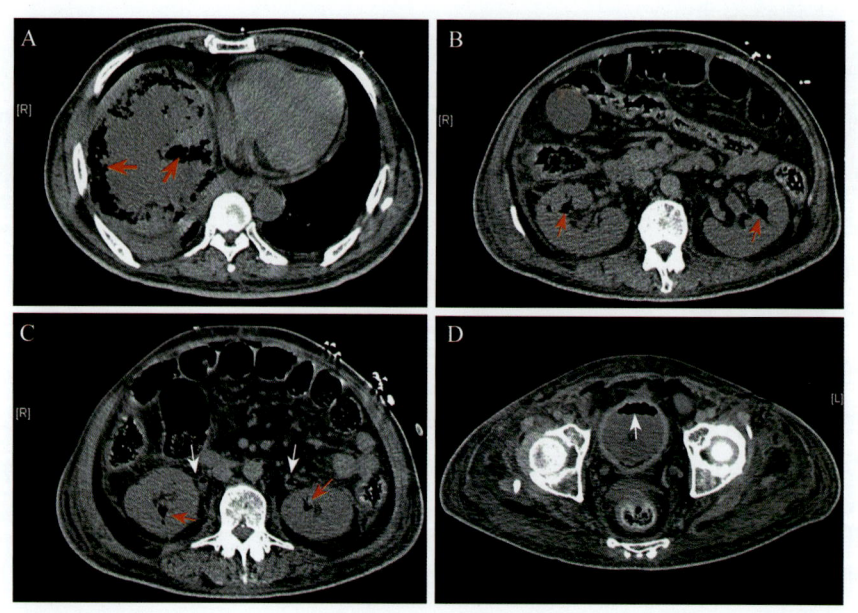

病例2图1　腹部CT平扫

腹部CT平扫见肝脏巨大含气脓肿（图A中的红箭头）；双侧肾盂（图B、C红箭头）、双侧输尿管（图C白箭头）及膀胱壁（图D白箭头）均见积气影

（四）诊断

1. 肝脓肿

2. 脓毒性休克

3. 泌尿系感染

4. 2型糖尿病

二、诊疗经过

入抢救室后即予以取血、尿标本送细菌培养，建立中心静脉通路补液扩容（3小时输注生理盐水30 mL/kg），同时予吸氧、亚胺培南西司他丁钠抗感染、去甲肾上腺素[0.8 μg/（kg·min）]维持血压、短效胰岛素强化血糖控制、留置导尿记每小时尿量，以及对症支持等治疗；并立即行床边超声引导下肝脓肿穿刺置管引流，引流出多量脓性液体，送检细菌培养（病例2图2）。患者循环逐步稳定，一般状况逐渐好转，2天后停用去甲肾上腺素，3天后转回当地医院继续后续诊疗。患者于当地医院继续接受亚胺培南西司他丁钠抗感染3周，随后改为头孢曲松钠抗感染1周，出院后续贯以口服头孢地尼抗感染2周，复查显示患者恢复良好。

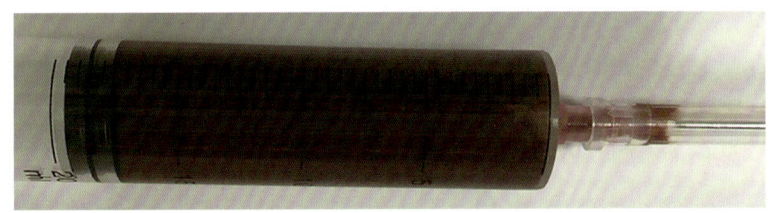

病例2图2　肝脓肿穿刺引流液

三、疾病介绍

肝脓肿（liver abscess，LA）是致病菌（包括细菌、真菌、阿米巴等）通过胆道、肝动脉、门静脉、直接蔓延等途径侵入肝脏引起的肝内局灶性、化脓性病变，部分患者表现为隐源性感染。其中细菌性肝脓肿（pyogenic liver abscess，PLA）最常见，占LA发病率的80%，主要表现为发热、腹痛、肝区叩击痛、炎症指标升高等，但部分患者症状及体征不明显，容易造成漏诊、误诊。肝胆或胰腺疾病、胰十二指肠手术、肝移植手术、糖尿病等是PLA潜在的危险因素，其中糖尿病患者LA的发病率为健康人群的3倍以上。我国PLA的主要致病菌是肺炎克雷伯杆菌，这可能与K1/K2血清型肺炎克雷伯杆菌更易在华人族群肠道定植有关，其他常见的病原体包括大肠杆菌、葡萄球菌等。当PLA患者的致病菌为发酵菌（如肺炎克雷伯杆菌）时，由于细菌能够发酵葡萄糖产生气体，因此可在脓肿局部产生气体，出现气肿性肝脓肿，这在血糖控制不佳的糖尿病患者中更易出现。PLA的诊断需结合症状、体征、实验室检查和影像学检查。实验室检查常见炎症指标（血白细胞计数、C反应蛋白、降钙素原及炎症因子）、胆红素、转氨酶增高，其中，血培养阳性的PLA患者降钙素原通常明显升高，动态监测降钙素原在PLA的诊治中有一定指导意义。超声检查在临床中经济、可重复性强、无放射性辐射，仍然是目前诊断PLA的首选影像学检查，对疑难病例可进行CT或磁共振成像（magnetic resonance imaging，MRI）检查。控制危险因素、抗感染、介入穿刺引流是治疗PLA的基本手段，对巨大LA、穿刺引流效果不理想的患者，也可考虑外科手术治疗。

四、病例点评

本病例患者系老年男性，有2型糖尿病史，平素血糖控制差，本次出现发热、右上腹痛，查体血压低至76/54 mmHg，乳酸明显增高，右上腹压痛、肝区叩击痛，降钙素原显著增高，结合腹部CT所见，"①肝脓肿；②脓毒性休克；③泌尿系感染"诊断明确。本病例的特点在于肝脏出现巨大的含气脓肿伴双侧泌尿系统多发积气，亦可称之为"气肿性肝脓肿合并泌尿系感染"。该患者血液、尿液、LA穿刺引流液均检出同一株肺炎克雷伯杆菌，提示病原菌血流感染播散到肝脏及双侧泌尿道。肺炎克雷伯杆菌是一种发酵菌，该患者血糖控制差，高浓度的葡萄糖为病原菌的定植、繁殖及发酵提供了良好的"温床"，这是形成病灶积气的原因。本病例LA、脓毒性休克主要的治疗原则包括早期血乳酸检测、早期病原微生物送检、早期给予充分的液体复苏、血管活性药物维持血压、早期经验性抗感染治疗、尽早LA穿刺置管引流、留置导尿，以及强化血糖控制等综合治疗，这是该患者取得良好预后的关键。

（病例提供者：郑武洪 卓秀明 福州大学附属省立医院）

（点评专家：徐 峰 山东大学齐鲁医院）

参考文献

[1]中华医学会急诊医学分会.细菌性肝脓肿诊治急诊专家共识[J].中华急诊医学杂志，2022，31（3）：273-280.

[2]尹大龙，刘连新.细菌性肝脓肿诊治进展[J].中国实用外科杂志，2013，33（9）：793-795.

[3]Liao WI, Sheu WH, Chang WC, et al.An elevated gap between admission and A1C-derived

average glucose levels is associated with adverse outcomes in diabetic patients with pyogenic liver abscess[J].PLoS One，2013，8（5）：e64476.

[4]Kim JH，Jeong Y，Lee CK，et al.Characteristics of *klebsiella pneumoniae* isolates from stool samples of patients with liver abscess caused by hypervirulent *k.pneumoniae*[J].J Korean Med Sci，2020，35（2）：e18.

[5]Zhang S，Zhang X，Wu Q，et al.Clinical, microbiological, and molecular epidemiological characteristics of klebsiella pneumoniae-induced pyogenic liver abscess in southeastern china[J].Antimicrob Resist Infect Control，2019，8：166.

[6]Luo M，Yang XX，Tan B，et al.Distribution of common pathogens in patients with pyogenic liver abscess in china：a meta-analysis[J].Eur J Clin Microbiol Infect Dis，2016，35（10）：1557-1565.

[7]Zheng W，Ye Y，Zhou H.Emphysematous abdominal aortitis：a hint of salmonella infection[J].Intern Emerg Med，2021，16（5）：1375-1376.

[8]Zheng W，Zhou H.Klebsiella pneumoniae-associated pneumorrhachis[J].Indian J Med Res，2023，157（6）：600-601.

[9]Zheng W，Zhou H.Coexistence of emphysematous liver abscess & bilateral emphysematous urinary infection[J].Indian J Med Res，2023，157（5）：482-483.

[10]王水线，朱婉，王慧，等.降钙素原在细菌性肝脓肿诊治中的临床价值[J].中华医院感染学杂志，2014，（8）：2072-2074.

[11]胡跃峰，黄强，李惠.血清降钙素原在细菌性肝脓肿经皮引流治疗中的价值[J].中华介入放射学电子杂志，2014，2（1）：42-44.

病例3　感染性腹主动脉瘤

一、病历摘要

（一）基本信息

患者男性，73岁，务农。

主诉：发热2天，下背部疼痛1天。

现病史：患者于2天前无明显诱因出现发热，自测最高体温38.3 ℃，伴畏冷、寒战，伴腹胀、呕吐非咖啡色样胃内容物1次，无腹痛、腹泻，无咳嗽、咳痰、气促等不适，就诊当地医院，查血常规：白细胞计数$4.52×10^9$/L，中性分叶核粒细胞百分比89.8%；C反应蛋白227.4 mg/L；降钙素原7.21 ng/mL。腹部CT平扫提示腹主动脉壁及周围积气伴渗出，腹主动脉局部管壁动脉瘤样突起；考虑"腹主动脉周围炎"，予治疗（具体不详）后体温恢复至正常。为进一步诊疗，转诊至我院急诊抢救室。查血常规：白细胞计数$6.5×10^9$/L，中性分叶核粒细胞百分比86.2%；降钙素原55 ng/mL。胸腹部主动脉计算机断层扫描血管造影术（computed tomogrphy angiography，CTA）提示腹主动脉动脉瘤形成伴附壁血栓形成可能（病例3图1、病例3图2），考虑"感染性腹主动脉瘤"，予亚胺培南西司他丁钠抗感染后仍反复发热。1天前再次出现发热，最高体温39.5 ℃，伴畏冷、寒战，并出现下背部持续性钝痛。为进一步诊疗，收治我院心脏大血管外科。

既往史：高血压10年余，血压控制尚可。2型糖尿病10年余，血糖控制情况不详。脑梗死4年。3年前因冠心病于我院行冠状动脉支架植入术。

（二）体格检查

体温37.8 ℃，脉搏89次/分，呼吸19次/分，血压138/96 mmHg，末梢血氧饱和度98%（吸入氧浓度33%）。神志清楚，双肺呼吸音粗，未闻及明显干湿性啰音。心律齐，各瓣膜听诊区未闻及杂音。腹软，无压痛、反跳痛，肠鸣音4次/分。双下肢无水肿，双侧足背动脉搏动存在、对称。

（三）辅助检查

当地医院：

血常规：白细胞计数$4.52×10^9$/L，中性分叶核粒细胞百分比89.8%，血红蛋白102 g/L，血小板计数$112×10^9$/L。

尿常规：亚硝酸盐和白细胞阴性。

C反应蛋白227.4 mg/L。

降钙素原7.21 ng/mL。

生化：总胆红素24 μmol/L，谷氨酰转肽酶111 U/L，血糖31.13 mmol/L，乳酸脱氢酶674 U/L，余项正常。

D-二聚体>4 μg/mL。

腹部CT平扫：腹主动脉壁及周围积气伴渗出，考虑为感染性病变（来源于腹主动脉壁）？疑外膜不连续，腹主动脉周围少许积血待排除，腹主动脉局部管壁动脉瘤样突起？

我院：

血常规：白细胞计数6.5×10^9/L，中性分叶核粒细胞百分比86.2%，血红蛋白104 g/L，血小板计数116×10^9/L。

生化：血糖14.12 mmol/L，肌酐107 μmol/L，尿素氮10.5 mmol/L，余项正常。

降钙素原55 ng/mL。D-二聚体3.83 mg/L。

血细菌培养：沙门菌D群（亚胺培南西司他丁钠、厄他培南敏感）。

胸腹部主动脉CTA：①腹主动脉（肾动脉以下水平）动脉瘤形成伴附壁血栓形成可能（病例3图1、病例3图2）；余胸、腹主动脉及主要分支粥样硬化，部分管腔轻度狭窄；②右肾动脉开口处狭窄程度30%~40%；右侧髂内动脉几乎闭塞。

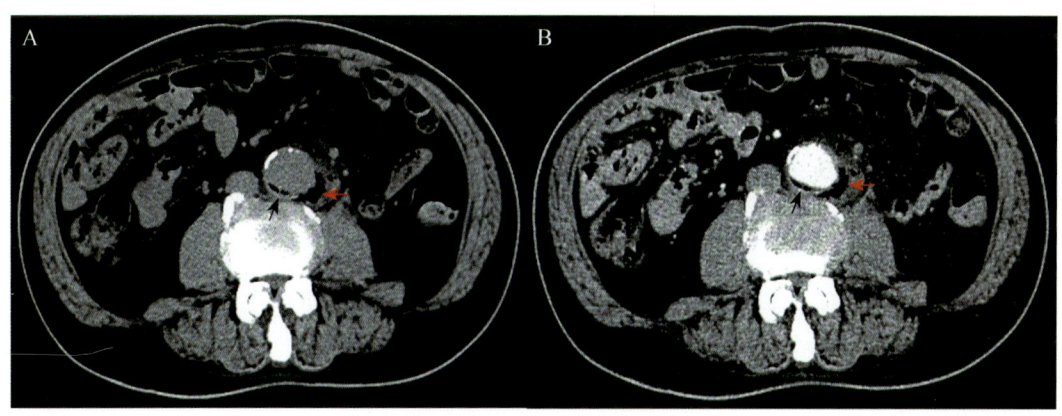

病例3图1　腹部CT横断面

A.腹部CT平扫；B.相应层面的腹主动脉CTA；腹主动脉周围积气（红色箭头）和动脉管壁积气（黑色箭头）

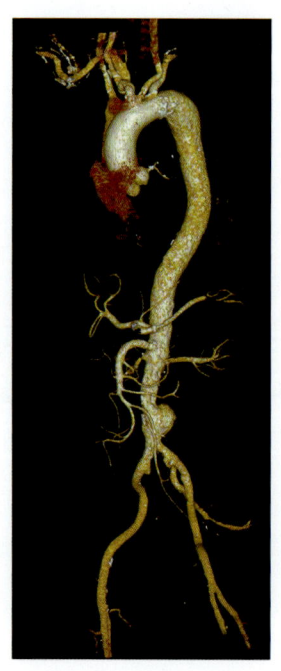

病例3图2　腹主动脉CTA三维重建图

（四）诊断

1. 感染性腹主动脉瘤
2. 主动脉粥样硬化
3. 冠状动脉粥样硬化性心脏病，冠状动脉支架植入状态
4. 右肾动脉狭窄
5. 右髂内动脉狭窄
6. 2型糖尿病
7. 高血压
8. 脑梗死后遗症

二、诊疗经过

入院后予厄他培南抗感染，辅以退热、强化血压和控制血糖等治疗，积极完善术前准备后于入院第3天行腹主动脉支架植入术。术后继续予厄他培南抗感染治疗，术后2周复查腹主动脉CTA提示恢复尚可（病例3图3），第26天出院。术后回访支架位置尚可，病灶吸收尚可，一般状况恢复良好。

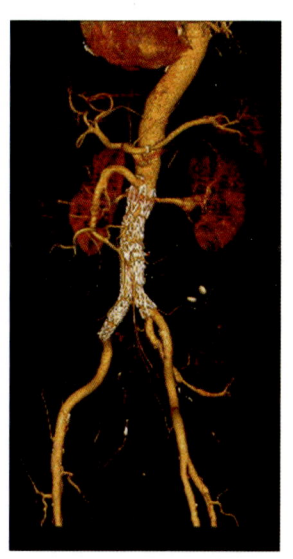

病例3图3　腹主动脉支架植入术后CTA三维重建

三、疾病介绍

感染性腹主动脉瘤（mycotic aortic aneurysm，MAA）是由微生物直接或间接感染主动脉引起的一种特殊类型的主动脉瘤。其危险因素包括主动脉粥样硬化、主动脉创伤、先天性主动脉异常及免疫抑制状态；免疫抑制状态包括糖尿病、慢性肾衰竭、长期使用糖皮质激素等。既往认为MAA的致病菌以A族乙型溶血性链球菌、肺炎球菌和流感嗜血杆菌多见，但随着抗生素的普及，荟萃分析显示目前致病菌以沙门菌及葡萄球菌最为常见，分别占33.4%和15.6%。主动脉壁病变基础上出现感染及主动脉周围组织器官的感染直接蔓延是两种主要的感染方式；病原体也可通过淋巴途径导致MAA形成。其病理生理过程主要为致病菌感染主动脉壁后出现急性炎症反应，募集炎症细胞浸润局部组织，释放炎症因子，活化组织溶解酶破坏动脉壁，使血管壁在高压的动脉血流冲击下形成瘤状扩张，严重时甚至出现破裂。多数MAA患者起病隐匿，临床表现缺乏特异性，包括发热、疼痛、休克等，需结合辅助检查综合诊断。部分患者血培养可呈阳性，但需反复多次送检以提高检出率；CTA具有重要的诊断价值，可表现为伴有管壁周围组织渗出和液性暗区的囊状动脉瘤，如出现积气、邻近椎体破坏及腰大肌脓肿均高度提示为MAA。

及时、足量、有效、足疗程的抗感染治疗是MAA治疗的基石和改善患者预后的关键。与非MAA相比，MAA更容易破裂，危险性更大，因此不论其动脉瘤大小均需考虑手术干预，包括开放性手术和血管腔内修复术，需根据患者病情和术者条件综合选择术式。

四、病例点评

本病例患者系老年男性，存在主动脉粥样硬化、2型糖尿病等危险因素，本次出现发热、下背部疼痛，降钙素原明显升高，血培养检出沙门菌D群，腹主动脉CTA提示动脉瘤形成、主动脉壁及周围积气伴渗出，故"感染性腹主动脉瘤"诊断明确。本病例的特点在于感染后腹主动脉壁及壁周出现积气，亦可称之为"气肿性腹主动脉炎"。沙门菌是一种发酵菌，能够发酵葡萄糖产生气体，患者血糖控制差，高浓度的葡萄糖为沙门菌的发酵产气提供了适宜条件，导致腹主动脉壁及壁周出现积气，破坏腹主动脉壁及壁周的正常结构，如未能及时有效的干预，在高压的动脉血流冲击下极易出现破裂而危及生命。治疗上，该患者就诊后，及时、足量给予有效的抗菌药物为后续手术治疗创造了良好条件，是患者取得良好预后的关键。

（病例提供者：郑武洪 福州大学附属省立医院；闵 军 福州市第二总医院）

（点评专家：徐 峰 山东大学齐鲁医院）

参考文献

[1] 梅菲，孙建锋，官文飞，等.感染性主动脉瘤的诊疗进展[J].中华血管外科杂志，2022，7（4）：283-287.

[2] Deipolyi AR, Czaplicki CD, Oklu R.Inflammatory and infectious aortic diseases[J].Cardiovasc Diagn Ther, 2018, 8（Suppl 1）：S61-S70.

[3] Sörelius K, Budtz-Lilly J, Mani K, et al.Systematic review of the management of mycotic aortic aneurysms[J].Eur J Vasc Endovasc Surg, 2019, 58（3）：426-435.

[4] Lin CH, Hsu RB.Primary infected aortic aneurysm: clinical presentation, pathogen, and outcome[J].Acta Cardiol Sin, 2014, 30（6）：514-521.

[5] Rubery PT, Smith MD, Cammisa FP, et al.Mycotic aortic aneurysm in patients who have lumbar vertebral osteomyelitis.A report of two cases[J].J Bone Joint Surg Am, 1995, 77（11）：1729-1732.

[6] Stone JR, Bruneval P, Angelini A, et al.Consensus statement on surgical pathology of the aorta from the society for cardiovascular pathology and the association for european cardiovascular pathology: Ⅰ.inflammatory diseases[J].Cardiovasc Pathol, 2015, 24（5）：267-278.

[7] Matsui K, Takahashi K, Tashiro M, et al.Clinical and microbiological characteristics and challenges in diagnosing infected aneurysm: a retrospective observational study from a single center in Japan[J].BMC Infect Dis, 2022, 22(1): 585.

[8] Wilson WR, Bower TC, Creager MA, et al.Vascular graft infections, mycotic aneurysms, and endovascular infections: a scientific statement from the american heart association[J]. Circulation, 2016, 134(20): e412-e460.

[9] Napiórkowska-Baran K, Rosada T, Alska E, et al.Treatment of ruptured infected abdominal aortic aneurysm caused by salmonella spp: a case report[J].Infect Dis Ther, 2021, 10(3): 1799-1805.

[10] Sörelius K, Wanhainen A, Furebring M, et al.Nationwide study of the treatment of mycotic abdominal aortic aneurysms comparing open and endovascular repair[J].Circulation, 2016, 134(23): 1822-1832.

[11] Tshomba Y, Sica S, Minelli F, et al.Management of mycotic aorto-iliac aneurysms: a 30-year monocentric experience[J].Eur Rev Med Pharmacol Sci, 2020, 24(6): 3274-3281.

[12] Zheng W, Ye Y, Zhou H.Emphysematous abdominal aortitis: a hint of Salmonella infection[J].Intern Emerg Med, 2021, 16(5): 1375-1376.

[13] Zheng W, Li S, Chen F, et al.Pneumorrhachis: an imaging hint of clostridium septicum infection[J].Intensive Care Med, 2020, 46(6): 1275-1277.

病例4　以肺部感染为首发表现的急性血源性骨髓炎

一、病历摘要

（一）基本信息

患者男性，27岁，地板工。

主诉：发热伴咳嗽、咳痰4天。

现病史：入院前4天患者无明显诱因出现发热、畏冷、寒战，体温最高达39 ℃，伴咳嗽，咳少量痰，痰色红且质黏，量少，不易咳出，无胸闷、气喘、尿频、尿急等不适。入院前3天就诊于发热门诊，查血常规：白细胞计数16.04×10^9/L，中性粒细胞百分比85.40%。肺部CT：双肺多发磨玻璃及实性结节，部分考虑为炎变？其他待排（病例4图1）。今晨出现头晕、呕吐，无腹胀、腹痛，无呕血、黑便等，就诊我院急诊科。测体温36.4 ℃，血压89/56 mmHg，脉搏110次/分，呼吸19次/分。查血常规：白细胞计数11.58×10^9/L，中性粒细胞百分比86.90%，血红蛋白152 g/L，血小板计数150×10^9/L。血气分析：酸碱度7.37，二氧化碳分压27 mmHg，氧分压75 mmHg，碱剩余-8.2 mmol/L，实际碳酸氢根15.6 mmol/L，乳酸3.9 mmol/L。肺部+全腹部CT：双肺多发团块状、结节状及斑片状密度增高影，伴反晕征及空洞影，病灶较前片明显进展，考虑侵袭性真菌感染？其他感染性病变待排；双侧胸腔少量积液；纵隔淋巴结轻度增大；双侧肾上腺稍增粗；扫及右髋周软组织肿胀（病例4图1）。急诊予以送检血培养、抗感染［注射用哌拉西林钠他唑巴坦钠（4.0 g，每8小时1次）联合莫西沙星氯化钠注射液（0.4 g，每日1次）］、补液扩容（生理盐水3 500 mL+复方氯化钠1 000 mL）等对症治疗。治疗过程中患者出现血压下降，最低至80/53 mmHg，予以去甲肾上腺素［0.5 μg/（kg·min）］升压处理，诊断"感染性休克，肺部感染"。自发病以来，患者神志清楚，精神差，大小便正常，近期体重未见明显下降。

既往史：1周前出现左膝关节轻微肿痛，3天前因"左膝关节疼痛、活动轻度受限"就诊我院，诊断"左膝关节滑膜炎"。左膝关节计算机X射线摄影：左膝关节诸骨骨质未见明显骨折征。门诊予以对症治疗，昨日再次就诊于我院骨科，予以膝关节穿刺抽液，抽出约90 mL脓性液体，并送细菌培养。

个人史及婚育史：出生并成长于原籍，无海鲜市场或生冷海鲜接触史。无地方病区及疫区居住史，无疫水接触史。有吸毒史，已戒毒；吸烟史：10年，10支/日；饮酒史：10年，每日100 g。否认不洁性生活史。

家族史：否认家族性遗传病史。

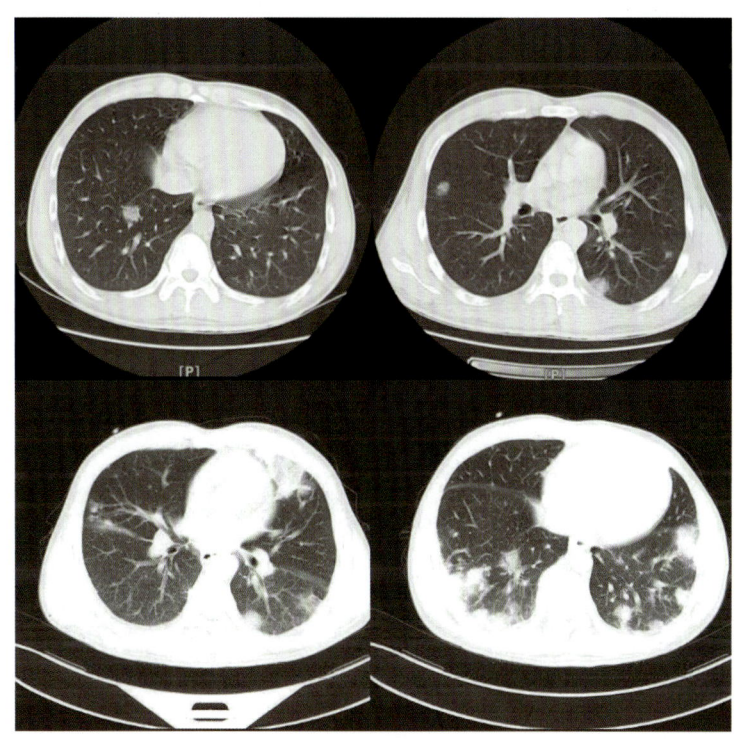

病例4图1　入院时急诊胸部CT检查较前进展

上图为外院CT检查，下图为入院时急诊CT检查

（二）体格检查

体温36.6 ℃，脉搏131次/分，呼吸26次/分，血压127/61 mmHg［去甲肾上腺素0.5 μg/（kg·min）］，血氧饱和度98%。神志清楚，颈静脉无充盈，浅表淋巴结未触及肿大。左膝关节及双侧腹股沟处可见皮疹（病例4图2），压之不褪色。双肺呼吸音粗，未闻及明显干湿性啰音。心界无扩大，心率131次/分，心律齐，心脏各瓣膜听诊区未闻及病理性杂音。腹部平坦，无明显压痛及反跳痛，肠鸣音正常。脊柱及四肢关节无畸形，左下肢凹陷性水肿，左膝关节肿胀、触痛明显，局部皮温不高，张力稍高，右髋部肿胀，触痛明显。神经系统检查：四肢肌力、肌张力正常，膝腱反射、跟腱反射对称存在，巴宾斯基征、查多克征等病理征未引出。

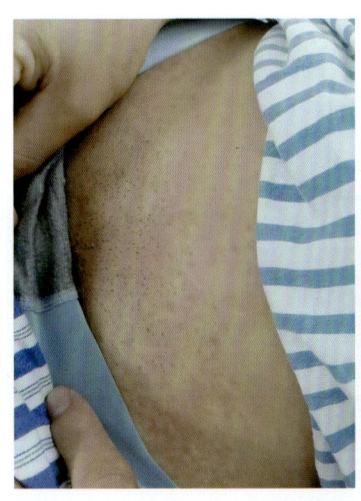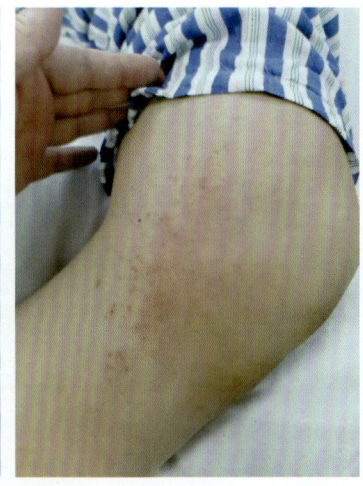

病例4图2　左膝关节及双侧腹股沟处皮疹

（三）辅助检查

生化：白蛋白25.0 g/L，总胆红素32.8 μmol/L，结合胆红素17.0 μmol/L，丙氨酸氨基转移酶38 U/L，天冬氨酸氨基转移酶50 U/L，乳酸脱氢酶615 U/L，钾3.36 mmol/L，钠128 mmol/L，氯92 mmol/L，总钙1.91 mmol/L，尿素氮20.56 mmol/L，肌酐208 μmol/L，碳酸氢盐17.5 mmol/L，尿酸615 μmol/L，肌酸激酶784 U/L，肌酸激酶同工酶40 U/L。

凝血功能＋D-二聚体：凝血酶原时间13.50秒，国际标准化比值1.19，部分凝血酶原时间36.10秒，凝血酶时间12.60秒，纤维蛋白原9.97 g/L，D-二聚体3.87 μg/mL。

（床旁）肌钙蛋白T＜40 ng/L，N端-B型利钠尿肽前体1 289 pg/mL。

C反应蛋白＞270.0 mg/L。

降钙素原55.70 ng/mL。

尿液分析＋尿沉渣：蛋白阴性，隐血（++）。

血沉27.0 mm/h。

类风湿因子＜20.00 U/mL，抗链球菌素"O" 28.3 U/mL。

（四）诊断

1. 重症肺炎（真菌＋细菌？）
2. 感染性左膝关节炎
3. 右髋关节软组织感染？
4. 感染性休克
5. 急性肾损伤
6. 电解质紊乱（低钾、低钙、低钠）

7. 低蛋白血症
8. 高尿酸血症

二、诊疗经过

根据患者病史、查体，结合入院当天血常规、血气分析、降钙素原及CT结果，考虑存在重症肺炎、感染性左膝关节炎、右髋关节软组织感染？感染性休克。肺部感染病原微生物考虑侵袭性真菌感染合并革兰阴性菌可能，关节软组织感染考虑有革兰阳性菌，金黄色葡萄球菌可能性大，入院后予以替考拉宁（0.8 g，每12小时1次）、伏立康唑（0.4 g，每12小时1次）联合亚胺培南西司他丁钠（1.0 g，每8小时1次）抗感染、去甲肾上腺素［0.1～0.5 μg/（kg·min）］维持血压、维持水、电解质平衡等综合治疗，联系骨科协助处理感染性膝关节炎，予以再次穿刺抽脓并留取培养。

入院后第2天患者左膝关节及双侧腹股沟处出现广泛皮疹，压之不褪色，左下肢凹陷性水肿，左膝关节肿胀、触痛明显，局部皮温不高，张力稍高，右髋部肿胀，触痛明显。膝关节MRI（病例4图3）：右膝胫骨平台骨质吸收，内外侧半月板前后角变性（Ⅱ级）；关节腔少许积液、滑膜炎可能；左膝胫骨骨髓水肿，骨髓炎待排，内外侧半月板前后角变性（Ⅱ级），关节腔积液、滑膜炎可能；周围软组织肿胀伴积液。患者病情进展迅速，出现气喘、气促，需半卧位，血气分析：酸碱度7.46，二氧化碳分压29 mmHg，氧分压78 mmHg，碱剩余-2.4 mmol/L，实际碳酸氢根20.6 mmol/L，乳酸1.6 mmol/L。结合膝关节MRI结果，追问病史，其左膝关节肿痛症状在肺部症状之前几天存在，并反复就诊骨科，门诊膝关节穿刺抽出约90 mL脓性液体，并送细菌培养。考虑感染原发病灶可能起始于左膝关节处，目前原发感染病灶已扩展为急性化脓性骨髓炎，右髋部肿痛、活动受限，不排除骨髓炎血流感染，累及右髋关节及软组织。患者MRI可见骨质破坏，为排查结核、骨肿瘤等疾病，送结核相关检查、肿瘤标志物等。考虑到目前急性化脓性骨髓炎，合并血流感染可能；结合急诊血培养报告：金黄色葡萄球菌。继续予以替考拉宁抗感染治疗。患者肺部感染病灶，可能源于骨髓炎血流感染累及肺部，但胸部CT提示侵袭性真菌感染可能，同时不能排除合并革兰阴性菌，暂继续在替考拉宁基础上，予以亚胺培南西司他丁钠联合伏立康唑抗感染，待药敏结果出来后及时调整抗感染治疗方案，继续予以去甲肾上腺素［0.1～0.5 μg/（kg·min）］维持血压、补充白蛋白、维持水电解质平衡等综合治疗。之后血培养及鉴定：金黄色葡萄球菌。痰液培养及鉴定：金黄色葡萄球菌。涂片找真菌：未检出。结核菌涂片检查：涂片找抗酸杆菌未检出。根据入院后血培养、痰培养及膝关节穿刺液体培养结果均为金黄色葡萄球菌，目前明确此次感染原发灶在左膝骨关节，急性骨髓炎合并血流感染，累及肺部、右髋关节及软组织，故予以停用亚胺培南西司他丁钠、伏立康唑；根据药敏结果调整左氧氟沙星（0.5 g，每日1次）联合替考拉宁（0.8 g，每日1次）抗感染。

入院第4天患者气促，仍感呼吸费力，反复发热，体温波动于37.0～39.3 ℃，血压120/65 mmHg（已停用去甲肾上腺素），心率103次/分，血氧饱和度100%，伴畏寒，巩膜黄染，右髋部皮肤软组织红肿范围扩大，凹陷性水肿，散在针尖样皮疹，局部皮温高，触痛明显，左下肢小腿皮肤红肿范围扩大，左膝关节肿胀、触痛较前明显，局部皮温高，张力稍高。双肺呼吸音粗，可闻及广泛湿性啰音，左肺可闻及哮鸣音。腹部平坦，无明显压痛及反跳痛，肠鸣音正常。查血常规＋C反应蛋白：白细胞计数14.73×10^9/L，中性粒细胞百分比88.50%，血红蛋白114 g/L，血小板计数82×10^9/L；C反应蛋白146.70 mg/L。降钙素原10.32 ng/mL。血气分析：酸碱度7.57，二氧化碳分压25 mmHg，氧分压72 mmHg，碱剩余-0.2 mmol/L，实际碳酸氢根21.4 mmol/L，乳酸1.5 mmol/L。生化：白蛋白26.2 g/L，总胆红素54.3 μmol/L，直接胆红素47.8 μmol/L，丙氨酸氨基转移酶33 U/L，天冬氨酸氨基转移酶51 U/L，前白蛋白0.04 g/L，胆碱酯酶1 507 U/L，钾3.23 mmol/L，钠139 mmol/L，总钙1.90 mmol/L，肌酸激酶357 U/L，肌酸激酶同工酶2.85 ng/mL，血肌酐58 μmol/L。双侧股骨中上段MRI（病例4图4）：部分层面磁敏感伪影，显示不佳；左股骨中上段骨髓异常信号，骨髓炎？双侧股骨中上段周围软组织感染伴右股二头肌脓肿形成；双髋关节积液。经过充分抗休克及脏器功能支持治疗，患者循环能够维持稳定，经过术前讨论，患者左侧膝关节局部骨髓炎，右髋右大腿肌脓肿形成，双侧髋关节炎及左膝胫骨骨髓炎、小腿软组织感染，皮温及局部张力升高（病例4图5、病例4图6），有手术指征。于入院第4天当晚22：40至入院第5天凌晨01：00在腰麻下行"右髋右大腿及左小腿肌间脓肿切开引流术＋坏死组织切除术＋清创术＋负压封闭引流术（vacuum sealing drainage，VSD）"，手术顺利，术中见（病例4图7）：右髋右大腿、左小腿肌间脓肿，肌膜变性坏死。术中、术后诊断：左胫骨、右股骨肌肉肌膜坏死。术后双侧VSD处（病例4图8、病例4图9）予以生理盐水冲洗，并加用莫西沙星局部用药冲洗。于入院第7天在全身麻醉下行"右髋右大腿、左小腿创面坏死组织切除术＋清创术＋VSD更换术"，患者未再发热，呼吸、循环均逐步趋于稳定，测体温36.8 ℃，脉搏97次/分，呼吸25次/分，血压125/72 mmHg。查血常规＋C反应蛋白：白细胞计数26.43×10^9/L，中性粒细胞百分比88.60%，血红蛋白78 g/L，血小板计数707×10^9/L；C反应蛋白97.92 mg/L。降钙素原4.10 ng/mL。血气分析：酸碱度7.41，二氧化碳分压23 mmHg，氧分压74 mmHg，碱剩余-9.0 mmol/L，实际碳酸氢根14.6 mmol/L，乳酸1.2 mmol/L。生化：白蛋白27.8 g/L，总胆红素45.8 μmol/L，直接胆红素37.6 μmol/L，丙氨酸氨基转移酶23 U/L，天冬氨酸氨基转移酶38 U/L，前白蛋白0.06 g/L，胆碱酯酶1 911 U/L，钾5.15 mmol/L，钠133 mmol/L，总钙1.94 mmol/L，血肌酐106 μmol/L。入院第13天再次在全身麻醉下行"右髋右大腿、左小腿创面清创术＋VSD更换术"，手术创面新鲜肉芽形成（病例4图10、病例4图11）。测体温37.5 ℃，脉搏102次/分，呼吸18次/分，血压122/62 mmHg。查血常规＋C反应蛋白：白细胞计数14.15×10^9/L，中性粒细胞百分比80.40%，血红蛋白73 g/L，血小板计数757×10^9/L；C反应蛋白25.49 mg/L。降钙素原0.48 ng/mL。生化：白蛋白31.8 g/L，总胆红素16.1 μmol/L，直接胆红素11.5 μmol/L，丙氨酸氨基转移酶88 U/L，天冬氨酸氨基转移酶52 U/L，前白蛋白0.12 g/L，胆碱酯酶2 099 U/L，钾3.75 mmol/L，钠132 mmol/L，总钙2.04 mmol/L，血肌酐63 μmol/L。入院第17天病情稳定转骨科病房继续治疗。入院第21天在全身麻醉下行"右髋右大腿清创VSD更换术＋左小腿VSD装置拆除术"。入院1个月左右双下肢创面对合好，创面干燥（病例4图12）；复查肺部CT（病例4图13）：双肺多发炎症较前吸收好转。予办理出院。

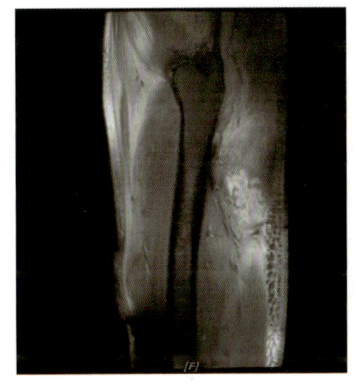

病例4图3　入院第2天膝关节MRI

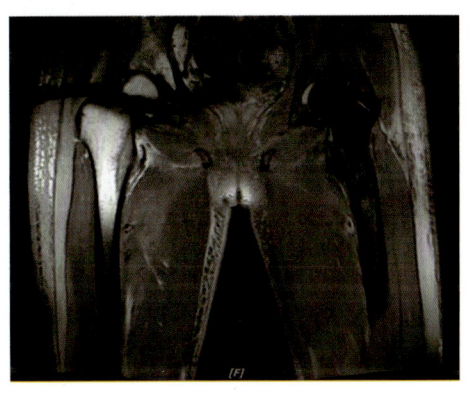

病例4图4　入院第4天股骨中上段MRI

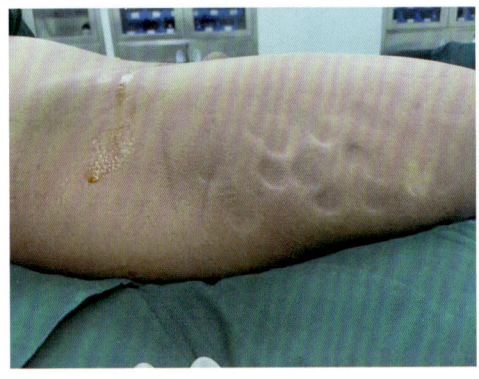

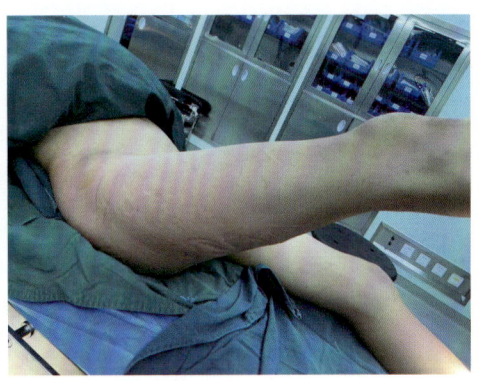

病例4图5　右髋部、大腿软组织感染表现

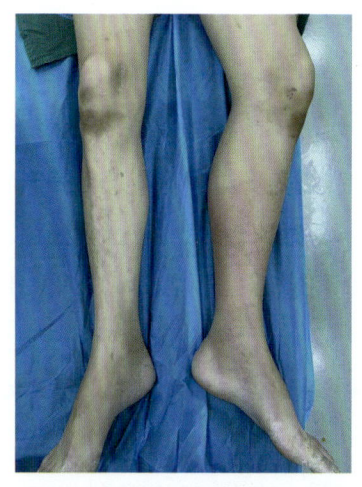

病例4图6　左小腿软组织感染表现

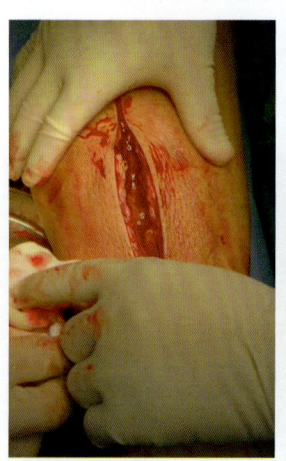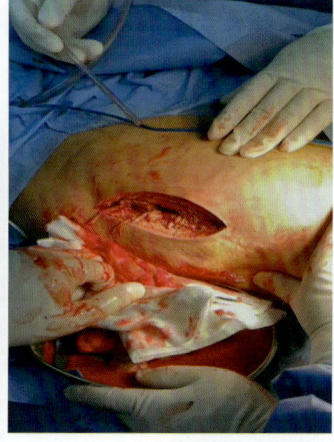

病例4图7　右髋部、大腿外侧术中切开

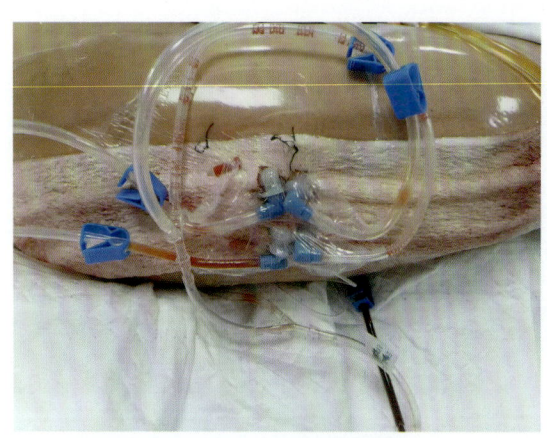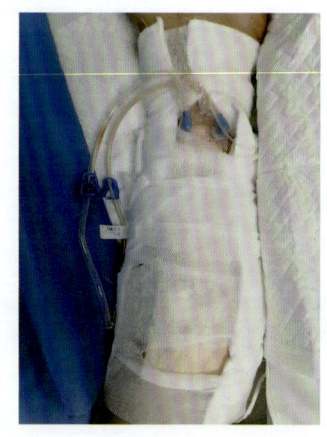

病例4图8　右大腿外侧切开清创减压＋VSD　　病例4图9　左小腿切开清创减压＋VSD

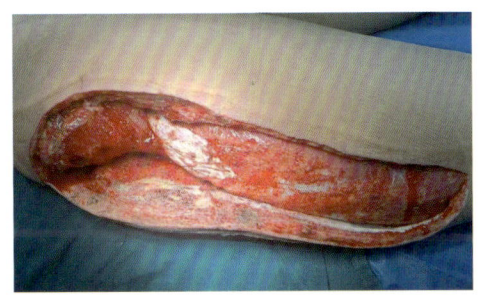

病例4图10　右大腿更换VSD术中显示创面新鲜肉芽形成

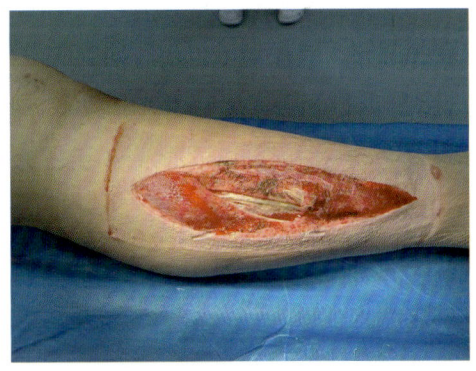

病例4图11　左小腿更换VSD术中显示创面新鲜肉芽形成

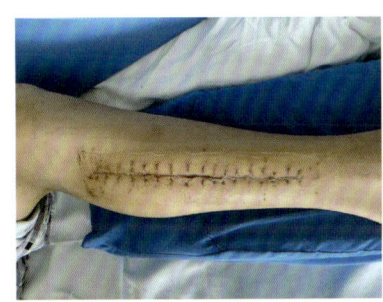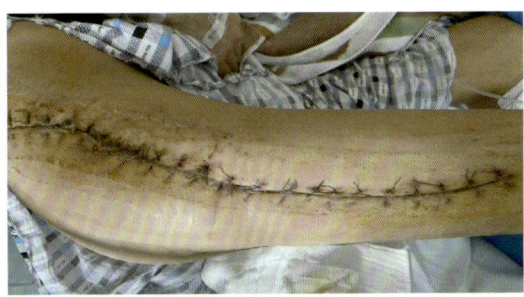

病例4图12　左小腿、右大腿术后创面愈合

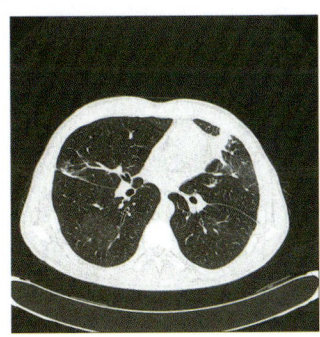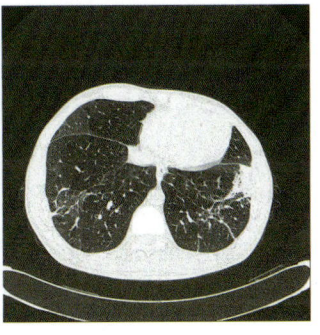

病例4图13　入院1个月左右复查胸部CT

三、疾病介绍

急性血源性骨髓炎多发生于儿童及青少年，以骨质吸收、破坏为主。最常见的发生部位为胫骨近端和股骨远端。最典型的全身症状是恶寒、高热、呕吐，呈脓毒症样发作。发病前往往有外伤病史，但找到原发感染灶，或在病史中询问出原发感染灶者却不多见。起病急，有寒战，继而高热至39 ℃以上，有明显的脓毒症症状。儿童可有烦躁、不宁、呕吐与惊厥。重者有昏迷与感染性休克。早期患区剧痛，患肢半屈曲状，周围肌痉挛，因疼痛抗拒做主动与被动运动。局部皮温增高，有局限性压痛，肿胀并不明显。数天后局部出现水肿，压痛更为明显，说明该处已形成骨膜下脓肿，穿破后成为软组织深部脓肿，此时疼痛反而减轻，但局部红、肿、热、压痛都更为明显。如果病灶邻近关节，可有反应性关节积液。脓液沿着髓腔播散，则疼痛与肿胀范围更为严重，整个骨干都存在骨破坏，有发生病理性骨折的可能。

血源性播散性肺部感染，因皮肤外伤感染、疖、痈、中耳炎或骨髓炎等所致的脓毒症，菌栓经血行播散到肺，引起小血管栓塞、炎症和坏死而形成肺脓肿。静脉吸毒者如有右心细菌性心内膜炎，三尖瓣赘生物如脱落阻塞肺小血管形成肺脓肿。血源性肺脓肿常为两肺外野的多发性脓肿，致病菌以金黄色葡萄球菌、表皮葡萄球菌及链球菌为常见。该病例属于骨髓炎导致脓毒血症病例，病例特点典型，但在整个治疗的过程中，思路清晰，诊治及时，取得了较好的结局。但首次就诊以"左膝关节滑膜炎"结束诊治，提示临床医生应高度警惕常见病"误区"，发散思维，警惕漏诊、误诊。

治疗原则：

1. 病因治疗　血源性肺脓肿为脓毒血症的并发症，应按脓毒血症治疗，可选用耐β-内酰胺酶的青霉素或头孢菌素。耐甲氧西林金黄色葡萄球菌（methicillin-resistant staphylococcus aureus，MRSA）感染应选用万古霉素、替考拉宁或利奈唑胺。如为阿米巴原虫感染，则用甲硝唑治疗。抗生素疗程6~8周，或直至胸部X线片示脓腔和炎症消失，仅有少量的残留纤维化。积极寻找原发感染灶，该患者为急性血源性骨髓炎，当MRI显示骨髓腔内异常信号提示积脓和（或）存在骨膜下脓肿（≥2 mm）时应进行外科手术清创引流。

2. 抗感染的治疗　一旦确诊脓毒血症，不论有无病原学证据，都应及时应用抗菌药物。无病原学证据时，应首选广谱抗菌药、耐药低、易代谢、足量，在应用抗菌药之前应进行血培养（需氧和厌氧）、尿培养或分泌物培养等。后期可根据培养结果及药敏结果，及时调整抗菌药。

3. 生命体征维持（呼吸、循环系统等）　脓毒血症进展较快，极易导致器官及组织灌注不足。出现脓毒血症后，应尽早充分进行液体复苏，做好在发病6小时内进行液体复苏，早期以晶体液为主，后期可改为平衡盐；当进行充分的液体复苏后，患者血压、循环仍不能维持时（平均动脉压低于65 mmHg），需加用血管活性药物维持循环稳定，首选去甲肾上腺素，必要时可输注血浆及红细胞悬液；动态监测患者临床指标，如血压、心率、尿量、呼吸、血氧饱和度等，乳酸可反映组织灌注情况，监测患者乳酸变化可指导后续治疗。基本生命体征维持应达到以下指标：中心静脉压8～12 mmHg、平均动脉压65～90 mmHg、中心静脉氧饱和度＞70%、尿量＞30 mL/kg。

4. 激素的应用　激素可稳定细胞溶酶体膜，提高机体对细菌的耐受能力，具有抗炎、抗休克等作用，在感染性休克患者中，使用激素能抑制炎症因子产生，减轻全身炎症反应综合征及组织损伤，同时可增强心肌收缩力，改善微循环及血流动力学，改善休克；所以在充分液体复苏及血管活性药物使用后平均动脉压仍低于65 mmHg时，可考虑适当应用激素。

5. 其他治疗　包括血液净化治疗、免疫支持治疗及内环境稳定治疗等。对于脓毒血症合并急性肾功能不全，血液净化治疗具有较好的效果。注意纠正脓毒血症患者的贫血及低蛋白血症，血红蛋白低于7～9 g/dL时可输注血液制品，改善组织携氧功能。适当应用增强免疫力及清除炎症介质药物，如胸腺肽、乌司他丁等对患者快速康复有益；注意控制患者血糖水平，血糖控制目标＜10 mmol/L；注意监测凝血功能变化，防止弥散性血管内凝血（disseminated intravascular coagulation，DIC）的发生，可适当考虑应用低分子肝素，预防深静脉血栓；及时纠正酸碱平衡和电解质紊乱，保护胃黏膜防治应激性消化道出血。

四、病例点评

患者为青年男性，地板工，曾有吸毒病史，此次发病起因"左膝关节疼痛"，门诊考虑左膝关节滑膜炎，予以对症处理，继而出现发热伴咳嗽、咳痰，首次入急诊即出现休克表现，CT示双肺多发团块状、结节状及斑片状密度增高影，伴反晕征及空洞影，容易得出重症肺炎、感染性休克诊断，并经验性给予广谱抗生素及抗真菌药物治疗。但结合患者职业为地板工，膝关节部位容易损伤等易患因素，膝关节、双侧股骨中上段MRI结果，追问病史，其左膝关节肿痛症状在肺部症状之前几天存在，并反复就诊骨科，门诊膝关节穿刺抽出脓性液体，并送细菌培养。根据入院后血培养、痰培养及膝关节穿刺液体培养结果均为金黄色葡萄球菌，及时的外科干预：右髋右大腿、左小腿肌间脓肿切开引流术＋坏死组织切除术＋清创术＋VSD，术中见"右髋右大腿、左小腿肌间脓肿，肌膜变性坏死"。明确感染原发病灶起始于在左膝关节处，后续扩展为急性化脓性骨髓炎伴发血流感染，累及肺部、右髋关节及软组织。根据药敏结果及时更换抗生素、及时外科干预原发感染病灶引流、积极的液体复苏、应用血管活性药物维持平均动脉压保证重要脏器的组织灌注等综合治疗后，患者最终病情稳定康复出院。

血源性播散性肺部感染，治疗重点不在肺，首先明确感染原发部位，进一步筛查其他感染部位。该患者为地板工，既往吸毒病史，机体细胞免疫力低下，多因素作用下导致膝关节炎性病变起始，发展为急性骨髓炎，金黄色葡萄球菌血流感染，累及骨关节、软组织及肺部，合并脓毒症休克，病情危急，尽快明确诊断，及时清除感染灶及经验性联合使用抗生素对患者进行强有力的抢先性抗感染治疗，同时积极的液体复苏及使用血管活性药物维持循环保证器官灌注，使患者得到了成功的救治。

该病例起病急、病情重，入院时即感染性休克状态，随时可能出现生命危险，每个环节的治疗方法选择得当，治疗比较及时，治疗效果理想，患者最终获得痊愈，无并发症，治疗结局较好。

（病例提供者：高 坚 福建省福鼎市医院）

（点评专家：赵晓东 解放军总医院第四医学中心）

参考文献

[1] De la Calle C, Morata L, Cobos-Trigueros J, et al.Staphylococcus aureus bacteremic pneumonia[J].Eur J Clin Micrlbiol Infect Dis, 2016, 35（3）497–502.

[2] 冼新源，林溢良，吴婧.血源性金黄色葡萄球菌肺炎影像学分析研究[J].影像研究与医学应用, 2018, 2（12）: 33–34.

[3] Lona-Reyes JC, López-Barragán B, De La Rosa AJ.Central venouscatheter related bacteremia: incidence and risk factors in a hospital in western méxico[J].Bol Méd Hosp Infant Méx, 2016, 73（2）: 105–110.

[4] Boll B, Schalk E, Buchheidt D, et al.Central venous catheter-related infections in hematology and oncology: 2020 updated guidelines on diagnosis, management, and prevention by the infectious diseases working party（AGIHO）of the german society of hematology and medical oncology（DGHO）[J].Ann Hematol, 2021, 100（1）: 239–259.

[5] 中华医学会重症医学分会.中国严重脓毒症/脓毒性休克治疗指南（2014）[J].中华内科杂志, 2015, 54（6）: 401–426.

病例5　感染性心内膜炎

一、病历摘要

（一）基本信息

患者女性，51岁，无业。

主诉：发热气促1周，意识改变1天。

现病史：患者1周前无明显诱因出现发热，自测体温37.6 ℃，伴有气促，无畏冷寒战，无心悸、胸闷、胸痛，无咳嗽、咳痰及咯血，无头晕、头痛等不适，后体温可自行降至正常，当时未重视未诊治。1天前出现气促加重，伴有胸闷，后意识逐渐模糊，测量体温38.2 ℃，无端坐呼吸、夜间阵发性呼吸困难，无咳粉红色泡沫痰，无头痛、恶心、呕吐，未测量体温，无抽搐及大小便失禁。今因症状无缓解，为进一步治疗拨打120送至我院急诊抢救室。

既往史：右位心（镜面人），20年余前于我院行二尖瓣置换术，长期服用华法林3 mg每晚1次抗凝。

（二）体格检查

体温38.6 ℃，脉搏100次/分，呼吸22次/分，血压116/59 mmHg，血氧饱和度96%（吸入氧浓度29%）。神志淡漠，贫血貌，查体欠合作。全身皮肤黏膜无黄染、出血点，浅表淋巴结无肿大，颈软，颈静脉充盈。双肺呼吸音清，双肺可闻及少许湿性啰音。心率110次/分，心律不齐，第一心音强弱不等，心尖部可闻及金属瓣膜音，其他心脏各瓣膜听诊区未闻及病理性杂音。腹平软，全腹无压痛及反跳痛，墨菲征阴性，肝肾区无叩击痛，肠鸣音4次/分。双下肢水肿，右侧肢体肌力轻瘫试验阳性，左侧肢体可不自主运动，右侧巴宾斯基征可疑阳性，脑膜刺激征未引出。

（三）辅助检查

血气分析（吸入氧浓度29%）：酸碱度7.40，二氧化碳分压24 mmHg，氧分压140 mmHg，实际剩余碱-3.2 mmol/L，乳酸2.6 mmol/L，氧合指数482 mmHg。

血常规：白细胞计数24.8×10^9/L，中性分叶核粒细胞百分比88%，血红蛋白83 g/L，血小板计数215×10^9/L。

降钙素原5.58 ng/mL。

肌钙蛋白I 303 ng/L。

N端-B型钠尿肽前体7600 pg/mL。

尿常规：尿液黄色，酮体阴性，亚硝酸盐阴性，酸碱度5.5，蛋白阴性，隐血（+++），白细胞微量，红细胞计数33.4个/μL，红细胞（高倍视野）6个/HP，白细胞数14.3/μL，白细胞（高倍视野）2.6个/HP。

生化：白蛋白39 g/L，总胆红素27.15 μmol/L，丙氨酸氨基转移酶133 U/L，天冬氨酸氨基转移酶228 U/L，尿素氮2.9 mmol/L，肌酐56 μmol/L，二氧化碳结合力19 mmol/L，钾3.8 mmol/L，钠132 mmol/L，氯100 mmol/L，钙2.03 mmol/L。

凝血功能：凝血酶原时间30秒，活化部分凝血酶时间38.7秒，纤维蛋白原3.37 g/L，D-二聚体3.78 mg/L。

心电图：心房颤动。

头颅CT：①左侧颞枕叶斑片状稍低密度灶，脑梗死待除，建议MRI检查；②右侧半卵圆区-基底节区低密度灶，为变性、软化灶可能；③余腔隙性脑梗死，轻度脑萎缩（病例5图1）。

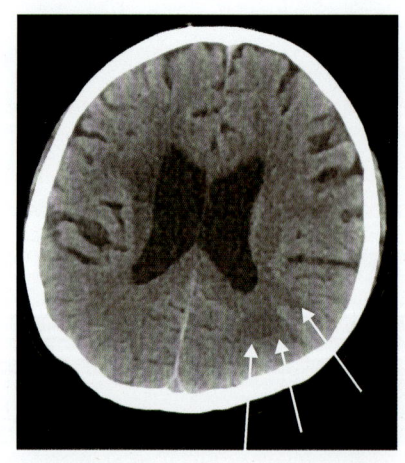

病例5图1　颅脑CT可见左侧颞枕叶斑片状稍低密度灶

胸腹部CT：①全内脏反位可能，请结合既往病史；②双肺散在炎症、渗出，部分为小结节状，部分小叶间隔增厚，为肺水肿或合并感染可能；③双侧胸腔少量积液；④左心房及左心室增大（二尖瓣置换术后）（病例5图2）。

消化系+泌尿系彩超：全内脏反位；肝、胆、脾、门静脉及下腔静脉、双肾、双输尿管、膀胱未见明显占位性病变。腹主动脉所见部分未见明显异常。

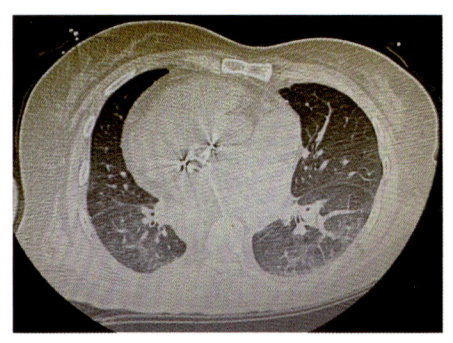

病例5图2　肺部CT可见双下肺少许炎症

（四）诊断

1. 发热待查

2. 肺部感染

3. 脓毒症心肌损害

4. 意识改变待查，脑梗死？

5. 心房颤动

6. 肝功能异常

7. 贫血

二、诊疗经过

入院后经验性予头孢哌酮钠舒巴坦钠抗感染、低分子肝素抗凝，以及保肝、利尿等治疗。入院第2天患者神志转清，期间反复发热，体温最高达38.8 ℃，无畏冷寒战，呼吸循环稳定，血压稳定于110～130/70～90 mmHg，心率波动于80～110次/分。胸部CT仅有少许炎症，考虑该程度的肺部感染难以解释患者反复高热，可能存在其他部位的感染灶。

1. 因心脏听诊未闻及明显杂音，全身体检手掌、足底无出血点、瘀血、瘀斑等表现，并于入院第3天心脏彩超检查：左房4.9 cm，左室4.43 cm，主动脉增宽，主动脉瓣轻度狭窄伴反流＋主动脉瓣呈二瓣钙化，射血分数（ejection fraction，EF）55%；结合心脏彩超结果报告，未见有瓣膜赘生物，初诊暂未考虑感染性心内膜炎。

2. 因患者腹痛、腹泻，无尿频、尿急、尿痛，尿常规正常，腹部彩超未发现感染灶，暂不考虑腹腔感染及泌尿系感染。

3. 因患者入院时出现发热伴有意识不清，颅脑CT提示左侧颞枕叶斑片病灶，入院第4天血培养回报提示金黄色葡萄球菌感染。故考虑血流感染合并颅内感染可能，根据药敏结果报告，调整为莫西沙星抗感染治疗。入院第5天予完善颅脑MRI平扫+增强（病例5图3）：双侧大脑半球散在多发病变，结合平扫旧片，考虑多发急性-亚急性期脑梗死可能。因颅脑MRI平扫+增强无法明确有无颅内感染，故于入院第6天完善腰椎穿刺，脑脊液压力130 cmH$_2$O，脑脊液常规示透明无色；潘迪试验阴性；红细胞计数<1×10^6/L，白细胞计数2×10^6/L。脑脊液生化：葡萄糖4.26 mmol/L，氯120 mmol/L，腺苷脱氨酶0.2 U/L，总蛋白39 mg/dL。患者在改用莫西沙星期间内，体温一直正常，但在入院第7天再次出现发热，予复查血常规：白细胞计数16.1×10^9/L，中性分叶核粒细胞百分比89.7%，血红蛋白79 g/L，血小板计数124×10^9/L。生化：白蛋白34 g/L，总胆红素16.1 μmol/L，丙氨酸氨基转移酶74 U/L，天冬氨酸氨基转移酶52 U/L，钾3.3 mmol/L，钠132 mmol/L，氯100 mmol/L，钙2.03 mmol/L。并予送检血二代测序（next generation sequencing，NGS）检查，检测出金黄色葡萄球菌，序列数466。考虑患者入院后一周仍反复发热，血培养及血NGS均检测出金黄色葡萄球菌，MRI提示双侧大脑半球散在多发脑梗死病变，不排除血流播散型脑脓肿可能，结合患者"二尖瓣换瓣术后"病史，仍需考虑感染性心内膜炎可能，故与第一次检查心脏彩超相隔6天后再次复查心脏彩超：二尖瓣瓣架异常回声附着（考虑赘生物形成，大小约1.74 cm×0.38 cm）。感染性心内膜炎诊断明确，收入心外科病房继续治疗。心外科调整抗生素为万古霉素（1 g，每12小时1次）抗感染，入心外科3天后体温正常。复查血常规：白细胞计数18.9×10^9/L，中性分叶核粒细胞百分比86.7%，血红蛋白74 g/L，血小板计数74×10^9/L。生化：白蛋白30 g/L，总胆红素8.9 μmol/L，丙氨酸氨基转移酶87 U/L，天冬氨酸氨基转移酶34 U/L，肌酐61 μmol/L，二氧化碳结合力21 mmol/L，钾4.2 mmol/L，钠131 mmol/L，氯100 mmol/L，钙1.95 mmol/L。肌钙蛋白I 1 273 ng/L。N端-B型钠尿肽前体6 973 pg/mL。入心外科当天、1周复查血培养均未见病原菌。入心外科2周左右行手术治疗，术中可见二尖瓣瓣膜赘生物（病例5图4）。经手术治疗后1个月患者病情稳定出院。

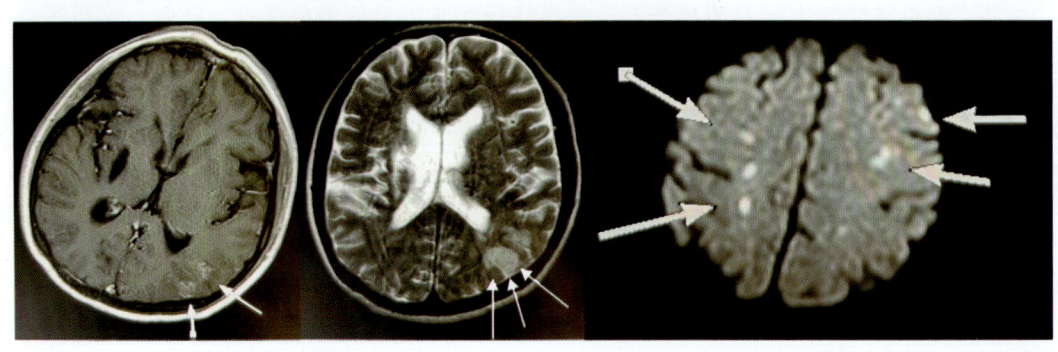

病例5图3　颅脑MRI平扫+增强可见双侧大脑半球散在多发病变

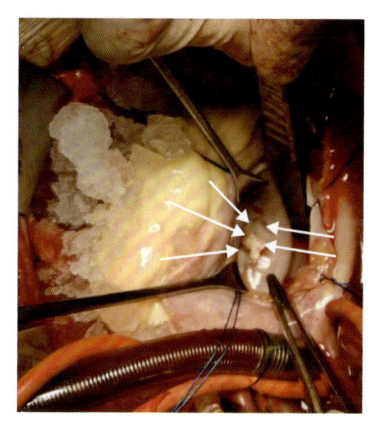

病例5图4　术中可见二尖瓣瓣膜赘生物

三、疾病介绍

感染性心内膜炎是指因细菌、真菌和其他微生物等经血行播散而引起的心瓣膜或心内膜的炎症，其发病率及死亡率高，心力衰竭、脑卒中、多器官功能障碍和脓毒症是导致患者死亡的主要原因。感染性心内膜炎病原谱多样，多项研究报道金黄色葡萄球菌、肠球菌、草绿色链球菌及肠杆菌为主要病原菌。按感染的部位和是否存在心内植入物可分为：自身瓣膜感染性心内膜炎、人工瓣膜感染性心内膜炎、右心感染性心内膜炎、器械相关性感染性心内膜炎。按发病情况及病程，可分为急性和亚急性。感染性心内膜炎患者20%～40%可发生神经系统并发症，大部分由赘生物脱落所致。临床表现包括缺血性或出血性卒中、短暂性脑供血不足、无症状性脑栓塞、感染性动脉瘤、脑脓肿、脑膜炎、中毒性脑病及癫痫。金黄色葡萄球菌性感染性心内膜炎易出现神经系统并发症。因其有较高的死亡率，早期的诊断与处理对急诊科医生而言显得尤为重要。

临床上对于感染性心内膜炎的诊断，参考2023 Duke-ISCVID感染性心内膜炎诊断标准。明确的心内膜炎病理学标准：①细菌定位于具有临床心内膜炎活动征象的瓣膜疣、心脏组织、拆除的人工瓣膜或缝环、伴有瓣膜受累的升主动脉移植物、心内植入电子设备（CIED）或动脉栓塞中；②在瓣膜疣、心脏组织、拆除的人工瓣膜或缝环、伴有瓣膜受累的升主动脉移植物、CIED或栓塞物中检测到的活动性心内膜炎症（急性或亚急性/慢性炎症）。

临床确诊标准：确诊满足2个主要标准，或1个主要标准＋3个次要标准，或5个次要标准。疑诊满足：1个主要标准＋1个次要标准，或3个次要标准。

主要标准包括：①微生物主要标准：A.阳性血培养：i.从两个或更多独立的血培养中分离到常见引起感染性心内膜炎的微生物；或ii.从3个或更多独立的血培养中分离到少

见或罕见引起感染性心内膜炎的微生物；B.阳性实验室检测：i.来自血液的贝纳柯克斯体、巴尔通体属或惠普尔氏杆菌的PCR或其他基于核酸的技术的阳性结果；或ii.贝纳柯克斯体抗相变I IgG抗体滴度＞1：800，或单独一份血培养的检出；或iii.针对IgM和IgG抗体检测汉塞巴尔通体和5天热巴尔通体间接免疫荧光试验（IFA），IgG滴度≥1：800；②影像学主要标准：A.超声心动图和心脏CT：i.超声心动图和（或）心脏CT显示瓣膜疣、瓣膜/瓣叶穿孔、瓣膜/瓣叶动脉瘤、脓肿、假性动脉瘤或心内瘘；或ii.超声心动图显示，与既往成像相比，有明显的新瓣膜反流，已有反流的恶化或改变是不够的；或iii.与既往成像相比，人工瓣膜出现新的部分开裂。B.^{18}F-氟脱氧葡萄糖（^{18}F-FDG）正电子发射型计算机断层显像/X线计算机断层显像（PET/CT）成像涉及天然或人工瓣膜、升主动脉移植物（伴随瓣膜受累的证据）、心内装置导线或其他人工材料的异常代谢活动；③外科主要标准：心脏手术期间通过直接检查记录的感染性心内膜炎证据，既不是主要成像标准，也不是随后的组织学或微生物学证实。

次要标准包括：①易感因素，既往感染性心内膜炎病史、人工瓣膜、既往瓣膜修复、先天性心脏病、超过任何病因的轻度反流或狭窄、血管内CIED、肥厚型梗阻性心肌病、注射用药；②发热，记录体温大于38.0 ℃；③血管现象，动脉栓塞、脓毒性肺梗死、脑或脾脓肿、真菌性动脉瘤、颅内出血、结膜出血、Janway病变、化脓性紫癜的临床或放射学证据；④免疫现象，类风湿因子阳性、Osler淋巴结、Roth斑或免疫复合物介导的肾小球肾炎；⑤微生物学证据，达不到主要标准：A.符合感染性心内膜炎但不符合主要标准要求的微生物的阳性血液培养分离株；B.阳性培养、PCR或其他基于核酸的检测（扩增子或鸟枪测序、原位杂交），用于来自除心脏组织、心脏假体或栓子之外的无菌身体部位的与感染性心内膜炎一致的生物体；或在没有额外临床或微生物支持证据的情况下，通过PCR在瓣膜或导线上发现单一皮肤细菌；⑥影像学标准，植入人工瓣膜、升主动脉移植物（伴有瓣膜受累的证据）、心内装置导线或其他人工材料后3个月内18F-FDG PET/CT检测到的异常代谢活动；⑦查体标准，如果没有超声心动图，听诊时发现新的瓣膜反流杂音。

感染性心内膜炎的治疗包括抗感染治疗及手术治疗。抗感染治疗的基本要求：①应用杀菌剂；②联合应用两种具有协同作用的抗菌药物；③大剂量，需高于一般常用量，使感染部位达到有效浓度；④静脉给药；⑤长疗程，一般为4～6周，人工瓣膜心内膜炎（prosthetic valve endocarditis，PVE）需6～8周或更长，以降低复发率。左心瓣膜感染性心内膜炎累及二尖瓣占50%～56%，累及主动脉瓣占35%～49%，同时累及以上两个瓣膜的约占15%。大约一半的感染性心内膜炎患者由于存在严重并发症需手术治疗。活跃期

（即患者仍在接受抗生素治疗期间）早期手术指征是心力衰竭、感染无法控制，以及预防栓塞事件。

四、病例点评

感染性心内膜炎在临床的发病率一直处于上升的趋势，尽管诊断和治疗有很大的进展，但其死亡率和发病率并未减少，预后不佳且死亡率居高不下，因其死亡率高，早期诊断和及时治疗显得尤为重要。本案例患者系老年女性，因"发热气促1周，意识改变1天"为主诉入院。经初步评估后初期诊断考虑脓毒血症、脓毒性脑病、脑梗死。入院后仍持续发热，伴意识障碍，结合其二尖瓣换瓣术后病史，故一直高度怀疑感染性心内膜炎为其主要病因。分析原因：首先感染性心内膜炎易发生于原有心脏疾病患者，该患者既往曾行二尖瓣换瓣术，存在易感因素。其次患者入院后多次血培养及血NGS检查均提示金黄色葡萄球菌，为感染性心内膜炎的常见病原体。再次入院后第6天复查超声心动图提示二尖瓣瓣膜赘生物形成，最终明确诊断感染性心内膜炎。欧洲心脏病学会发布的《2009版感染性心内膜炎预防、诊断和治疗指南》中特别强调超声心动图对感染性心内膜炎的诊断价值。一旦怀疑患者有感染性心内膜炎可能，经胸超声心电图（trans thoracic echocardiography，TTE）是首选的影像学技术，应尽早检查（Ⅰ类推荐，B级证据）；如高度怀疑感染性心内膜炎而TTE正常时，推荐经食管超声心动图（transesophageal echocardiography，TEE）检查（Ⅰ类推荐，B级证据）；如TTE/TEE呈阴性结果但临床上仍高度怀疑感染性心内膜炎的患者，应在7～10天后再行TTE/TEE检查（Ⅰ类推荐，B级证据）。针对感染性心内膜炎患者，临床上主要是明确感染的病原微生物后进行抗感染治疗，抗感染治疗后的感染性心内膜炎极易复发，导致治疗时间延长，最终可能需要外科手术清除感染灶才能治愈。合理有效的抗生素治疗方案和及时的手术治疗对于感染性心内膜炎患者的预后具有重要意义。

（病例提供者：周海珺 许 冰 林世荣 福州大学附属省立医院）

（点评专家：赵晓东 解放军总医院第四医学中心）

参考文献

[1]王辉，任健康，王名贵.临床微生物检验[M].北京：人民卫生出版社，2015.
[2]余雄杰，肖德才，陈晨，等.感染性心内膜炎194例的临床和病原学特点[J].中国感染与

化疗杂志，2021，21（1）：46-51.

[3]Thuny F, Avierinos JF, Tribouilloy C, et al.Impact of cerebrovascular complications on mortality and neurologic outcome during infective endocarditis: a prospective multicentre study[J].Eur Heart J, 2007, 28（9）: 1155-1161.

[4]López J, Revilla A, Vilacosta I, et al.Age-dependent profile of left-sided infective endocarditis: a 3-center experience[J].Circulation, 2010, 121（7）: 892-897.

[5]Murdoch DR, Corey GR, Hoen B, et al.Clinical presentation, etiology, and outcome of infective endocarditis in the 21st century: the international collaboration on endocarditis-prospective cohort study[J].Arch Intern Med, 2009, 169（5）: 463-473.

[6]Tornos P, Iung B, Permanyer-Miralda G, et al.Infective endocarditis in europe: lessons from the euro heart survey[J].Heart, 2005, 91（5）: 571-575.

第一章 急诊感染

病例6　合并内源性眼内炎的感染性休克

一、病历摘要

（一）基本信息

患者女性，65岁，退休。

主诉：上腹痛4个月余，腹胀1个月余，嗜睡半天。

现病史：患者于4个月余前因"反复上腹部疼痛"就诊胃肠外科，完善相关检查，诊断"横结肠肝曲占位：癌？"，遂全身麻醉下行"腹腔镜下右半结肠切除术＋肠粘连松解术＋回肠双腔造口术"，术中因心电图提示显著窦性心动过缓伴不齐，予安置临时起搏器。术后病理：（右半）结肠根治术标本示结肠溃疡型中分化腺癌（部分为黏液腺癌，约30%），癌浸润肠壁全层至浆膜层，可见神经侵犯，未见转移。术后诊断"①横结肠肝曲中分化腺癌（30%黏液腺癌）（$pT_{4a}N_0M_0$ ⅡB期，高危）术后；②横结肠脂肪瘤；③乙状结肠冗长"，拟择期行造口还纳术。排除手术禁忌证后，于1个月余前在全身麻醉下行"回肠造口还纳术"，术后予"头孢他啶＋甲硝唑"抗感染、补液、静脉营养等对症治疗，因不完全性小肠梗阻保守治疗无效，结肠镜及小肠镜检查，结果提示：结肠-回肠吻合口未见明显异常，肠镜检查进入回肠约25 cm后继续进镜困难，无法完全明确回肠-回肠吻合口情况，结合术前通便及原手术区域粘连情况，考虑梗阻段位于回肠-回肠吻合口之间可能性大，有手术探查指征，经家属同意后于19天前在麻醉下行"小肠-小肠侧侧吻合术＋肠粘连松解术＋大网膜、肠系膜结节切除术"，病理提示梗阻部位结节主要为粘连所致，非肿瘤转移。术后调整抗生素为头孢哌酮舒巴坦＋依替米星抗感染；患者在灌肠情况下可解粪便，但仍有反复腹胀，且腹部切口愈合不良，渗出较多淡黄色液体，不排除吻合口微小瘘，予加强营养、局部切口换药；完善腹平片提示不全性大肠梗阻可能，考虑麻痹性肠梗阻可能性大，予保守治疗。10天前患者出现视物模糊并逐渐加重，无发热，颅脑CT未见异常，经眼科及神经内科会诊不排除药物相关性、颅内转移瘤、微血栓及其他病变引起，建议进一步检查明确病因，结合患者长期禁食，不排除维生素等相关物质缺乏所致，予经验性补充，效果不理想。今日出现嗜睡，心率波动于48～62次/分、血压波动于71～84/39～48 mmHg，感胸闷，腹胀，无发热、畏冷、寒战，无头痛、恶心、呕吐，无胸痛、心悸，无咳嗽、咳痰，无腹泻、便血等不适，予积极补液、多巴胺[3～10μg/（kg·min）]升压，血压波动在86～102/53～64 mmHg，心率波动在51～64次/分，复查血常规：白细胞计数$8.15×10^9$/L，中性粒细胞绝对值$6.89×10^9$/L，中性粒细胞百分比84.5%，血红蛋白82 g/L，血小板计数$176×10^9$/L；血气分析（吸入氧浓度33%）：酸碱度7.437，二氧化碳分压31.6 mmHg，氧分压160.8 mmHg，碳酸氢根20.80 mmHg，标准碳酸氢根22.20 mmol/L，剩余碱2.80 mmol/L，乳酸1.63 mmol/L。遂拟"休克待查，腹腔感染可能，视力下降原因待查"收住急诊重症监护病房（ICU）。患者起病以来，食欲缺乏、静脉营养支持，精神、睡眠欠佳，体重明显下降。

既往史：体健，否认高血压、糖尿病、冠心病病史，否认肝炎、结核病史，否认手术、输血史，否认药物过敏史。

（二）体格检查

体温36.0 ℃，脉搏51次/分，呼吸32次/分，血压88/50 mmHg[多巴胺10.8 μg/（kg·min）]，血氧饱和度100%（吸入氧浓度33%）。神志清楚，双瞳孔等大等圆，对光反应灵敏。巩膜无黄染，左眼视力稍下降，右眼视力存在少许光感。右颈内静脉导管在位通畅，无渗血、渗液。双肺呼吸音粗，双肺闻及干性啰音。心率51次/分，心律齐，各瓣膜听诊区未闻及病理性杂音。腹部稍隆，切口敷料少量淡黄色渗液浸湿，下腹部双套管负压冲洗引流通畅，色淡黄、质清。原腹腔引流管置管处敷料干燥，拆除后可见愈合不佳，可疑化脓。腹正中切口周围压痛、反跳痛，余腹部无明显压痛、反跳痛，肠鸣音0～1次/分。双下肢无水肿，双足背动脉搏动尚可。

（三）辅助检查

入急诊ICU当日检验结果：

C反应蛋白67.43 mg/L；降钙素原0.23 ng/mL。

凝血功能：活化凝血酶原时间28.1秒，凝血酶原时间13.0秒，D-二聚体1.52 mg/L。

急诊生化：白蛋白26.3 g/L，总胆红素16.00 μmol/L，直接胆红素8.10 μmol/L，间接胆红素7.90 μmol/L，丙氨酸氨基转移酶16.0 U/L，天冬氨酸氨基转移酶18.0 U/L，尿素氮5.49 mmol/L，血肌酐73.0 μmol/L，二氧化碳结合力21.7 mmol/L，钾4.08 mmol/L，钠140.23 mmol/L，钙2.05 mmol/L，淀粉酶106.0 U/L。

肌钙蛋白T 0.069 ng/L。

N端-B型钠尿肽前体292.2 ng/L。

（四）诊断

1. 休克待查

2. 肠梗阻：麻痹性？
3. 腹腔感染可能：肠瘘待排
4. 视力下降原因待查
5. 横结肠肝曲中分化腺癌（30%黏液腺癌）（$pT_{4a}N_0M_0$ ⅡB期，高危）术后
6. 回肠造瘘还纳术后
7. 横结肠脂肪瘤
8. 乙状结肠冗长
9. 低蛋白血症
10. 中度贫血

二、诊疗经过

患者转入后完善相关检查，明确休克病因：①仍存在心动过缓，但肌钙蛋白T无升高、N端-B型钠尿肽前体无明显增高，心脏超声未提示功能障碍，心源性休克不支持；②D-二聚体增高，但无呼吸衰竭，心脏相关指标（肌钙蛋白T、N端-B型钠尿肽前体）无明显增高及彩超未提示右心扩大及功能障碍，无心包积液、气胸等影像学证据，肺栓塞、心脏压塞、张力性气胸等梗阻性休克缺乏依据；③患者存在腹部症状，查体局部切口渗液，肠鸣音减弱，需警惕感染性休克，肺部、腹部CT缺乏明确感染灶依据，留取血标本、创口分泌物标本等送病原学检查。因考虑感染性休克，故予3小时内30 mL/kg（1 500 mL）晶体液补液，多巴胺更换为去甲肾上腺素升压 [0.15~0.60 μg/（kg·min）]，哌拉西林他唑巴坦（4.5 g，每8小时1次）抗感染对症治疗。

入急诊ICU后完善相关检查如下：

入住急诊ICU第2天，颅脑+胸部+腹部CT：①颅脑未见明确异常，枕骨斜坡区局部骨质密度增高；②两肺坠积性改变，双侧胸腔积液，双侧胸膜增厚；③双侧甲状腺低密度影；④腹部术后复查，中腹部腹壁下可见局限性气体密度影，中腹部可见引流管影，原升结肠区、吻合口区及其下方伪影存在，显示不佳。余同前相仿（病例6图1）。

急诊床旁超声提示：①左房轻度扩大，升主动脉硬化；②轻度二尖瓣、三尖瓣反流；③轻度肺动脉高压；④左室整体收缩功能正常，舒张功能减退（EF 71%，FS 41%，E/A<1）。

入住急诊ICU第4天动态心电图诊断：①窦性心律为主导节律，平均心率61次/分。最慢心率43次/分，发生于2∶27；最快心率85次/分，发生于1∶24。②窦性心律不齐，窦性停搏，最长R-R间期达2.7秒。③房性期前收缩有424个。④室性期前收缩有250个。⑤R波为主的导联T波普遍低平，ST段未见明显异常。⑥全天未见T波电交替。

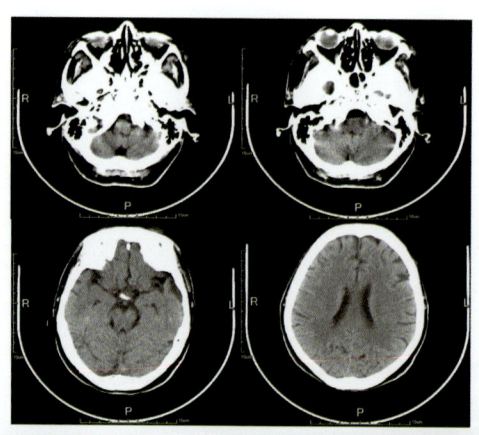

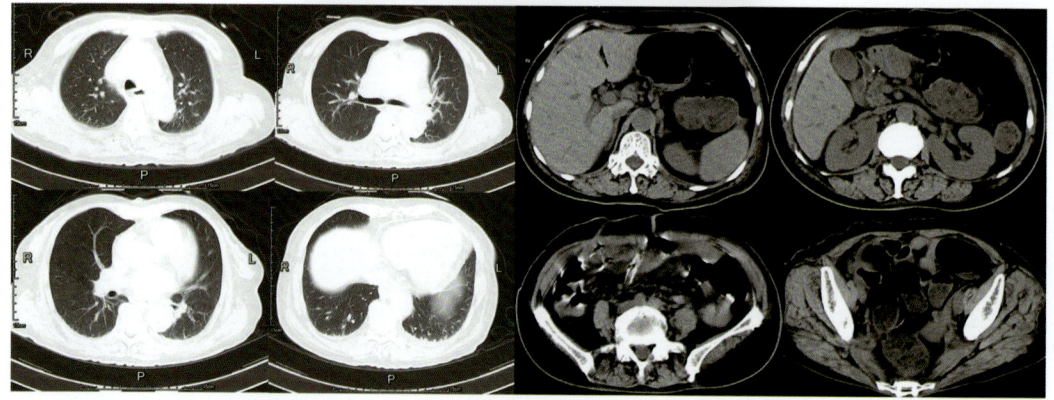

病例6图1　入急诊ICU第2天颅脑＋肺部＋升降结肠CT

完善眼科检查，明确视力下降原因。入住急诊ICU前10天因视物模糊行眼部检查：双眼前段尚可（小孔），双侧瞳孔等大等圆，对光反应正常。眼底不清。视力：右眼指数/15 cm，左眼指数/10 cm。眼部B超检查：双眼玻璃体轻度混浊（病例6图2）。眼部光学相干断层扫描技术（optical coherence tomography，OCT）检查：双眼黄斑检查未见明显异常，双眼视乳头水肿，出血（病例6图3）。眼压：右眼16 mmHg，左眼18 mmHg。

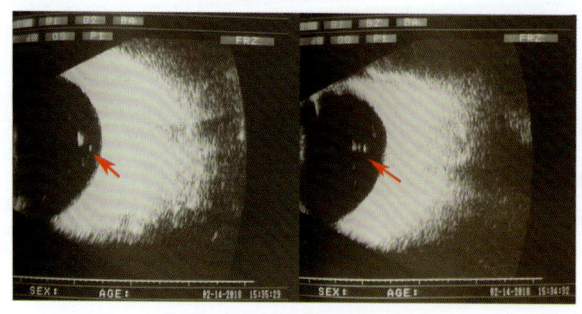

病例6图2　眼部超声检查

箭头示双眼玻璃体轻度混浊

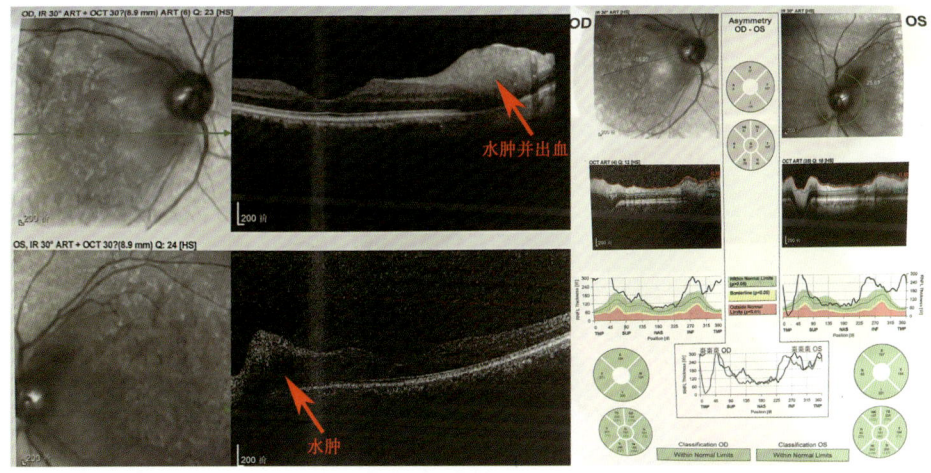

病例6图3　眼部OCT检查

箭头示双眼视盘水肿、出血

眼底检查：双眼底小瞳孔下视盘边界不清，颞上方网膜可见片状出血，视网膜血管走行大致正常，视网膜平伏，黄斑中心凹反光不清（病例6图4）。

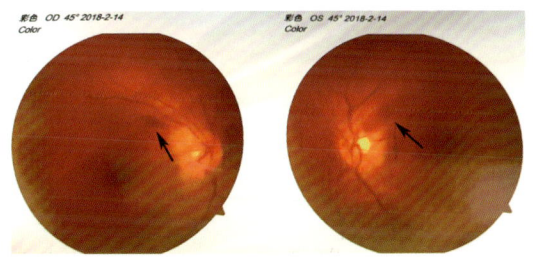

病例6图4　眼底检查

箭头示出颞上方网膜可见片状出血

入住急诊ICU第4天，颅脑平扫＋增强＋磁共振血管造影（magnetic resonance angiography，MRA）＋磁共振静脉造影（magnetic resonance venogram，MRV）：左侧额颞叶萎缩，脑动脉轻度硬化，脑MRV未见明显异常（病例6图5）。

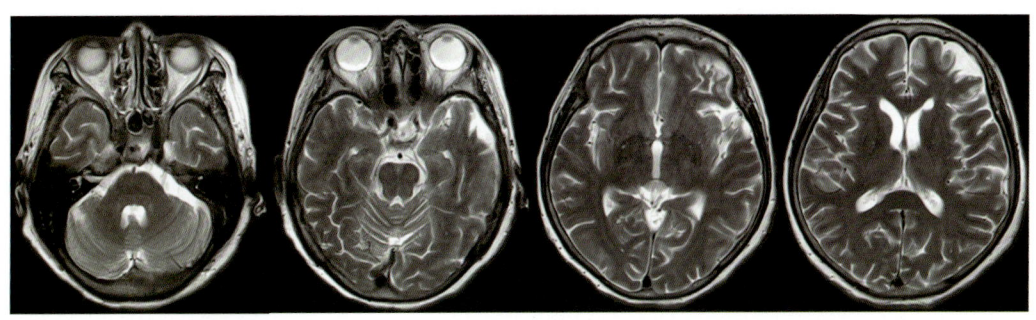

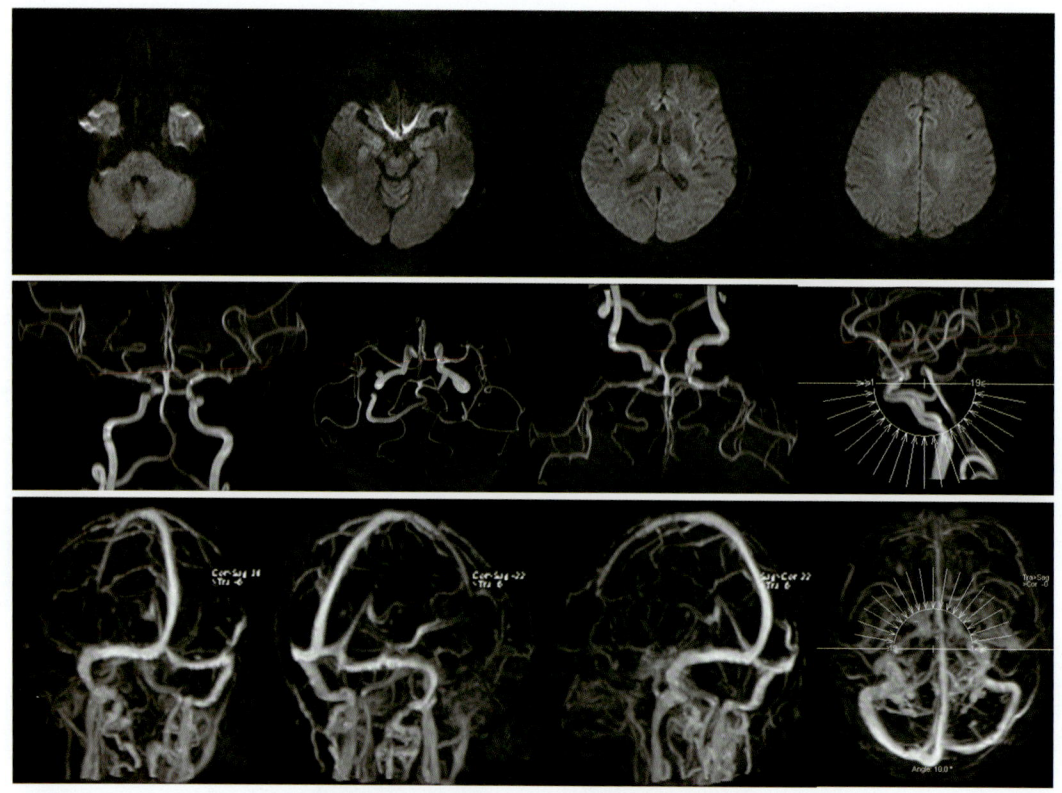

病例6图5　颅脑平扫＋增强＋MRA＋MRV

入住急诊ICU后治疗方案：①补液、升压［去甲肾上腺素0.15～0.60μg/（kg·min）］基本生命体征维持。②针对手术、肠梗阻：胃管入亚甲蓝，观察引流管颜色变化、排查肠瘘；观察腹腔引流管引流量、性质变化，完善腹水培养；加强伤口护理，补充白蛋白、促进创口愈合。禁食、胃肠减压、通便、抑酸护胃、减少消化液分泌、静脉营养支持。③抗感染：结合其住院时间久，广谱抗生素使用，行开腹手术，腹腔感染可能性大，初予哌拉西林他唑巴坦（4.5 g，每8小时1次）覆盖超广谱β-内酰胺酶（ESBL）阳性的革兰阴性菌及厌氧菌，入住急诊ICU第2天微生物室回报血培养可疑念珠菌及革兰阴性菌感染，原抗感染基础上加用米卡芬净（50 mg，每日1次），与后续药敏试验结果一致。入ICU第3天手术创口分泌物培养（2份）：屎肠球菌和ESBL阳性大肠杆菌。入住急诊ICU第4天及第5天血培养均为热带假丝酵母菌，大肠杆菌ESBL阳性。半乳甘露聚糖（GM）试验：弱阳性。（1，3）-β-D-葡聚糖（G）试验：阴性。④脏器功能支持及并发症预防：给予抗凝预防静脉血栓栓塞症，纠正贫血、保肝等。⑤眼科医师因患者基础状态差，且家属难以接受眼部穿刺操作，未予相关病理及微生物学检查，未行局部用药及手术，仅静脉应用抗感染治疗，后续视觉也得以改善。经ICU综合治疗，患者休克纠正、感染指标改善、左眼视力改善，仍遗留右眼视力障碍（右眼视力0.3，左眼视力0.25，右眼压14 mmHg，左眼压16 mmHg，双眼视盘色淡，边界清，网膜平伏，未见出血，瞳孔光反射稍迟钝）（病例6图6），腹胀症状好转，肝功能等脏器功能改善。经急诊ICU治疗1周左右患者病情稳定，转至胃肠外科普通病房继续治疗，后逐渐开放并加强经口饮食，未再腹胀、大便可自解，好转出院。

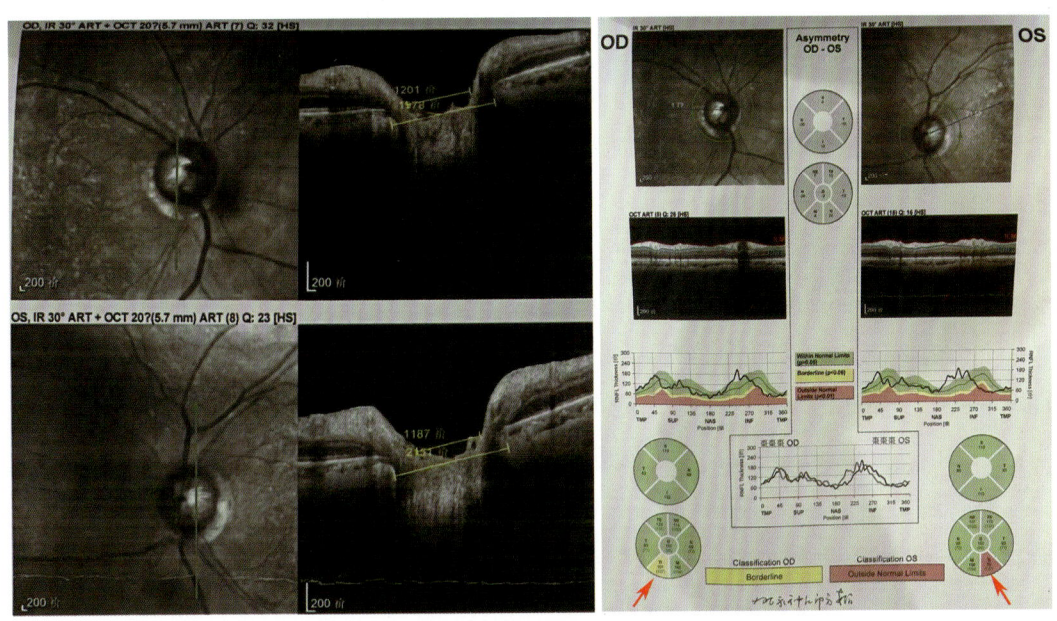

病例6图6　眼部OCT检查

箭头提示视神经萎缩，因局限可参考性差，建议后续随访

三、疾病介绍

感染性休克是急诊科常见的急危重症，是指严重感染导致的低血压持续存在，经充分的液体复苏难以纠正的急性循环衰竭，可迅速导致严重组织器官功能损伤，主要死亡原因为多器官功能障碍综合征（multiple organ dysfunction syndrome，MODS），病死率高，早期正确诊断和处理与临床结果密切相关。感染性休克的诊断应结合现病史和既往疾病状况，识别休克相关的症状和体征，检测实验室指标进行诊断。首选明确感染的证据，再进行感染性休克的诊断，并评估器官功能状态，分析其个体化的病理生理学过程。急诊感染性休克的治疗原则：首先应快速评估并稳定患者的生命体征，尽早经验性使用抗菌药物，同时积极确定病原菌，并基于对患者病理生理学状态的分析及器官功能障碍的评估，改善机体的炎症状态和器官功能，防止感染性休克向多器官功能障碍综合

征发展，治疗过程中应注重个体化因素，而不能固守于程序化的标准治疗。该患者由腹部局部症状至全身受累与常见脓毒血症不同之处在于，患者存在视力下降，完善了颅脑CT、MRI等排除了占位、血栓等神经系统疾病，关注点聚焦眼部检查，因病情恶化、生命体征不平稳，初期并未对此产生过多关注，应用抗生素治疗视力下降得到改善，再次查阅眼科检查考虑内源性眼内炎：眼底镜检查提示双侧视盘底部边界不清，颞侧可见黄白色沉积物，局部可见片状出血，成像欠佳考虑玻璃体浑浊所致。眼底彩超可见玻璃体浑浊、高反射病灶，考虑存在眼内炎。

一般眼内炎根据发病诱因分为内源性及外源性两类。若病原微生物由远距离病灶播散穿过血眼屏障进入眼组织称之为内源性眼内炎（endogenous endophthalmitis，EE），可导致严重的眼内损伤、不可逆的视力丧失和眼部不适。内源性眼内炎相对罕见，发病率为0.04%~0.4%，占所有眼内炎病例的2%~15%。它通常与糖尿病、肝病、恶性肿瘤、留置导管和静脉注射药物滥用等疾病有关，根据致病菌又分为内源性细菌性眼内炎（endogenous bacterial endophthalmitis，EBE）、内源性真菌性眼内炎（endogenous fungal endophthalmitis，EFE）。外源性眼内炎（exogenous endophthalmitis）多通过眼部开放伤口进入眼内，如外伤、内眼手术等致病。

内源性眼内炎诊断：患者需经眼科医师会诊，经多模式成像技术（荧光素眼底血管造影、吲哚菁绿血管造影、相干光断层扫描、眼底自发荧光、相干光断层扫描血管造影）考虑眼内炎。同时若通过穿刺或手术获得的房水、玻璃体液等标本经组织病理学或细胞化学检测发现致病微生物与无菌手段获取的体液培养微生物一致方可确诊。治疗原则：①内源性眼内炎是眼科急症，对于高度怀疑内源性眼内炎患者均需及时处理，眼内炎和潜在的全身感染治疗同期进行。由于脉络膜、视网膜高度血管化结构，全身用药可能足以治疗或局限感染，而对严重玻璃体受累或全身用药无反应者则需行睫状体平坦部玻璃体切除术和玻璃体内注射。该患者全身应用抗感染后视觉障碍改善，故未行眼内注射局部用药及眼科专科手术治疗；②对于念珠菌性眼内炎，2016年美国传染病学会建议所有非中性粒细胞减少的念珠菌血症患者第1周内进行扩瞳检查以确定是否存在眼内炎，这与美国眼科学会（不建议在实验室发现系统性念珠菌败血症后进行常规眼科会诊）不一致；而对于中性粒细胞减少的患者，建议推迟检查，直到中性粒细胞恢复。全身系统用药通常适用于黄斑未受累的脉络膜视网膜炎。威胁黄斑的脉络膜视网膜炎和眼内炎病例需要玻璃体内注射抗真菌药物（两性霉素或伏立康唑）。伴有显著玻璃体炎的眼内炎病例通常需要玻璃体切除术。不同病原微生物所致内源性眼内炎的预后不同：凝固酶阴性葡萄球菌引起的内源性眼内炎通常视力恢复良好，而超过50%的链球菌、金黄色葡萄球菌或革兰阴性杆菌感染的病例则视力预后差。真菌感染时与酵母菌相比，真菌感染的患者随访时视力更差，眼内容物剜除率更高。

四、病例点评

该例患者为老年女性，结肠肿瘤术后，因存在窦性心动过缓并留置过临时搏器，此次造瘘还纳后先后出现腹胀、排便不畅、嗜睡、休克等临床表现，期间二次手术、长时间使用广谱抗生素，并建立深静脉通路进行静脉营养支持，因基础状态差、存在窦房结功能障碍且应用抗生素，故整体全身炎症反应综合征反应不明显，导致病情被掩盖，直至恶化，治疗以支持为主，重点在于病原学的探究，转急诊ICU后有全身炎症反应综合征表现：发热（体温＞38 ℃）、过度通气（呼吸＞20次/分），符合低血压诊断证据（收缩压＜90 mmHg，舒张压＜70 mmHg），组织低灌注及脏器功能障碍依据不充分，得益于早期的积极干预，感染表现以腹部症状为主，但缺乏实验室及影像学证据支持，关键在于转入后多次血培养阳性（大肠杆菌＋热带假丝酵母菌），脓毒血症、脓毒性休克诊断明确。值得注意的是：该患者在治疗期间炎症指标增高并不明显，这可能是基于持续广谱抗生素的应用，结合转急诊ICU后大肠杆菌的药敏结果可见头孢他啶为"耐药"、头孢哌酮舒巴坦为"中介"，前期抗生素对其耐药性产生了影响，导致炎症指标在指导抗生素选择上并不敏感，这与常规炎症指标（C反应蛋白、中性粒细胞百分比、降钙素原）指导下的抗感染经验诊疗不符，或可通过联合IL-6、IL-10加强对何种类型感染的预测，当然这也可能基于感染主导的为念珠菌血症所致。而该患者培养的屎肠球菌尽管存在，但非无菌部位的培养，因此考虑污染或定植的可能性大，临床上需注意致病菌的鉴别。对于不明原因的感染，可以考虑基于宏基因组学进一步明确致病菌。

对于存在基础疾病、免疫功能差的高龄患者，脓毒症的早期识别存在挑战，可能仅表现为倦怠、嗜睡、乏力等一般症状，急诊需加强此类患者识别的敏感性。内源性眼内炎相对罕见，大多数报告都呈现了单个病例或小病例系列的临床特征，大样本和长时间的单中心研究更加有限。该病例让我们对于脓毒血症的复杂化临床表现有了更进一步的认识，便于更早、更好地展开相应临床救治，避免不良预后。

（病例提供者：郝博涵 刘晓楣 王 煜 厦门大学附属中山医院）

（点评专家：赵晓东 解放军总医院第四医学中心）

参考文献

[1]中国医师协会急诊医师分会.中国急诊感染性休克临床实践指南[J].中国急救医学，2016，36（3）：193-206.

[2]Evans L，Rhodes A，Alhazzani W，et al.Surviving sepsis campaign：international guidelines for management of sepsis and septic shock 2021[J].Intensive Care Medicine，2021，47（11）：1181-1247.

[3]Yang X，Zeng J，Yu X，et al.PCT，IL-6，and IL-10 facilitate early diagnosis and pathogen classifications in bloodstream infection[J].Annals of Clinical Microbiology and Antimicrobials，2023，22（1）：103.

[4]Lee EH，Lee KH，Song YG，et al.Discrepancy of c-reactive protein，procalcitonin and interleukin-6 at Hospitalization：infection in patients with normal c-reactive protein，procalcitonin and high interleukin-6 values[J].Journal of Clinical Medicine，2022，11（24）：7324.

[5]Thomas-Rüddel DO，Poidinger B，kott M，et al.Influence of pathogen and focus of infection on procalcitonin values in sepsis patients with bacteremia or candidemia[J].Critical Care，2018，22（1）：128.

[6]Peri AM，Harris PNA，Paterson DL.Culture-independent detection systems for bloodstream infection[J].Clinical Microbiology and Infection：The Official Publication of the European Society of Clinical Microbiology and Infectious Diseases，2022，28（2）：195-201.

[7]Zhang W，Zhao X，Chen H，et al.Endogenous endophthalmitis at a tertiary referral center in china：A retrospective study over three decades[R].Ocul Immunol Inflamm，2023.

[8]Danielescu C，Stanca HT，Iorga RE，et al.The diagnosis and treatment of fungal endophthalmitis：an update[J].Diagnostics，2022，12（3）：679.

[9]Breazzano MP，Bond JB，Bearelly S，et al.American academy of ophthalmology recommendations on screening for endogenous candida endophthalmitis[J].Ophthalmology，2022，129（1）：73-76.

病例7 急性气肿性肾盂肾炎导致脓毒性休克

一、病历摘要

（一）基本信息

患者女性，50岁，务农。

主诉：腹痛、腹泻伴畏冷、发热4天。

现病史：患者于入院4天前无明显诱因出现腹痛，为全腹部持续性钝痛，向腰背部放射，伴腹泻，平均每日4次，便质为黄色稀水样，每次约150 g，伴畏冷、发热，最高体温39.1 ℃，就诊当地卫生院，予输液治疗（具体不详），症状无明显好转，遂就诊我院急诊科。入急诊时体温38.8 ℃，脉搏105次/分，呼吸30次/分，血压85/45 mmHg。查血气分析（吸入氧浓度41%，面罩给氧）：酸碱度7.278，二氧化碳分压22.9 mmHg，氧分压75.4 mmHg，标准碱剩余-16.1 mmol/L，碳酸氢根浓度14.6 mmol/L，乳酸11.5 mmol/L；血常规：白细胞计数13.19×10^9/L，中性粒细胞百分比93.30%，血小板计数16×10^9/L；C反应蛋白119.75 mg/L；生化：白蛋白25.8 g/L，总胆红素155.4 μmol/L，直接胆红素99.8 μmol/L，间接胆红素55.6 μmol/L，肌酸激酶同工酶73.3 U/L，尿素氮20.72 mmol/L，肌酐336.9 μmol/L，血糖21.3 mmol/L，二氧化碳结合力10.1 mmol/L，阴离子间隙31.8 mmol/L；凝血功能：凝血酶原时间21.7秒，国际标准化比值1.98，D-二聚体16.11 mg/L；降钙素原36.13 ng/mL；尿常规：白细胞酯酶（+），隐血（+++），尿葡萄糖（++++），白细胞计数60.3/μL，细菌计数11 891.7/μL；腹部CT（病例7图1）示腹膜后间隙及腹盆腔多发游离气体，肾周积气，右肾小结石。予送检血培养、补液扩容（乳酸钠林格液1 000 mL）、多巴胺升压［14 μg/(kg·min)持续静脉泵入］、胰岛素降糖、注射用头孢哌酮钠舒巴坦钠（舒普深）静脉滴注（3 g，每8小时1次）抗感染。考虑病情危重，急诊拟"气肿性肾盂肾炎；脓毒血症、脓毒性休克；多脏器功能障碍"收住急诊重症监护病房。

既往史：高血压4年，最高血压200/100 mmHg，不规律服用降压药物，未监测血压；糖尿病4年，目前皮下注射胰岛素控制血糖，未监测血糖，血糖控制不详。

个人史及婚育史：久居当地，无疫源接触史；无粉尘及毒化学物品接触史；无吸烟、饮酒史；无冶游史；已婚已育，育有1女，配偶子女均健康。

家族史： 否认家族遗传病史。

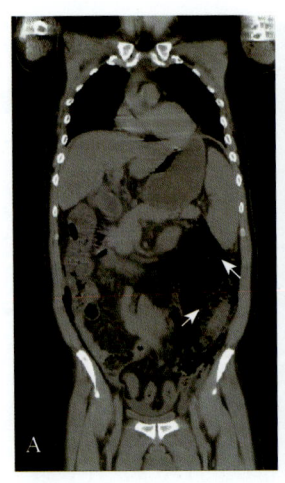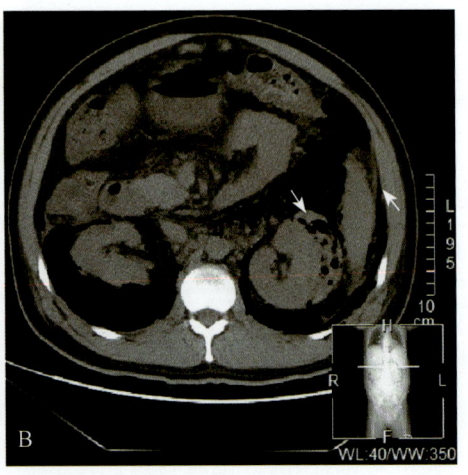

病例7图1　腹部CT

A. 冠状面（图中箭头显示腹、盆腔多发游离气体）；B. 腹部CT横断面（图中箭头显示腹膜后间隙及肾周积气）

（二）体格检查

体温38.3 ℃，脉搏120次/分，呼吸29次/分，血压103/49 mmHg［多巴胺10 μg/（kg·min）持续静脉泵入］，末梢血氧饱和度96%（吸入氧浓度41%，面罩给氧）。神志清楚，急性病容，全身皮肤轻度黄染，浅表淋巴结未触及肿大。结膜无苍白，巩膜轻度黄染。颈软，气管居中，颈静脉无充盈。呼吸急促，双肺呼吸音粗，未闻及湿性啰音。心率120次/分，心律齐，心脏各瓣膜区未闻及病理性杂音。腹肌稍紧张，全腹均有压痛、反跳痛，以右腹及上腹部为主，双肾区有叩击痛，肠鸣音4次/分。留置尿管在位通畅，引流出黄色尿液，含有絮状物沉淀。双下肢无水肿，四肢肌力、肌张力正常，病理征未引出。

（三）辅助检查

辅助检查结果见现病史。

（四）诊断

1. 气肿性肾盂肾炎
2. 脓毒症、脓毒性休克
3. 多脏器功能障碍（循环系统及肝、肾、凝血）
4. 乳酸酸中毒
5. 低白蛋白血症

6. 高血压3级（极高危）

7. 2型糖尿病

二、诊疗经过

患者入院时寒战、高热，精神萎靡，尿少（25～30 mL/h），循环衰竭，予补液扩容（乳酸钠林格液1 500 mL）及升压药［入科多巴胺10 μg/（kg·min）持续静脉泵入，深静脉置管后改用去甲肾上腺素0.7 μg/（kg·min）]维持血压，送检血培养、尿培养，美罗培南1 g静脉滴注，每12小时1次抗感染治疗（急诊抢救室使用舒普深，入院后升级为美罗培南，患者拟行床旁血液净化治疗，用量为1 g，每12小时1次），联合胰岛素强化治疗控制血糖，纠正低蛋白血症及水、电解质平衡失调，改善营养状况和提高免疫力等支持治疗。泌尿外科急会诊予行肾周切开引流术。术中徒手分离肾周筋膜后恶臭脓血性分泌物流出和气体冒出，流出脓液送检培养及药敏试验，予留置引流。患者血压低，大剂量去甲肾上腺素［0.7 μg/（kg·min）]及垂体后叶素0.03 U/min，氢化可的松200 mg/d持续静脉泵入联合升压。入院第2天行膀胱镜下双侧输尿管双J管内引流术（病例7图2），引流出脓性尿液（约20 mL/h）。患者补液扩容升压后血乳酸降低，但仍尿少，代谢性酸中毒，考虑急性肾损伤，予连续性肾替代疗法（continuous renal replacement therapy，CRRT）治疗。患者入院血小板计数低，达$16×10^9$/L，予申请血小板1治疗量输注。入院第3天血培养及脓液培养均提示肺炎克雷伯菌感染，继续予美罗培南（1 g静脉滴注，每12小时1次）抗感染治疗。经治疗，患者体温逐渐降低，感染指标逐步降低，血小板计数回升，血浆乳酸降低，代谢性酸中毒逐步纠正，血清胆红素逐步降低。入院第4天，血常规+C反应蛋白：白细胞计数$10.07×10^9$/L，中性粒细胞百分比80.2%，血小板计数$66×10^9$/L，C反应蛋白30.75 mg/L。生化：白蛋白30.8 g/L，总胆红素30.4 μmol/L，直接胆红素14.8 μmol/L，间接胆红素15.6 μmol/L，丙氨酸氨基转移酶44 U/L，天冬氨酸氨基转移酶33 U/L，肌酸激酶同工酶40.3 U/L，尿素氮10.72 mmol/L，肌酐146.7 μmol/L。降钙素原10.13 ng/mL。血气分析（吸入氧浓度33%）：酸碱度7.31，二氧化碳分压40 mmHg，氧分压77.5 mmHg，标准碱剩余-5 mmol/L，碳酸氢根20.1 mmol/L，乳酸2.5 mmol/L。入院第10天，停用CRRT后患者尿量尚可，约2 000 mL/d，血肌酐轻度升高，达140 μmol/L，一般情况尚可，予转至泌尿外科继续治疗。

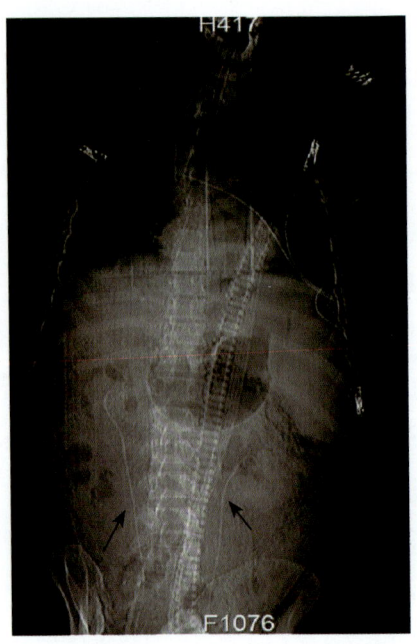

病例7图2　术后泌尿系平片

箭头示双侧输尿管内双J管内引流

三、疾病介绍

1. 急性气肿性肾盂肾炎（emphysematous pyelonephritis，EPN）　是一种危重的肾脏感染性疾病，常因革兰阴性菌逆行感染而致，化脓性炎症沿输尿管、肾盂、肾盏迅速蔓延至各段肾小管，造成肾小管肿胀、积脓和扩张。化脓性炎症最终互相融合成大小不等的脓气腔。女性患者多见，尤其是体质虚弱的糖尿病及免疫功能低下者最易发病。大肠杆菌是该病最常见的病原菌，克雷伯菌、变形杆菌等其他革兰阴性细菌也是常见的病原菌。除了产气菌感染外，EPN发病还必须具备以下两个因素：①尿路梗阻，如结石、狭窄引起输尿管阻塞；②控制不佳的糖尿病，由于产气菌使组织和尿液中的葡萄糖发酵生成二氧化碳和氢气。EPN患者大多数伴有糖尿病，而不伴糖尿病患者往往伴有输尿管梗阻。

（1）EPN最常用的分类标准：①Ⅰ类，气体仅局限于集合系统（气性肾盂肾炎）。②Ⅱ类，气体位于肾实质内但未扩散至肾周间隙。③Ⅲ类，分为ⅢA类：气体或脓肿扩散至肾周间隙（即肾纤维囊和肾筋膜之间）；ⅢB类：气体或脓肿扩散至肾旁间隙（即肾筋膜之外的区域和邻近组织）。④Ⅳ类，双侧EPN或孤立肾患者。

（2）临床表现：主要临床表现为排尿困难、血尿、寒战、高热、腹痛等，患肾区可有叩击痛。疾病进展可出现肾功能障碍，水、电解质、酸碱平衡紊乱，意识障碍甚至休克。

（3）诊断：CT检查是EPN早期诊断及分类的重要手段，其可确定肾内及肾周脓肿、积气的大小及范围、肾实质的破坏程度及梗阻位置。CT平扫表现：肾轮廓增大、模糊，肾内及肾周弥漫大量气体，与肾实质内特征性的条纹状或斑点状低密度软组织影并存，呈"菠萝征"，肾周筋膜增厚，肾周脂肪模糊；CT增强扫描：肾实质的强化程度可用于评价肾功能（减退或丧失）。发展到后期气体可穿透肾脂肪膜进入腹腔成为膈下游离气体。临床分期：①脓肿前期，即化脓性感染局限于肾实质各段肾小管内的阶段，弥漫性化脓而肿胀、积脓和扩张的肾小管在CT表现为线样低密度呈辐射状排列，与其他肾组织共同组成一特有改变，其形态酷似横切开的菠萝，称"菠萝征"，此为急性气肿性肾盂肾炎前期征象。②脓肿形成期，即肾小管内化脓、破溃最终融合成脓气腔，在CT上表现为肾实质内单发或多发大小不等的脓气腔，"菠萝征"被破坏，肾实质内出现单发或多发大小不等的液气腔。病情进一步恶化，脓肿可穿透肾包膜向肾周扩散，表现为肾周脂肪肿胀模糊，肾筋膜增厚，肾周脓肿形成，同时感染性气体沿肾周脂肪囊向上升至膈下，见膈下积气，脓液尚可沿肾周脂肪囊向下引流至腰大肌旁，造成腰大肌肿胀和脓肿形成。

（4）鉴别诊断：①肾盂积脓，系尿路梗阻引起的肾盂积水感染所导致的肾盂和肾盏积脓。CT示肾盂肾盏扩张积水，内有少量气体，但较EPN气体明显少，后者肾实质肾盂气体多且弥漫，常伴糖尿病和免疫抑制剂治疗史。②肾周脓肿，多为急性肾盂肾炎的感染直接扩展出肾实质引起，常为逆行感染，少数为血行播散所致。CT早期提示肾实质密度稍低，急性期提示脓肿壁开始形成，其脓肿内可见少许气泡影，偶有液平，严重者可累及肾周及肾旁间隙甚至后腹壁、腰大肌，但肾盂改变不明显，且气泡影较EPN明显少。

（5）识别和控制感染：EPN是一种以肾实质感染、坏死、积气为主要特征的危及生命的急性感染性疾病。气体在肾脏集合系统内、肾实质内及肾周围形成并集聚是本病的主要特点。积极的全身抗感染治疗联合局部的引流治疗是主要的治疗手段，部分患者可能需要行二期选择性肾切除。及时识别并采用肾穿刺引流、强效抗生素和有效控制血糖的积极治疗可能是外科手术干预的有效替代方案。本病例患者早期采用肾周切开引流术＋双侧输尿管双J管内引流方式进行联合引流治疗对感染灶的清除是治疗的关键措施。

2. 脓毒症和脓毒性休克

（1）脓毒性休克诊断标准：《中国脓毒症/脓毒性休克急诊治疗指南（2018）》指出，对于感染或疑似感染的患者，当脓毒症相关序贯器官衰竭［sequential（sepsis-related）organ failure assessment，SOFA］评分较基线上升2分即可诊断为脓毒症（病例7表1）。而脓毒性休克的诊断标准为：在脓毒症的基础上，出现持续性低血压，且在充分容量复苏后仍需使用血管活性药才能维持平均动脉压（mean arterial pressure，MAP）至65 mmHg，同时患者血乳酸浓度＞2 mmol/L。

病例7表1　SOFA评分标准（引自Vincent JE et al，1996）

	0分	1分	2分	3分	4分
呼吸系统					
PaO_2/FiO_2 [mmHg（kPa）]	≥400（53.3）	＜400（53.3）	＜300（40）	＜200（26.7）+机械通气	＜200（26.7）+机械通气
凝血系统					
血小板（$\times 10^3/\mu L$）	≥150	＜150	＜100	＜50	＜20
肝脏					
胆红素 [mg/dL（μmol/L）]	＜1.2（20）	1.2~1.9（20~32）	2.0~5.9（33~101）	＜6.0~11.9（102~204）	≥12.0（204）
心血管系统	MAP≥70 mmHg	MAP＜70 mmHg	多巴胺＜5/多巴酚丁胺（任何剂量）	多巴胺5.1~15/肾上腺素≤0.1/去甲肾上腺素≤0.1	多巴胺＞15/肾上腺素＞0.1/去甲肾上腺素＞0.1
中枢神经系统					
GCS评分（分）	15	13~14	10~12	6~9	＜6
肾脏					
肌酐 [mg/dL（μmol/L）]	＜1.2（110）	1.2~1.9（110~170）	2.0~3.4（171~299）	3.5~4.9（300~440）	＞4.9（440）
尿量（mL/d）	—	—	—	＜500	＜200

注：多巴胺、多巴酚丁胺、肾上腺素、去甲肾上腺素药物剂量单位均为μg/（kg·min）。

本病例患者SOFA评分13分，合并乳酸酸中毒，充分扩容后仍需去甲肾上腺素+垂体后叶素联合升压，脓毒性休克诊断明确。

（2）脓毒症的液体复苏：《拯救脓毒症运动：2021年国际脓毒症和脓毒性休克管理指南》推荐对于成年脓毒症或脓毒性休克患者，一旦诊断应立刻开始治疗和复苏，并使用包括每搏输出量（stroke volume，SV）、每搏量变异度（stroke volume variation，SVV）、脉压变异率（pulse pressure variation，PPV）或超声心动图、对被动抬腿或补液的反应在内的动态措施来指导液体复苏，对于脓毒症所致的低灌注或脓毒性休克的患者，在复苏的前3小时内，应至少为患者静脉输注30 mL/kg的晶体液。在早期复苏及随后的容量替代治疗阶段，当需要输注大量的晶体溶液时，可同时加用白蛋白。本病例患者早期液体复苏，可联合使用乳酸钠林格液和人血白蛋白注射液。

（3）血流动力学管理：除液体复苏治疗外，常需使用血管活性药物及正性肌力药物，来维持脓毒症和脓毒性休克患者的血流动力学稳定。国内外指南均推荐使用去甲肾上腺素作为脓毒症和脓毒性休克患者的一线升压药物。若应用去甲肾上腺素后，患者的MAP水平仍不达标，不建议增加去甲肾上腺素的使用剂量，此时，应联合使用血管加压素。通常情况下，当去甲肾上腺素的剂量在$0.25 \sim 0.5 \mu g/(kg \cdot min)$，而患者MAP水平仍不达标时，即可开始使用血管加压素。对于联合使用去甲肾上腺素和血管加压素后，MAP水平仍不达标者，推荐加用肾上腺素。此外，指南不推荐将特利加压素用于脓毒性休克患者的治疗。本病例患者联合使用去甲肾上腺素和垂体后叶素升压治疗。

（4）脏器支持治疗：肾脏替代治疗等辅助治疗手段也是脓毒症和脓毒性休克患者临床治疗的重要组成部分。本病例患者出现急性肾损伤、少尿、代谢性酸中毒、胆红素升高，及时启动CRRT治疗为患者保驾护航。

（5）血小板减少机制：脓毒症导致的血小板减少机制是多因素、复杂的，包括血小板生成减少、消耗和滞留增加，以及频繁的噬红细胞现象。血小板的消耗增加源于凝血酶的产生和血小板黏附内皮的增加。若继发血小板减少，需要提升血小板，主要依靠输注血小板治疗。本病例中，当感染源通过充分的引流、抗菌药物的使用，血糖的严格管理而得到控制后，血小板逐步回升。应警惕弥散性血管内凝血（DIC）的发生，需给予抗凝以调节凝血平衡，必要时补充血小板等凝血物质。

四、病例点评

气肿性肾盂肾炎发病凶险，该病好发于中年以上女性，60%并发于糖尿病，但非糖尿病患者如尿路遭受大量产气杆菌感染也可发生。本病临床表现无特异性，但CT检查具有典型的改变。肾周气肿灶的显示是极具诊断价值的征象。另外，通过CT检查还可详细了解病变的解剖部位、病变的严重程度和范围，为制订治疗方案提供重要的依据。本病例患者诊断及时，按照脓毒性休克的集束化治疗策略实施（早期血乳酸测定及动态评估、早期快速补液扩容、合理应用血管活性药物维持平均动脉压、早期送检血培养并经验性广谱抗生素加强抗感染、感染灶的早期引流清除、有效控制血糖、CRRT脏器支持及营养支持等综合治疗）起着关键的作用，获得较好效果。

（病例提供者：李玉堂 朱景法 福建省泉州市第一医院）

（点评专家：林兆奋 海军军医大学第二附属医院）

参考文献

[1] Wu SY, Yang SSD, Chang SJ, et al.Emphysematous pyelonephritis: classification, management, and prognosis[J].Tzu Chi Medical Journal, 2022, 34（3）: 297-302.

[2] Evans L, Rhodes A, Alhazzani W, et al.Surviving sepsis campaign: international guidelines for management of sepsis and septic shock 2021[J].Intensive Care Med, 2021, 47（11）: 1181-1247.

[3] 俞世成, 徐祖豪, 张弛, 等.气肿性肾盂肾炎14例诊治分析和治疗策略[J].中华外科杂志, 2022, 60（2）: 159-163.

[4] 刘贵中, 牛远杰, 白文俊, 等.糖尿病并气肿性肾盂肾炎25例诊疗分析[J].现代泌尿外科杂志, 2021, 26（8）: 685-687, 702.

[5] Desai R, Batura D.A systematic review and meta-analysis of risk factors and treatment choices in emphysematous pyelonephritis[J].International Urology and Nephrology, 2022, 54（4）: 717-736.

[6] Vincent JL, Moreno R, Takala J, et al.The SOFA (sepsis-related organ failure assessment) score to describe organ dysfunction/failure.On behalf of the working group on sepsis-related problems of the european society of intensive care medicine[J].Intensive Care Medicine, 1996, 22（7）: 707-710.

病例8　高龄患者创伤弧菌脓毒症

一、病历摘要

（一）基本信息

患者女性，71岁，退休。

主诉：鱼刺伤致左手、左前臂肿痛伴坏死3天。

现病史：患者于3天前左手不慎被鱼刺刺伤，刺伤后轻微疼痛，局部无红肿、发热，无恶心、呕吐，无腹胀、腹泻，无畏冷、发热、寒战、心悸、气促不适，当时未予注意。家属诉昨夜发现患者左手及腕部肿胀明显，今晨就诊当地医院，发现左手背、手掌、前臂颜色瘀紫，肿胀明显，皮肤张力高，可见多处水疱，左手背可见一处破溃伤口，大小约2 cm×1 cm，触之疼痛，左手各指活动受限。为进一步治疗就诊我院，测心率135次/分，血压69/44 mmHg，体温36.8 ℃，查看左手背至前臂中远段肿胀明显，颜色瘀紫、发黑，皮肤张力高，可见多处水疱、血疱，末梢皮温减低；左前臂近段皮肤颜色发红、局部皮温升高（病例8图1）。急查血气分析：酸碱度7.241，氧分压84.3 mmHg，二氧化碳分压20.9 mmHg，乳酸6.81 mmol/L。血常规：白细胞计数16.44×10^9/L，中性粒细胞绝对值15.21×10^9/L，血红蛋白104 g/L，血小板计数175×10^9/L。血清降钙素原44.7 ng/mL。予以林格氏液500 mL扩容补液、多巴胺[6μg/（kg·min）]提升血压等抢救，在局部麻醉下行"左手背切开减压术"，可见大量清亮液体渗出，渗出液送分泌物培养，同时送检血培养。手术顺利，术后为进一步治疗收住院。急诊拟"①左上肢鱼刺伤后感染、坏死：嗜水气单胞菌？创伤弧菌感染？②感染性休克；③心脏瓣膜置换术后"为诊断收入急诊ICU。

既往史：10余年前于我院行心脏二尖瓣置换手术，自述术后恢复良好；否认肝炎、结核等传染病史；否认高血压、糖尿病病史；否认输血；否认食物、药物过敏史；预防接种史不详。

个人史及婚育史：久居本地，无疫区、疫情、疫水接触史；已绝经，白带正常，无异味；已婚已育，配偶及子女体健。

家族史：否认家族遗传病史及家族性肿瘤病史。

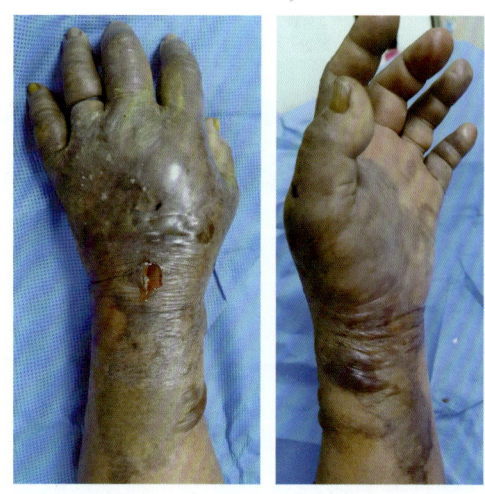

病例8图1　急诊就诊时患肢情况：肿胀、多处血疱

（二）体格检查

体温36.8 ℃，脉搏116次/分，呼吸20次/分，血压69/44 mmHg［多巴胺6 μg/（kg·min）］。神志淡漠，精神萎靡，全身皮肤黏膜无黄染，浅表淋巴结未触及肿大，口唇无发绀，颈静脉无充盈。胸廓无畸形，双肺呼吸音清，未闻及干湿性啰音，心率135次/分，心律不齐，第一心音强弱不等，心脏各瓣膜听诊区未闻及病理性杂音。腹平软，全腹无明显压痛、反跳痛，墨菲征阴性，肝肾区无叩击痛，肠鸣音4次/分。左手背可见3处切开引流切口，无明显恶臭、异味，左手各指麻木、活动僵硬，左腕部尺、桡动脉搏动触及不明显，左手、左前臂广泛皮肤发黑、淤紫，左前臂近段皮肤发红、皮温升高。右上肢、双下肢未及明确异常。

（三）辅助检查

C反应蛋白211.3 mg/L。

生化：尿素氮11.81 mmol/L，肌酐235.3 μmol/L，肌酸激酶1 261.6 U/L，乳酸脱氢酶342.9 U/L，肌酸激酶同工酶71.8 U/L。

凝血功能：凝血酶原时间46.2秒，国际标准化比值4.07，活化部分凝血活酶时间40.2秒，纤维蛋白原4.54 g/L，D-二聚体1.17 mg/L。

N端-B型钠尿肽前体33 424 ng/L。

心电图：①快速型心房颤动；②部分T波改变。

胸部X线片：左下肺渗出灶，左侧胸腔少量积液，心脏瓣膜置换术后改变。

（四）诊断

1. 左上肢鱼刺伤后感染、坏死：嗜水气单胞菌？创伤弧菌感染？坏死性筋膜炎？

2. 感染性休克

3. 急性肾损伤

4. 凝血功能异常

5. 心房颤动

6. 心脏瓣膜置换术后

二、诊疗经过

该患者为老年女性，起病前有明确的海产品鱼刺伤致左手、左前臂进行性肿痛伴坏死，既往心脏瓣膜置换术后，免疫功能低下，为易感人群；病情进展迅速，就诊时已表现神志淡漠、呼吸急促、休克，左上肢出现广泛软组织肿胀、血疱、瘀斑、坏死，急查血常规：白细胞计数、降钙素原及C反应蛋白均明显升高，血凝异常，乳酸、肌酐和肌酸激酶水平高、白蛋白水平低，早期预警评分（national early warning score，NEWS）9分。基于病史、临床表现及检验结果，初步考虑左上肢创伤弧菌或嗜水气单胞菌感染可能，且合并感染性休克、急性肾损害。均提示预后较差。故该患者入院后不久即转入急诊ICU治疗，予以心电监护、吸氧、抬高患肢、抗破伤风治疗，予扩容补液（液体总入量1 700 mL）、多巴胺[6 μg/（kg·min）]提升血压，经验性予以美罗培南（1 g，每8小时1次）联合左氧氟沙星（0.5 g，每日1次）抗感染治疗。经上述治疗，患者血压稍有回升至73/48 mmHg[多巴胺增加至11 μg/（kg·min）]，心率135次/分，血氧饱和度96%（吸入氧浓度53%）。

入急诊ICU 2小时左右评估患者病情，患者神志淡漠，呼吸急促，血压需要较大剂量血管活性药物维持，持续无尿，左手掌、手背坏死面积增大，左前臂近中段皮肤红肿范围较前扩大并向近端肘关节及上臂延伸，局部皮温进一步升高（病例8图2）。即刻组织急诊多学科会诊讨论：首先，考虑患者左上肢感染加重、病情恶化，查体可见患肢肿胀明显，持续向近段延伸进展，多处软组织皮肤表面血疱形成、张力高，桡动脉搏动不能触及，不排除骨筋膜室综合征可能，虽患者入急诊时已予以床边局部麻醉下患肢切开引流，缓解患肢的肿胀情况，但患肢感染、软组织坏死病情仍进展恶化，休克难以纠正，最终决定急诊截肢治疗，尽可能清除感染、坏死组织，阻断细菌的传播，提高创伤感染脓毒症的治愈率。其次，截肢的平面选择，由于病情进展、感染红肿的范围已侵犯至上臂，故手术选择上臂近中段组织较为健康的平面。当日即于入ICU后4小时左右行急诊左上肢感染、坏死上臂截肢术。术中情况：沿上臂近中段鱼口状切开皮肤，术中此截肢平面的组织水肿明显，切口处可见大量清亮液体渗出，即予以截至上臂近段。手术顺利，次日凌晨返回ICU病房，术中出血150 mL，术后复查血红蛋白降至89 g/L。术后呼吸机辅助通气，输红细胞提升血红蛋白，输血浆补充凝血因子，西地兰（毛花苷丙）强心，停多巴胺、改去甲肾上腺素［0.18 μg/（kg·min）］提升血压，因患者脓毒症合并急性肾损害、无尿，即予床旁CRRT治疗。入院第3天患者神志清楚，呼吸平稳，心率稳定102次/分，血压升至128/63 mmHg，逐步减停去甲肾上腺素，尿量增多（每小时尿量18 mL），血气分析：氧合指数257 mmHg，酸碱度7.433，氧分压102.8 mmHg，二氧化碳分压35 mmHg，乳酸2.27 mmol/L。血常规：白细胞计数31.86×10^9/L，中性粒细胞绝对值29.76×10^9/L，血红蛋白95 g/L，血小板计数42×10^9/L。生化：尿素氮3.41 mmol/L，肌酐68 μmol/L，肌酸激酶1 347 U/L，乳酸脱氢酶419.6 U/L，肌酸激酶同工酶 37.3 U/L。急诊伤口分泌物培养结果提示：创伤弧菌，根据药敏结果，继续美罗培南、左氧氟沙星抗感染治疗。入院第5天，复查血气分析：氧合指数289 mmHg，酸碱度7.453，氧分压115.5 mmHg，二氧化碳分压38.4 mmHg，乳酸1.52 mmol/L。血常规：白细胞计数15.16×10^9/L，中性粒细胞绝对值12.19×10^9/L，血红蛋白101 g/L，血小板计数45×10^9/L。降钙素原2.04 ng/mL。顺利脱机拔管，停用CRRT。入院第6天转入普通病房。入院第14天复查血常规：白细胞计数6.86×10^9/L，中性粒细胞绝对值4.45×10^9/L，血红蛋白91 g/L，血小板计数486×10^9/L；C反应蛋白5.52 mg/L；生化：尿素氮4.1 mmol/L，肌酐34.6 μmol/L，肌酸激酶34.4 U/L，乳酸脱氢酶259.1 U/L，肌酸激酶同工酶 12 U/L。各项炎症指标基本恢复正常，左上臂残端伤口红肿明显减退，无渗出。入院第17天患者停用抗生素并顺利出院。术后每日予以乳酸依沙吖啶溶液纱布湿敷创面，无菌纱布包扎，并依据伤口张力及引流情况，适当间断拆除残端伤口部分缝线。

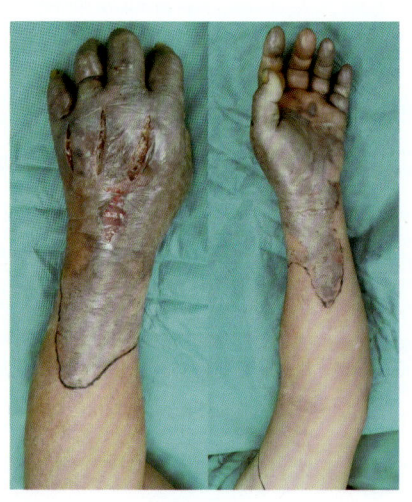

病例8图2　肢体发黑、坏死，范围扩大

随访：患者体温正常，各项生命体征平稳，左上肢残端伤口愈合良好，无红肿及渗出。

三、疾病介绍

创伤弧菌是一种革兰阴性菌，其广泛分布在水温较高的河海交界水域，创伤弧菌感染主要有3种临床亚型，原发性脓毒症（43.1%）、创伤感染（45.9%）、胃肠炎（5%），其中创伤感染占多数，创伤弧菌脓毒症的患者，往往起病急、病情进展迅速、病死率高。创伤弧菌感染的人群中，40岁以上人群发病率较高，免疫功能低下的人群为易感人群，而且该病的病死率随着患者患有的基础疾病数量的增加而递增。其中，以肝硬化、肝病为主要危险因素，有回顾性研究表明合并肝病的创伤弧菌感染患者死亡率为53.9%（$n=292/542$），明显高于非肝病患者的16.1%（$n=99/615$）。所以对于本身有急、慢性基础肝病、肝硬化的患者，我们更应密切留意患者的病情变化，积极地治疗。

临床上我们需要将创伤弧菌与嗜水气单胞菌相鉴别。嗜水气单胞菌是一种革兰阴性菌，属于机会性致病菌的范畴，能够感染免疫功能低下或正常的个体。在众多气单胞菌种类中，嗜水气单胞菌通常被视为具有潜在的人类致病性。主要临床表现为胃肠道紊乱、伤口、软组织感染，以及败血症。我们在中国知网（CNKI）上以"嗜水气单胞菌"为主题进行检索，可以看到与水产和渔业相关的文献有2 598篇，占绝大多数，而医学相关的文献只有300篇左右；而以"创伤弧菌"为主题进行检索，可以看到医学相关文献有660篇左右，而水产和渔业相关的文献只有248篇。可以看出，相较于嗜水气单胞菌，创伤弧菌感染的患者在临床上更常见，加上该病进展迅速，病死率高，我们在临床工作中更应高度警惕创伤弧菌感染的患者，引起重视。

创伤弧菌脓毒症的治疗关键在于能否尽早诊断、尽早开始治疗。目前诊断主要还是依靠病史、临床症状及体征、微生物检测出创伤弧菌是诊断的金标准。国内专家共识对于创伤弧菌脓毒症诊断标准如下，主要依据：①快速进展的局部病变。24～48小时出现皮肤、肌肉损害，常见下肢局部剧烈疼痛、肿胀、皮肤瘀斑、血疱、坏死等，病变数小时内加重、扩展。②不断恶化的全身情况。大多24～48小时出现低血压或休克，迅速出现多器官功能障碍综合征的症状与体征。③4～11月份发病，可伴腹泻、恶心、呕吐、腹痛、呼吸困难等。④有长期嗜酒或慢性肝病等基础疾病史。次要依据：患者为海边居民，发病前1周有生吃海鲜史，或海鲜刺伤、带伤肢体接触海水史。凡符合①～④点，可做出创伤弧菌脓毒血症的早期临床诊断。有研究表明涂片镜检与细菌培养的阳性率比较，差异无统计学意义。而伤口分泌物培养、血培养等细菌培养，通常需要24~48小时才能出结果，在细菌培养前，先对标本进行涂片镜检，能更快获取致病菌种类，先涂片再送培养也能提高整体送检质量，减少误差。有学者还提出，第二代基因组测序方法对创伤弧菌的诊断具有一定价值，具有检测出多种病原体的潜力，可帮助指导临床治疗，不过对于该检测方法能否在临床工作中普及，还有待考察。本病例患者入院后多次血培养、伤口分泌物培养均未能检测出创伤弧菌，考虑抗感染治疗后导致培养的阳性率降低，唯一的阳性培养是最初在急诊抢救室切开引流后送检的培养检测出创伤弧菌，所以应在第一时间，特别是抗菌药物使用之前进行微生物培养，为后续治疗提供诊断依据。

《创伤弧菌脓毒症诊疗方案（2018）》中提出急诊外科手术的指征：①局部症状及体征。张力性水疱或血性水疱；肿胀伴皮肤瘀斑或皮肤坏死；皮下组织木质硬结（触诊不能分辨筋膜平面和肌肉群）；皮下捻发音。②全身症状体征。严重的中毒症状、脓毒性休克；全身情况进行性恶化难以纠正。③实验室检查。肌酸激酶明显升高；实验室坏死性筋膜炎风险指标（laboratory risk indicator for necrotizing fasciitis，LIRNEC）评分＞6分。有下列情况之一者，应立即考虑急诊外科处理：有上述①中的任意一项；局部症状及体征不典型时，伴有②或③中的任意一项。对于高度怀疑创伤弧菌感染的患者，手术治疗介入的时间应尽可能早（＜12小时），超过12小时或者24小时进行手术介入治疗，往往伴随着更高的死亡率。本病例中在病情进展后，对于是否保肢，我们认为不同于年轻患者，高龄患者及其家属对于保肢的意愿往往没有那么强烈，这是该病高龄患者的一个特点。同时由于该患者存在心脏瓣膜置换病史，抵抗力及机体对于手术的耐受较差，为避免多次手术清创带给患者机体的打击，我们采取了截肢治疗，尽早阻断细菌的传播。事实证明，从入院到进行手术治疗的时间为5小时（＜12小时），这也是提高救治成功率的关键。

早期研究表明，创伤弧菌对常用的半合成青霉素、头霉素类、碳青酶烯类、氨基糖苷类、第三代头孢菌素、氟喹诺酮类等抗菌药物均产生敏感。我国2018年创伤弧菌脓毒症诊疗方案中提出，创伤弧菌脓毒症的早期诊断一旦成立，推荐早期、足量、联合使用三代头孢菌素（头孢哌酮等）和喹诺酮类药物（左旋氧氟沙星等）治疗。然而有学者指出不同的敏感抗生素治疗方案，对于创伤弧菌脓毒症患者预后差异无统计学意义。以上研究说明在临床用药时，应根据患者实际治疗情况、药敏结果，以及结合伤口创面愈合情况，选择适合的敏感抗生素，以达最佳治疗效果。本病例患者入院后，第一时间予以抗破伤风及左氧氟沙星抗感染治疗，而在病情进展行截肢术后，返回急诊ICU，我们予以"左氧氟沙星"联合"美罗培南"协同加强抗感染治疗，主要是基于考虑患者合并心脏瓣膜病，抵抗力低下时容易合并革兰阳性菌感染引起感染性心内膜炎，而美罗培南可以覆盖。本病例患者术后当日复查炎症指标较前下降好转，而入院第2天出现各项炎症指标上升、伤口红肿，考虑术后指标好转与清除了感染病灶相关，而入院第2天炎症指标上升、伤口红肿，与当日未能及时予以左氧氟沙星抗感染治疗有关。入院第3天及时加用喹诺酮类抗生素治疗后，各项炎症指标白细胞计数、中性粒细胞绝对值、C反应蛋白逐渐好转。其后伤口分泌物培养结果报告：创伤弧菌，美罗培南、左氧氟沙星均为敏感抗生素。

创伤弧菌脓毒症是由创伤弧菌感染引起的全身炎症反应综合征，临床上多伴急性肾损伤、休克、多器官功能障碍综合征等，而越来越多的研究表明，CRRT在脓毒血症治疗方面发挥了重要的作用，CRRT通过人工建立体外循环，清除或者减少血液中的各种代谢产物、毒素，调整机体的抗促炎过程。创伤弧菌具有多种毒力因子，包括创伤弧菌溶血素A、树脂毒素A1，以及脂多糖、荚膜多糖、细胞外金属蛋白酶等，而CRRT的治疗，能帮助清除这些炎症介质。CRRT通过清除、减少这些毒素及炎症介质，以及控制容量保证足够的血液灌注，达到改善创伤弧菌脓毒症患者全身炎症反应的作用。本病例患者术后连续行2次CRRT治疗，白细胞计数、C反应蛋白、肌酐等指标均较前改善。

本病例中的老年患者，起初未予重视，伤后72小时病情进展严重后才就诊，延误了治疗时机。很多急诊一线的首诊医生，同样缺乏对该病的诊断意识，容易误诊，创伤性创伤弧菌感染的患者，早期常被当作简单的外伤、或是普通的感染伤口进行处理，甚至在病情进展后，依然被当作糖尿病足、下肢静脉血栓等其他疾病。

回顾该病例，该患者为老年女性、心脏瓣膜置换术后、免疫功能低下，符合流行病学特征，为该病的易感人群。入院时乳酸和肌酸激酶水平高、白蛋白水平低，英国国家NEWS评分9分，均提示预后较差。该患者病情进展迅速，就诊时肢体已出现血疱、瘀斑、坏死，入院时休克表现。而患者又是在4月份发病，有明确的海洋生物刺伤病史，基于临床表现及病史，考虑创伤弧菌感染可能。而最终的确诊需要微生物培养，急诊抢救室切开引流后送检的培养检测出创伤弧菌。创伤弧菌脓毒症病情进展迅速，病死率高。对于该患者治疗上体现在以下几个方面：①患肢的手术治疗；②抗感染治疗；③急诊ICU综合整体治疗。患者入院后，病情进展迅速，呼吸急促、神志淡漠，休克表现。及时转入急诊ICU，予以液体复苏、循环呼吸支持、抗感染、患肢截肢手术、床旁CRRT等治疗，患者最终顺利度过危险期。好转出院，离不开急诊ICU团队的综合整体治疗。

四、病例点评

感染性休克患者入急诊早期应当首选去甲肾上腺素升压，而非多巴胺，且本患者既往换瓣手术，心房颤动，使用多巴胺加重心律失常风险，创伤性创伤弧菌感染早期容易被忽视，首先应加强沿海群众及临床急诊一线医生的宣传教育，对于海洋生物刺伤应具有警惕性，避免延误治疗及误诊、误治；其次对于高龄患者（＞65岁），一般状况差、保肢意愿不强烈的患者，应彻底清创并截肢至健康组织，避免多次手术给患者机体造成的损伤；同时对于高度怀疑创伤弧菌感染的患者，手术介入时间应尽早（＜12小时）。而抗感染上，尽早用药、联合用药，第一时间行微生物送检，并根据药敏结果选择合适的敏感抗生素；同时我们认为CRRT在创伤弧菌脓毒症患者的治疗中具有积极的作用。

（病例提供者：赖荣斌　王　煜　厦门大学附属中山医院）

（点评专家：赵晓东　解放军总医院第四医学中心）

参考文献

[1] 蔡瑞昭，祁少海.创伤弧菌生物特性及临床研究进展[J/CD].中华损伤与修复杂志（电子版），2020，15（6）：490-494.

[2] 洪广亮，卢才教，赵光举，等.创伤弧菌脓毒症诊疗方案（2018）[J].中国急救医学，2018，38（7）：575-580.

[3] Chuang PY, Yang TY, Huang TW.Hepatic disease and the risk of mortality of vibrio vulnificus necrotizing skin and soft tissue infections a systematic review and meta-analysis[J]. PLoS One，2019，14（10）：e0223513.

[4] Pessoa RBG, de Oliveira WF, Correia MTDS, et al.Aeromonas and human health disorders：clinical approaches[J].Front Microbiol，2022，13：868890.

[5] 程庆妮，刘娜.涂片镜检与细菌培养检查在微生物检验中的应用效果[J/CD].临床医学研究与实践，2023，8（32）：97-100.

[6] Li X, Wang C, Guo Z, et al.Enhancing vibrio vulnificus infection diagnosis for negative culture patients with metagenomic next-generation sequencing[J].Front Cell Infect Microbiol，2023，13：1210919.

[7] Elnahla A, Attia AS, Toraih E.Prognostic factors of mortality in vibrio vulnificus sepsis and soft tissue infections meta-analysis[J].Surg Infect（Larchmt），2021，22（9）：928-939.

第二章

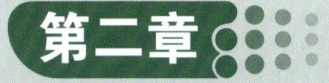

急诊中毒

病例9　亚硝酸盐中毒

一、病历摘要

（一）基本信息

患者男性，16岁，学生。

主诉：面色发绀、呼吸困难半小时。

现病史：入院前半小时被网友发现面色青紫、呼吸困难，呼之反应差，尚能对答，伴肢体无力，无抽搐、口吐白沫，未见口角歪斜，身旁见亚硝酸盐、佐匹克隆、马来酸氟伏沙明空瓶及空盒。网友立即拨打120，120至现场后，测末梢血氧饱和度75%，立即给予吸氧，气促无明显改善。送诊期间，意识逐渐淡漠，呼之无反应，疼痛刺激反应差。急诊拟"多种药物中毒"收入抢救室。

既往史：抑郁症1年，平素规律服用马来酸氟伏沙明1片/晚、右佐匹克隆1片/晚。否认高血压、糖尿病、心脏病、哮喘、慢性肾功能不全等疾病史，否认传染病史，否认外伤手术史，否认输血史，否认药物及食物过敏史。

个人史：生于原籍，否认吸烟、嗜酒爱好，无冶游史。

家族史：父母、兄弟姐妹健康，否认糖尿病、冠心病、高血压等家族遗传病史，否认家族中有肝炎、结核等传染病史，无家族肿瘤史。

（二）体格检查

体温36.3 ℃，脉搏108次/分，呼吸19次/分，血压75/28 mmHg，末梢血氧饱和度75%。神志淡漠，精神差，无法对答。口唇、周身皮肤发绀（病例9图1），双侧瞳孔等圆等大，对光反射迟钝。双肺呼吸音清，未闻及干湿性啰音。心律齐，各瓣膜听诊区闻及杂音。腹平软，无明显压痛、反跳痛反应，肝脾肋下未及，未及肿块，肝区及双肾区无叩击痛，肠鸣音减弱，约1次/分。生理反射存在，病理征未引出。

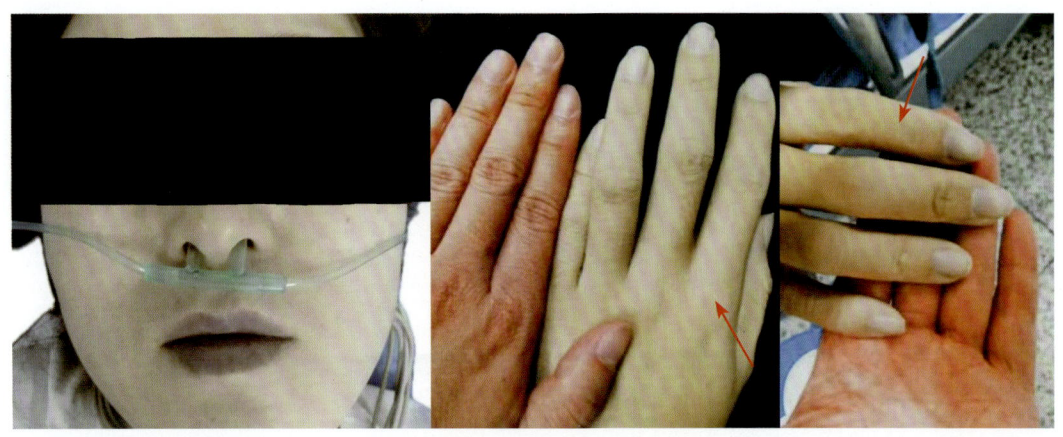

病例9图1　患者口唇、皮肤颜色

箭头指示处为患者的手

（三）辅助检查

动脉血气（吸入氧浓度29%）：酸碱度7.389，二氧化碳分压33.2 mmHg，氧分压148 mmHg，血红蛋白128 g/L，钾3.0 mmol/L，钠141 mmol/L，葡萄糖6.7 mmol/L，乳酸2.3 mmol/L，实际碱剩余-4.1 mmol/L，碳酸氢根20.1 mmol/L。

血常规：白细胞计数$12.2×10^9$/L，中性分叶核粒细胞百分比88%，血红蛋白125 g/L，血小板计数$246×10^9$/L。

降钙素原<0.25 ng/mL。

生化：白蛋白41 g/L，总胆红素8.99 μmol/L，丙氨酸氨基转移酶21 U/L，天冬氨酸氨基转移酶20 U/L，尿素氮3.9 mmol/L，肌酐54 μmol/L，二氧化碳结合力20 mmol/L，钾3.8 mmol/L，钠137 mmol/L，氯111 mmol/L，钙2.11 mmol/L，无机磷盐0.76 mmol/L，淀粉酶73 U/L。

凝血功能：凝血酶原时间14.4秒，活化部分凝血酶时间35秒，凝血酶时间16秒，纤维蛋白原2.37 g/L，抗凝血酶原Ⅲ 76.8%，D-二聚体0.95 mg/L。

肌钙蛋白I 80 ng/L。

N端-B型钠尿肽前体48.33 pg/mL。

头颅CT+胸部CT平扫：①双肺少许慢性炎症伴小炎性肉芽肿形成；②颅脑CT平扫未见明显异常；③所摄入轻度部分鼻窦炎。

（四）诊断

1. 急性口服亚硝酸盐中毒
2. 急性口服药物（佐匹克隆、伏氟沙明）中毒

3. 中毒性休克
4. 中毒性脑病
5. 抑郁症

二、诊疗经过

因患者服用毒物、药物时间尚短,且服用剂量不明确,有洗胃指征。考虑患者神志淡漠、精神差、休克,误吸风险极高,予保护性气管插管、接呼吸机辅助呼吸。并予洗胃,快速补液扩容,去甲肾上腺素升压,亚甲蓝 2 mg/kg 缓慢静脉注射解毒,脏器支持治疗后,患者周身发绀逐渐改善,神志逐渐转清(病例9图2)。

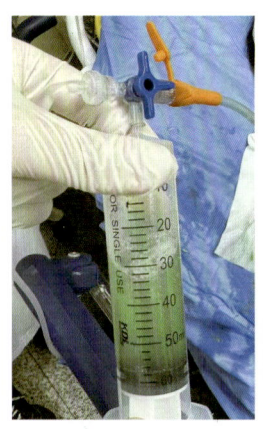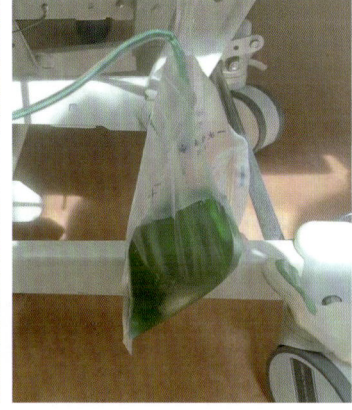

病例9图2　注射亚甲蓝后胃液及尿液颜色

6小时后,患者神志逐渐转清,可遵医嘱活动,自主呼吸尚可,咳嗽、咳痰能力尚可,四肢肌力正常,循环稳定,予拔除气管导管,改鼻导管吸氧。转普通病房继续观察治疗。

三、疾病介绍

亚硝酸盐指含有亚硝酸根阴离子(NO_2^-)的盐,外观类似于白砂糖,味道与食盐十分相似。亚硝酸盐中毒,又称发绀症、肠源性青紫病等,是一种以高铁血红蛋白症为主的全身性疾病,主要症状为口唇、指(趾)甲及全身皮肤出现青紫、发绀等组织缺氧的表现,患者自觉症状有头晕、头痛、乏力、胸闷、心率快、呼吸急促、嗜睡或烦躁不安,并有恶心、呕吐、腹痛、腹泻。同时,亚硝酸盐也是一种有效的血管扩张剂,可因血压下降而引起冠状动脉缺血、脑卒中和心动过速等。

亚硝酸盐的中毒机制是亚硝酸盐与血红蛋白作用,使血红蛋白由 Fe^{2+} 变为 Fe^{3+} 形成高铁血红蛋白,阻碍血红蛋白的携氧及释放氧的能力导致器官缺氧。在正常生理状态下,人体内高铁血红蛋白≤1%~2%；当10%≤高铁血红蛋白≤20%，患者通常表现为皮肤青紫；20%≤高铁血红蛋白≤50%可能出现呼吸窘迫、头晕、头痛和疲劳等症状；50%<高铁血红蛋白≤70%可能导致呼吸急促、昏迷、心律失常、酸中毒和癫痫发作等，潜在的贫血、酸中毒、呼吸系统及心血管系统疾病可能增加高铁血红蛋白的毒性。摄入0.2~0.5 g亚硝酸盐20分钟至3小时即可出现急性中毒现象。

在亚硝酸盐中毒患者中，通常会出现末梢血氧饱和度与氧分压的不匹配，即末梢血氧饱和度明显下降，但氧分压正常。原因是血氧仪常用的测量部位是耳垂或指尖，它可以发射两种不同波长的光束，含氧血红蛋白和不含氧血红蛋白对这两种光束的吸收率不同，通过这个原理测定两种血红蛋白的比率，从而计算出血氧饱和度。因患者肺通气及换气功能正常，但血红蛋白携氧能力下降，故出现末梢血氧饱和度下降，而氧分压正常的情况。当无法直接检测高铁血红蛋白浓度时，这种不匹配可以在一定程度上辅助诊断。

亚甲蓝作为亚硝酸盐中毒的特效解毒剂，是一种还原剂，可使高铁血红蛋白还原为血红蛋白，同时其作为可溶性鸟苷酸环化酶抑制剂，可直接拮抗一氧化氮，使血清一氧化氮水平降低，提高救治成功率。当给予高浓度（5~10 mg/kg）亚甲蓝时，还原型脱氢辅酶无法及时将亚甲蓝还原成还原型血红蛋白，进而加重病情。亚甲蓝作为一种氧化还原剂，不同剂量对血红蛋白效应不同。小剂量（1~2 mg/kg）具有还原作用，临床治疗亚硝酸盐、硝酸盐、苯胺、硝基苯、三硝基甲苯、苯醌、苯肼等和含有或产生芳香胺的药物（乙酰苯胺、对乙酰氨基酚、非那西丁、苯佐卡因等）引起的高铁血红蛋白血症有效。大剂量（5~10 mg/kg）则被用来治疗氰化物中毒，能暂时延迟其毒性。亚甲蓝静脉注射后作用迅速，可不经代谢随尿排出，用药后尿液呈绿色。

四、病例点评

这是一例典型的亚硝酸盐中毒的临床案例，亚硝酸盐中毒的诊断主要依据病史及高铁血红蛋白含量的测定，在无法直接检测高铁血红蛋白浓度时，末梢血氧饱和度与氧分压的不匹配可以在一定程度上辅助诊断。发生群体性事件时，需考虑是否有使用工业盐替代食用盐的情况，或者集体食用不合格腌制食品的可能。与其他毒物（如氰化物、苯胺、砷化氢中毒等）导致的高铁血红蛋白血症相比，亚硝酸盐中毒患者及时使用特效解毒剂亚甲蓝，通常能获得较好的预后。

（病例提供者：何宇敏 福州大学附属省立医院）
（点评专家：徐 峰 山东大学齐鲁医院）

参考文献

[1]Cvetkovic D, Živkovic V, Lukić V, et al.Sodium nitrite food poisoning in one family[J]. Forensic Sci Med Pathol, 2019, 15（1）: 102–105.

[2]Mccann SD, Tweet MS, Wahl MS.Rising incidence and high mortality in intentional sodium nitrite exposures reported to US poison centers[J].Clinical Toxicology（Philadelphia, Pa）, 2021, 59（12）: 1264–1269.

[3]Jin PG, Ding GQ, Gu ZH.Prevention and emergency response of foodborne diseases[M]. Shanghai: Fudan University Press, 2006: 136–138.

[4]Katabami K, Hayakawa M, Gando S.Severe methemoglobinemia due to sodium nitrite poisoning[J].Case Reports in Emergency Medicine, 2016, 2016: 9013816.

病例10 过敏性休克（胡蜂蜇伤）

一、病历摘要

（一）基本信息

患者女性，62岁，务农。

主诉（家人代诉）：胡蜂蜇伤致意识不清半小时。

现病史：患者入院前半小时被胡蜂蜇伤后出现意识不清，伴口唇及四肢末梢发绀、出冷汗，无呼吸急促，无二便失禁等，呼叫120送至我院急诊。转运途中测得血压86/60 mmHg，予肾上腺素0.5 mg肌内注射，甲泼尼龙80 mg静脉滴注及快速补液等处理，入抢救室仍意识不清，出现呼吸缓慢，心电监护显示血压42/20 mmHg，心率45次/分，呼吸8次/分，血氧饱和度未测到，心电图提示窦性心动过缓，立即予肾上腺素0.3 mg静脉推注、异丙嗪及葡糖糖酸钙抗过敏，锁骨下静脉穿刺置管快速补液后复测血压75/56 mmHg，患者意识无好转，间隔5分钟静脉推注肾上腺素0.3 mg两次后，复测血压112/61 mmHg，患者意识渐转清楚，诉全身多处疼痛，予氯诺昔康止痛，予季德胜蛇药（口服8 g、数粒清水搅拌外敷）、碳酸氢钠溶液外敷伤口，同时应用质子泵抑制剂（proton pump inhibitor，PPI）预防应激性溃疡。为进一步诊治，以"过敏性休克、蜂蜇伤"收入我科进一步治疗。

既往史：平素体健，否认肝炎、结核、伤寒等传染病史，否认高血压、心脏病史，否认糖尿病、脑血管疾病、精神疾病史，否认输血、外伤、中毒及重大手术史，否认食物、药物过敏史。

（二）体格检查

体温36.5 ℃，脉搏107次/分，呼吸18次/分，血压139/60 mmHg，血氧饱和度98%（吸入氧浓度29%）。神志清楚，语言清晰，表情痛苦，急性面容，查体合作。全身皮肤多处可见红色斑点，未见中心性坏死、化脓，无肝掌、蜘蛛痣，浅表淋巴结未触及肿大。胸廓无畸形，双肺呼吸运动对称，双肺呼吸音清，未闻及干湿性啰音。心率107次/分，心律齐，A2>P2，各心瓣膜听诊区未闻及杂音。腹平软，未见腹壁静脉曲张，未见胃、肠型及异常蠕动波，肝脾未触及肿大，全腹无压痛、反跳痛，移动性浊音阴性，肠鸣音4次/分。四肢肌力及肌张力正常，神经病理征阴性。

（三）辅助检查

血常规：白细胞计数29.36×10⁹/L，中性粒细胞百分比61.80%，红细胞计数1.67×10¹²/L，血红蛋白142 g/L，血小板342×10⁹/L。

C反应蛋白<0.499 mg/L。

生化：白蛋白40.40 g/L，总胆红素4.72 μmol/L，直接胆红素2.62 μmol/L，间接胆红素2.10 μmol/L，丙氨酸氨基转移酶27.60 U/L，天冬氨酸氨基转移酶58.40 U/L，钾3.21 mmol/L，钠141.80 mmol/L，氯104.20 mmol/L，钙2.36 mmol/L，尿素氮7.49 mmol/L，肌酐128 μmol/L，二氧化碳15.60 mmol/L，葡萄糖21.25 mmol/L，乳酸脱氢酶216.00 U/L，肌酸激酶170.00 U/L，肌酸激酶同工酶51.60 U/L，血浆渗透压276 mOsm/kg。

血气分析：酸碱度7.32，二氧化碳分压39mmHg，氧分压 150mmHg，钠140 mmol/L，钾2.8 mmol/L，钙1.12 mmol/L，葡萄糖12.9 mmol/L，乳酸3.5 mmol/L，碳酸氢根20.1 mmol/L，碱剩余-5.6 mmol/L。

凝血功能：凝血酶原时间12.9秒，活化凝血酶原时间95.40秒，凝血酶时间19.4秒，纤维蛋白原2.66 g/L，D-二聚体2.120 mg/L。

肌钙蛋白148.20 ng/L。

N端-B型钠尿肽前体47.00 pg/mL。

降钙素原3.25 ng/mL。

（四）诊断

1. 胡蜂蜇伤
2. 过敏性休克
3. 代谢性酸中毒
4. 低钾血症

二、诊疗经过

患者诊断胡蜂蜇伤引起过敏性休克明确，经院前及急诊抢救室予以肾上腺素、糖皮质激素及抗过敏、快速补液（2 600 mL）等对症支持处理。入院时意识清楚，主诉全身疼痛明显，伤口处仍有红肿、瘙痒，监测生命体征稳定，中心静脉压低，予继续抗过敏、哌替啶止痛、补钾、季德胜蛇药内服外敷解毒、补液（入量4 132 mL，出量800 mL，其中尿量500 mL）及支持对症处理。入院第2天患者病情改善，生命体征稳定，尿量2 300 mL/24 h，但胡蜂蜇伤后伤口处出现多发中心性坏死，周围红肿（病例10图1），无瘙痒、化脓；复查血常规：白细胞计数11.03×10⁹/L，中性粒细胞百分比82.30%，红细胞计数4.40×10^{12}/L，血红蛋白132 g/L，血小板计数233×10^9/L。生化：钾4.33 mmol/L，钠138.20 mmol/L，氯104.50 mmol/L，钙2.25 mmol/L，尿素氮5.65 mmol/L，肌酐77.00 μmol/L，二氧化碳23.10 mmol/L；血气分析：酸碱度7.40，二氧化碳分压33 mmHg，氧分压147 mmHg，乳酸0.6 mmol/L，碳酸氢根20.4 mmol/L，碱剩余-3.6 mmol/L。凝血功能：凝血酶原时间12.3秒；活化凝血酶原时间28.80秒；凝血酶时间17.2秒；纤维蛋白原3.65 g/L；D-二聚体0.66 mg/L。N端-B型钠尿肽前体480.00 pg/mL。降钙素原9.39 ng/mL。因胡蜂蜇伤后伤口处皮肤出现多发中心性坏死，周围红肿，结合血白细胞及降钙素原升高，予头孢唑林抗感染处理，季德胜蛇药外敷伤口。动态观察皮肤伤口情况及血常规检查结果均逐渐好转。入院第4天降钙素原降至2.38 ng/mL。入院第8天皮肤创面结痂，部分脱落，留有色素沉着，复查血常规基本恢复正常。好转出院，随访满意。

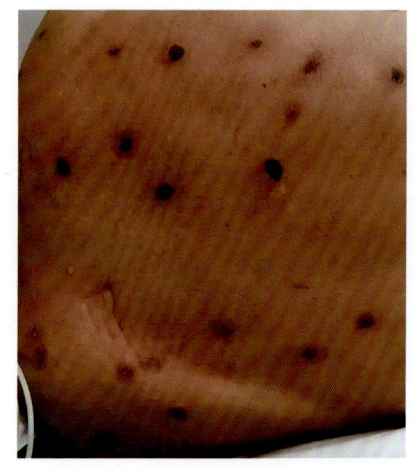

病例10图1　胡蜂蜇伤后部分皮肤伤口

三、疾病介绍

胡蜂蜇伤是我国山区常见急症，近年来发病率呈上升趋势，病死率较高。胡蜂蜇伤指蜂刺刺破人体皮肤后引起的过敏反应及直接毒性作用致病，临床上主要表现过敏性休克和多器官损害。蜂毒的主要成分为生物胺类、肽类、酶类，蜂毒肽导致通透性改变，肥大细胞粒多肽引起组胺释放，导致过敏反应，酶类只有在蜂毒肽的协同作用下，发挥溶血作用。

胡蜂蜇伤的临床表现：①局部皮肤表现为局部红肿痛痒、麻木、严重时出现水疱坏死。胡蜂蜇伤后，伤口处通常会出现明显的红肿现象，这是由于毒液中的生物活性物质刺激局部组织所致。早期患者会感觉到明显的疼痛和瘙痒感，这种疼痛通常较为剧烈，难以忍受。后期毒液中的神经毒素可导致伤口周围区域的麻木感。同时，由于毒液引起的炎症反应，伤口周围的组织会出现肿胀，严重时可能累及整个肢体。在某些情况下，胡蜂蜇伤后伤口处可能出现水疱，这是皮肤对毒液反应的结果。如果毒液注入量较大或毒液中的毒性成分较强，可能导致局部组织坏死、感染，形成溃疡或坏死区域；②最常见为速发型过敏反应，可数分钟至数小时内发生，也可在治疗好转后，再次发生。除了上述局部症状外，胡蜂蜇伤还可引发全身性的过敏反应。这包括皮疹、荨麻疹、喉头水肿等，引发严重的过敏性休克，甚至导致昏迷，严重时可能危及生命；③累及呼吸系统多表现为气促症状，多与早期疼痛、过敏性休克反射性引起，以及过敏导致的喉头水肿、气管痉挛等有关；④累及循环系统可有胸闷痛、心悸等症状。过敏反应可引起冠状动脉痉挛、低血压休克，导致冠状动脉灌注不足，从而诱发库尼斯（Kounis）综合征，并在此基础上诱发心律失常；⑤累及肾脏，早期会出现尿液颜色及尿量的改变，多考虑由蜇伤后急性血管内溶血、横纹肌溶解引起。随病情进展，则会出现进行性少尿及无尿，同时肌酐、尿素氮水平也会显著升高，若治疗不及时，肾功能损害呈不可逆性进展；⑥累及消化系统，可表现有恶心、呕吐、腹痛、消化道出血等。蜂毒所致胃肠道蠕动加快、肠道平滑肌痉挛、胃肠道血管扩张出血等，可能与其诱导的Ⅰ型变态反应有关。同时大剂量激素冲击也是导致消化道出血的常见原因；⑦凝血功能异常，可表现为非蜇伤部位的皮下出血点、瘀斑、呕血、便血和血尿等；⑧胡蜂蜇伤后多器官功能障碍综合征也较常见，发生多器官功能障碍综合征是胡蜂蜇伤病情严重的重要标志。

胡蜂蜇伤的急救处理强调分阶段治疗的理念，力求做到集束化和个体化。急救期应做到"两早"（早评估和早处理）。

1. 早评估　包括胡蜂蜇伤后即刻进行评估，包括蜇伤的皮损总数和全身过敏反应、器官损害、基础疾病及过敏史，首先针对呼吸循环的评估，呼吸循环是否稳定，严重时出现心跳呼吸骤停，则立即进行心肺复苏。

2. 早处理　包括监测生命体征、伤口、过敏反应及休克的处理。

（1）伤口处理：①伤口首选以清水或生理盐水进行冲洗，或选择弱酸性液体如食醋等；②选用地塞米松＋利多卡因＋生理盐水混合后持续外敷于蜇伤处可取得较好的效果，既可快速减轻局部炎症反应止痛，又不影响对伤口的观察；③冷敷：24~48小时给予局部冰敷；④疼痛明显者建议静脉使用镇痛药；⑤肌内注射破伤风抗毒素，酌情选择抗菌药物预防感染。

（2）"两抗"（抗休克和抗过敏）：胡蜂蜇伤早期容易出现过敏性休克，少数为全身蜇伤剧烈疼痛引起神经源性休克，甚至可能继发急性冠状动脉综合征引起心源性休克，重点在于对过敏反应的识别及分级处理。

（3）"两素"（肾上腺素和糖皮质激素）：Ⅱ级以上过敏反应需注射肾上腺素。对儿童蜂蜇伤早期应用肾上腺素甚至可避免气管插管。用法：肾上腺素0.3～0.5 mg（儿童0.01 mg/kg，不超过0.3 mg）肌内注射，严重者可每隔5～10分钟重复使用。糖皮质激素可抗炎、抗免疫、抗休克、抗过敏、抗溶血及提高机体应激能力。早期可静脉给予氢化可的松200～400 mg，或地塞米松5～20 mg，或甲泼尼龙40～160 mg等。

（4）"两化"（水化和碱化）：胡蜂蜇伤后发生过敏反应时，由于全身血管通透性增加，可在10分钟内导致约50%的血管内液体流至血管外，引起有效循环血容量不足，故对于胡蜂蜇伤严重全身过敏反应者，应积极进行液体复苏治疗，适当给予静脉水化，保证组织灌注及尿量增加，有助于促进毒素和代谢产物排出。同时，给予碳酸氢钠碱化也有助于防治蜂毒所致横纹肌溶解及溶血引起的急性肾损伤。

胡蜂蜇伤患者的预后取决于蜇伤轻重、蜇伤后是否得到及时救治，有无严重基础疾病。轻、中度患者一般预后较好，无明显后遗症；重度患者经积极治疗大部分可痊愈，也有少部分死亡。造成死亡的主要原因：①早期出现重度过敏反应，如喉头水肿窒息、过敏性休克等未及时纠正；②诱发脑卒中、心肌梗死；③严重凝血功能障碍；④肾衰竭未及时进行血液净化治疗；⑤严重代谢性酸中毒、高钾血症等内环境紊乱；⑥重度急性呼吸窘迫综合征（acute respiratory distress syndrome，ARDS）和呼吸衰竭；⑦继发严重感染甚至感染性休克；⑧高龄合并心、肺、肝、脑、肾等多种基础疾病。

四、病例点评

本病例为老年女性患者，胡蜂蜇伤后出现人事不省，结合全身多处可见蜂蜇伤口，口唇及四肢末梢发绀，监测血流动力学不稳定，诊断胡蜂蜇伤、过敏性休克较明确，需明确病史有助于与其他昆虫咬伤鉴别诊断和针对性治疗。急性阶段要预防血管内溶血、横纹肌溶解引起不可逆肾损害。胡蜂蜇伤是山区常见的急危重症，临床表现多种多样，轻者可能仅有局部红、肿、痛、痒，重者则可能出现全身过敏反应甚至休克昏迷，严重者可在数分钟内死亡。本病例患者胡蜂蜇伤后迅速出现过敏性休克，第一时间给予肾上腺素0.3～0.5 mg肌内注射及反复静脉注射处理，并应用糖皮质激素、抗组胺药及其他抗过敏剂；同时积极进行液体复苏，碳酸氢钠碱化，增加组织灌注及尿量，促进毒素及代谢物排出；监测呼吸及循环指标，关注尿液的颜色及性状，防治血管内溶血等严重并发症；蜇伤伤口的早期正确处理及止痛、后续感染并发症的有效控制等是救治成功的重要保证。

（病例提供者：王银灶 仙游县总医院）

（点评专家：文 丹 福建中医药大学附属人民医院）

参考文献

[1] 董江涛，陈文彬，杨小浪，等.蜂毒溶血肽药理的研究进展[J].中国蜂业，2013，64（3）：53-57.

[2] Habermann E.Bee and wasp venoms[J].Science，1972，177（4046）：314-322.

[3] Kounis NG，Soufras GD，Lianas D，et al.After administration of intravenous epinephrine for bee sting-induced anaphylaxis：kounis syndrome or epinephrine effect？[J]Chin Med J（Engl），2016，129（4）：500-501.

[4] 中国毒理学会中毒与救治专业委员会，中华医学会湖北省急诊医学分会，湖北省中毒与职业病联盟，等.胡蜂蜇伤规范化诊治中国专家共识[J].中华危重病急救医学，2018，30（9）：819-823.

病例11　急性氯化钡中毒

一、病历摘要

（一）基本信息

患者男性，63岁，务农。

主诉：食用光饼后呕吐、腹泻、腹痛伴四肢无力1小时。

现病史：入院前1小时患者食用光饼（福建省传统特色小吃）后不久即出现恶心、呕吐胃内容物5～6次，无呕血、呕咖啡样胃内容物，伴排黄色稀水样便约10次以上，量中等，无里急后重感、黏液脓血便，感中上腹闷痛不适，疼痛无向他处放射，伴轻微气喘、口干，四肢麻木、无力，无法行走，无畏冷、发热，无胸闷、胸痛、心悸等不适，一同进食者有多人出现类似症状。

既往史：否认肝炎、肺结核等传染病史，否认高血压、糖尿病、甲状腺功能亢进等病史。无服药史。

（二）体格检查

体温35.8 ℃，脉搏80次/分，呼吸21次/分，血压133/98 mmHg，末梢血氧饱和度96%。神志清楚，倦怠面容，营养中等，发育正常。全身皮肤黏膜无黄染，皮肤温湿度正常。双眼睑无下垂，眼球各项运动正常，双侧瞳孔等大等圆，对光反应灵敏。口唇无发绀，口角无歪斜，伸舌居中，颈软。双肺呼吸音清，未闻及干湿性啰音。心率80次/分，心律齐，各瓣膜听诊区未闻及杂音。腹平软，剑突下轻压痛，无反跳痛，余腹部无压痛、反跳痛，肝脾肋下未触及，墨菲征阴性，肝肾区无叩击痛，移动性浊音阴性，肠鸣音8次/分。双下肢无水肿，四肢肌力1级，肌张力减低，四肢痛、温、触觉正常，双侧腱反射消失，双侧病理征阴性，克尼格征、布鲁津斯基征阴性。

（三）辅助检查

血常规：白细胞计数21.02×10^9/L，中性粒细胞百分比92.7%，血红蛋白172.0 g/L，血小板计数305.0×10^9/L。

生化（入院当天17：00）：钾1.58 mmol/L，钙2.74 mmol/L，阴离子间隙24.50 mmol/L，二氧化碳结合力18.20 mmol/L，葡萄糖7.6 mmol/L，余正常。总蛋白96.1 g/L，白蛋白56.70 g/L，血糖7.62 mmol/L，胆固醇7.35 mmol/L，高密度脂蛋白2.12 mmol/L，低密度

脂蛋白5.48 mmol/L，血同型半胱氨酸9.80 μmol/L；余正常。淀粉酶188 U/L，脂肪酶71.80 U/L。

生化（入院次日2：20）：钾2.4 mmol/L，钙1.93 mmol/L，二氧化碳结合力15.2 mmol/L，余正常。

生化（入院次日6：11）：钾2.21 mmol/L，钙2.08 mmol/L，二氧化碳结合力19.1 mmol/L，余正常。

生化（入院次日11：42）：钾5.17 mmol/L。

血气分析：酸碱度7.423、氧分压129.0 mmHg、二氧化碳分压22.2 mmHg、碱剩余−7.9 mmol/L。

降钙素原0.037 ng/mL。

N端-B型钠尿肽前体165 pg/mL。

肌钙蛋白I 0.12 ng/mL；肌酸激酶同工酶6.46 ng/mL；肌红蛋白203.1 ng/mL。

（四）诊断

1. 急性胃肠炎
2. 低钾血症
3. 代谢性酸中毒
4. 食物中毒可能?

二、诊疗经过

患者入院后予积极补钾、经验性应用头孢他啶抗感染、解痉止痛、调节肠道菌群及补液等治疗。症状改善不明显，心电监护出现频发室性期前收缩。结合有群体性发病，同时出现肢体无力明显、气喘及严重低钾血症，并出现频发室性期前收缩、短阵室性心动过速，高度怀疑食物中毒（急性钡剂中毒）可能。故予硫代硫酸钠试验性治疗（硫代硫酸钠0.64 g加灭菌水稀释成5%溶液后缓慢静脉注射），并予以补钾及胺碘酮抗心律失常。入院后7小时患者逐渐出现呼吸微弱，面色稍发绀，心电监护提示血氧饱和度降至90%（吸入氧浓度41%），心率波动于100次/分左右，呼吸8~10次/分，血压184/92 mmHg，听诊双肺呼吸音低，未闻及干湿性啰音及胸膜摩擦音，查血气分析：酸碱度7.026，氧分压79.7 mmHg，二氧化碳分压74.2 mmHg，血浆中碳酸氢盐浓度19 mmol/L，碱剩余-13.2 mmol/L，氧合指数194 mmHg。考虑低钾呼吸肌麻痹、呼吸衰竭，立即予气管插管，接呼吸机辅助呼吸，而后患者血氧饱和度回升至95%以上，心率波动于80次/分左右，呼吸18次/分，血压142/88 mmHg，面色转红润。2小时后复查血气分析：酸碱度

7.423，氧分压129 mmHg，二氧化碳分压22.2 mmHg，血浆中碳酸氢盐浓度14.1 mmol/L，碱剩余-7.9 mmol/L，氧合指数368 mmHg。后公安机关检验结果：所送食物样品钡含量超正常值100倍以上，急性钡剂中毒诊断明确。经公安机关侦查系光饼店家竞争对手投毒（氯化钡）所致。后予25%硫酸镁100 mL鼻饲解毒及右锁骨下静脉置管补钾等治疗。入院13小时复查生化：钾2.21 mmol/L。入院19小时复查血钾5.17 mmol/L，予暂停补钾。心电监护示窦性心律，室性心律失常消失，患者症状缓解，自主呼吸恢复，咳嗽有力，四肢肌力、肌张力恢复正常，予拔除气管插管，后患者无任何不适顺利出院。电话随访3~6个月，患者未出现任何不适。

三、疾病介绍

钡为一种稍有光泽的银白色金属，金属钡一般无毒，但可溶性钡盐如硫酸钡、氯化钡、硝酸钡、碳酸钡、氧化钡、氢氧化钡等对人却有剧毒，氯化钡的口服中毒量为0.2~0.5 g，致死量为0.8~1.0 g。钡及其化合物可经呼吸道和消化道进入人体内，急性中毒主要经消化道吸收所致。一般在1小时内血浆钡浓度达到最高峰，但迅速转移至骨（占体内总量的65%）、肝、肾和肌肉，并很快从粪便中排出，小部分经尿和唾液排出。钡盐对各种肌肉有强烈而持久的刺激作用。兴奋心肌，使心肌的应激性和传导性增强，心跳加快，严重时则可转为抑制心肌的兴奋传导，出现心动过缓、传导阻滞、严重的异位心律和心室颤动以至心室停搏。气管平滑肌收缩以至痉挛。对于子宫平滑肌也有兴奋作用，可引起流产。钡离子与钾离子空间结构相近，竞争性抑制细胞膜上的钾离子，阻止钾离子从细胞内转运至细胞外，钡离子可刺激肾上腺髓质分泌儿茶酚胺，活化腺苷酸环化酶，促进三磷腺苷（adenosine triphosphate，ATP）转化为第二信使cAMP，增进细胞膜上的Na^+-K^+-ATP酶活性，加速细胞外钾离子主动转运持续由细胞外泵至细胞内，同时，恶心、呕吐、腹泻等胃肠道刺激症状可致钾离子从胃肠道丢失，进一步降低血清钾离子浓度。

1. 钡中毒的临床表现　钡中毒是临床上危害极大的疾病，根据患者中毒的类型，有口服钡中毒或吸入性钡中毒，患病时可出现口腔、咽喉部干燥、烧灼感、恶心、呕吐、腹痛、腹部不适及腹泻等消化道刺激症状，同时可伴有头痛、眩晕、耳鸣、复视、全身无力，进行性感觉运动神经麻痹，严重者血压降低、呼吸肌麻痹，可迅速发生心搏骤停。

2. 钡中毒的病情分级　病情严重程度评估可参照（职业性急性钡中毒诊断标准GBZ63-2017）进行分级。①接触反应：出现头晕、头痛、咽干、恶心、乏力、轻度腹痛和腹泻等神经和消化系统症状，心电图、血清钾正常，48小时内症状可明显减轻或消失；②轻度中毒：头晕、头痛、咽干、恶心、乏力加重，出现呕吐、胸闷、心悸、腹痛及麻木等症状，3.0 mmol/L≤血清钾<3.5 mmol/L，并具有下列表现之一者：肌力4级，低钾心电图改变，阵发性室上性心动过速、单源频发室性期前收缩、莫氏Ⅰ型房室传导阻滞等心律失常表现之一者；③中度中毒：轻度中毒症状加重，可出现肢体运动无力等表现，并具有下列表现之一：2.5 mmol/L≤血清钾<3.0 mmol/L，肌力2~3级，阵发性室性心动过速、多源室性期前收缩、心房颤动、心房扑动、成对室性期前收缩、R-on-T型期前收缩、莫氏Ⅱ型房室传导阻滞等心律失常表现之一者；④重度中毒：中度中毒症状加重，可出现肢体瘫痪等表现，并具有下列表现之一者：血清钾<2.50 mmol/L，四肢肌力0~1级，呼吸肌麻痹，心室颤动、心室停搏、Ⅲ度房室传导阻滞、尖端扭转型室性心动过速等心律失常表现之一者，猝死。

3. 钡中毒的治疗　①经呼吸道吸入应反复漱口，如经口服摄入应及时催吐及洗胃，经上述处理后口服硫酸钠或硫酸镁20~30 g；②及时、足量补钾，在心电图及血清钾严密的监护下进行，直至检测指标恢复正常，然后酌情减量，稳定后停药；③出现呼吸肌麻痹，血气分析提示呼吸衰竭时，应及时行机械通气；④中度、重度中毒者，早期给予血液净化治疗；⑤控制心律失常，心跳呼吸骤停时，给予心肺复苏。

四、病例点评

钡中毒主要是指可溶性钡化合物中毒。低钾血症是急性钡化合物中毒的病理基础，可致相应的心电图异常表现，主要为中毒性心律失常和低钾性心电图改变。肌力下降应注意与低钾性周期性瘫痪、肉毒杆菌毒素中毒、重症肌无力、进行性肌营养不良、周围神经病、急性多发性神经根炎等疾病鉴别。

及时纠正低钾血症是抢救急性钡化合物中毒的关键。轻度的低钾血症可通过口服及鼻饲补钾，以氯化钾为首选；危重患者可静脉内补钾，出现危及生命的低钾血症，可以通过中心静脉并且微量泵应用更高浓度（每100 mL最高含钾40 mmol）和更快速度（最高达40 mmol/h）的补钾，但必须严密监测血清钾、肌张力及心电监护，病情缓解后，减慢补钾速度或改为口服。部分病例就诊时血清钾浓度正常，但病情仍可能迅速恶化，因此仍需积极补钾。缺镁时单纯补钾常不能奏效，应注意同时补镁，补镁对QT间期延长发生尖端扭转型室性心动过速有较好终止作用。低血钾导致的恶性室性心律失常和呼吸肌麻痹是急性钡化合物中毒的主要死亡原因，一旦发生呼吸衰竭甚至呼吸骤停，需立即插管机械通气。迅速大量补钾治疗后，部分病例病情仍持续恶化，可考虑血液净化治疗，建议使用高浓度钾离子的透析液。当遇硫化钡中毒时，除钡离子的毒性作用外，在环境中尚可产生硫化氢从而引起相应的中毒，在诊断治疗时应加以注意。

（病例提供者：游桂良　谢宝辉　宁德师范学院附属宁德市医院）

（点评专家：林兆奋　海军军医大学第二附属医院）

参考文献

[1]林果为，王吉耀，葛均波.实用内科学（第15版）[M].北京：人民卫生出版社，2017：807-817.

[2]中华人民共和国国家卫生和计划生育委员会，职业性急性钡及其化合物中毒的诊断：GBZ 63-2017[S].北京：人民卫生出版社，2017.

[3]葛均波，徐永健.内科学（第8版）[M].北京：人民卫生出版社，2013.

第三章 急诊创伤

病例12 外伤性主动脉损伤

一、病历摘要

（一）基本信息

患者男性，50岁，建筑工人。

主诉：外伤致左侧胸背部疼痛3小时余。

现病史：患者于入院前3小时余因高处坠落致左侧胸背部疼痛，深呼吸及平卧位时加剧，程度尚可忍受，无向他处放射，伴腰背部、左颌面部疼痛，无呼吸困难、咯血等不适。急诊我院，查血气分析（吸入氧浓度33%）：酸碱度7.395，二氧化碳分压40.6 mmHg，氧分压84 mmHg，乳酸0.98 mmol/L，氧合指数254 mmHg；降钙素原0.375 ng/mL；凝血功能：血浆D-二聚体4.87 μg/mL；血常规、生化未见明显异常；CT检查：①左侧液气胸、右侧气胸；②左肺不张、左肺挫伤；③颌面部至下腹部软组织及纵隔多发气肿；④左侧第7~9腋肋，左侧第5~12后肋肋骨骨折、右侧第6前肋骨折；⑤T_5~T_{12}棘突及T_5~T_7左侧横突骨折。予胸带加压外固定、消肿、止痛、补液等对症处理后拟"①左侧多发肋骨骨折；②左侧液气胸；③右侧气胸"收住入院。

既往史：患者既往体健。否认高血压、糖尿病等病史。

（二）体格检查

体温36.7 ℃，脉搏91次/分，呼吸20次/分，血压134/89 mmHg（左上肢），血压120/68 mmHg（右上肢），血氧饱和度98%（吸入氧浓度33%）。神志清楚，颈软，气管居中，颈静脉无怒张。左侧胸背部可见局部皮肤挫擦伤，左侧颈部及胸背部可扪及捻发感，左侧胸背部压痛明显，左侧胸廓挤压征阳性。左肺呼吸音及呼吸运动较右侧减弱，双肺未闻及明显干湿性啰音。心率91次/分，心率齐，心音正常，心脏各瓣膜听诊区未闻及病理性杂音，无心包摩擦音，腹平软，全腹无明显压痛及反跳痛，腹部听诊未闻及明显血管杂音。胸椎生理弯曲存在，胸椎压痛，以$T_5 \sim T_{12}$棘突及椎旁压痛、叩痛明显，椎旁肌紧张，胸椎活动疼痛明显，活动受限。四肢肌力正常，病理征未引出。

（三）辅助检查

降钙素原0.375 ng/mL。

凝血功能：凝血酶原时间14.3秒，国际标准化比值1.1，活化凝血酶原时间30.2秒，纤维蛋白原2.4 g/L，血浆D-二聚体4.87 μg/mL。

血常规：白细胞计数17.3×10^9/L，中性粒细胞绝对值15.2×10^9/L，中性粒细胞百分比84.2%，血红蛋白111 g/L，血小板计数300×10^9/L。

生化：总蛋白53.8 g/L，白蛋白35.5 g/L，总胆红素 μmol/L，丙氨酸氨基转移酶44.1 U/L，天冬氨酸氨基转移酶46 U/L，γ-谷胺酰转移酶11.9 U/L，碱性磷酸酶79 U/L，尿素氮3.9 mmol/L，肌酐55 μmol/L，尿酸159 μmol/L，钾4.3 mmol/L，钠141 mmol/L，氯101 mmol/L，钙2.18 mmol/L，乳酸脱氢酶291.8 U/L，肌酸激酶1 673 U/L，肌酸激酶同工酶19 U/L。

（四）诊断

1. 左侧第5~12肋骨骨折
2. 右侧第6肋骨骨折
3. 双侧血气胸
4. 纵隔气肿
5. 肺挫伤？创伤性湿肺？
6. $T_4 \sim T_{11}$棘突及$T_5 \sim T_7$左侧横突骨折

二、诊疗经过

入院后完善相关检查，入院第3天行手术治疗，术中探查见：左肺萎陷，胸腔内大量积血及血凝块，吸除胸腔积血，清除血凝块，左侧胸壁后外侧向内塌陷畸形。左侧多根肋骨多处骨折，左侧第7、8、9前肋及第9、10、11后肋肋骨骨折断端错位畸形明显。左6、7、8后肋胸壁畸形（病例12图1），无骨质外漏，同水平胸主动脉外膜部分损伤、局部血肿，未见渗血。术中行左侧7、8前肋及左侧6、7、8后肋肋骨环抱器内固定，并予放置胸腔闭式引流管。术中见主动脉挫伤明显（病例12图2）。

术后完善主动脉CTA提示：胸主动脉中段穿透性溃疡（病例12图3）；胸主动脉造影见：升主动脉、头臂干、左颈总动脉及左锁骨下动脉显影良好，破口距离左锁骨下动脉开口以远约8 cm见一溃疡（病例12图4）；治疗上予"数字减影血管造影（digital subtraction angiography，DSA）下行胸主动脉支架置入术＋胸主动脉造影"，余治疗上继续予胸带加压外固定、止痛、消肿、制酸、抗板、胸腔穿刺置管引流等处理后好转出院。

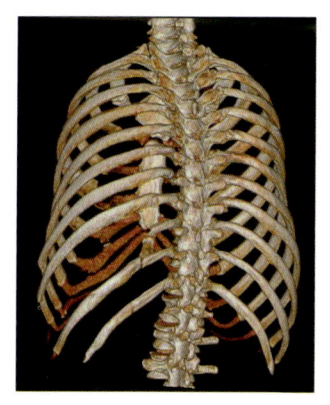

病例12图1　左侧第7～11肋骨骨折断端错位明显

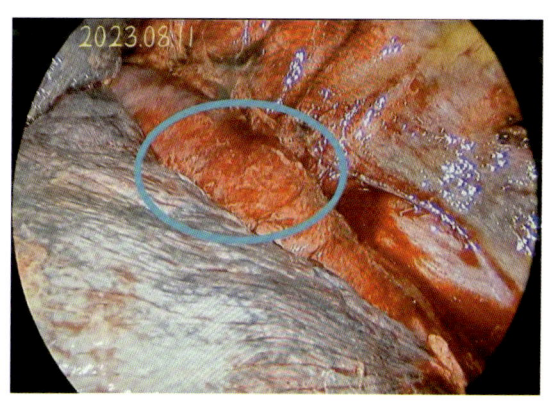

病例12图2　术中见主动脉挫伤明显

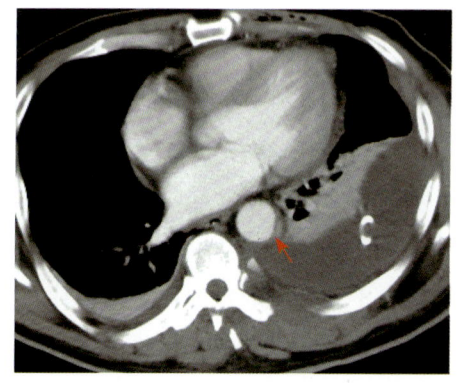

病例12图3　胸主动脉中端穿透性溃疡

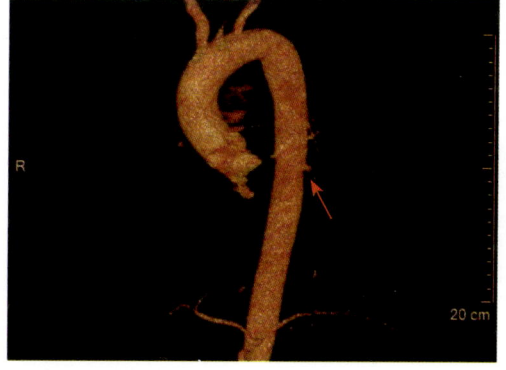

病例12图4　降主动脉溃疡距离左锁骨下动脉开口以远约8 cm处

三、疾病介绍

外伤后主动脉损伤是指突然而强大的力量作用导致的主动脉损伤，包括从主动脉轻微内膜撕裂到严重主动脉断裂。如果不能及时诊断和治疗，很可能危及患者生命安全，而且随着交通事故增多，外伤后主动脉损伤的发病率有升高的趋势。最近随着临床基础影像学的进一步发展，对外伤后主动脉损伤有了进一步认识。

1. 损伤机制　主动脉损伤常常发生于主动脉峡部，即左锁骨下动脉开口远端。由于主动脉韧带的牵拉，主动脉峡部较为固定。目前有几种理论可以解释外伤后主动脉损伤。"推挤机制"理论是指在受到突然而强大的暴力作用时，上半身的惯性牵拉作用对受力者造成的挤压伤。外伤后主动脉损伤可能是血压突然增高的结果。"水锤作用"是指当通畅流动的血液在血流穿过膈肌的位置突然受阻，由于血液的突然减速，反射性的高压波就会产生，又由于主动脉弓的弯曲，反射波所产生的脉冲压力在此处达到最大。峡部损伤极有可能是这种反射波产生的脉冲压力所致折叠和剥离的结果。虽然这是可能机制，但是没有学者利用上述理论在动物模型成功复刻。车祸或高空坠落时血液突然减速、反射性的高压波的产生、胸骨和脊柱的挤压被认为是导致钝性主动脉损伤最可能的原因，当然主动脉本身的病变也是导致主动脉损伤的重要原因。

2. 病变过程　由于主动脉损伤往往并发多发性外伤，因此对于确诊的主动脉损伤患者选择哪种治疗、何时治疗，往往要根据并发损伤的情况、主动脉损伤的程度制订治疗策略。对于主动脉损伤的患者应根据损伤的程度分级、并发主动脉复合型损伤的情况选择合适的手术时机。可以将主动脉损伤分为4级：Ⅰ级是内膜撕裂或者壁间血肿；Ⅱ级为小假性动脉瘤形成，小于周径的50%；Ⅲ级为大假性动脉瘤形成，大于周径的50%；Ⅳ级为主动脉破裂或横断，并指出Ⅲ级、Ⅳ级损伤往往需要急诊手术，Ⅰ级、Ⅱ级损伤可以内科药物治疗。外伤救治的第一阶段是立即抢救生命并将患者尽快送到医院，对主动脉损伤情况进行快速准确诊断，并静脉内给予血管扩张药物和β受体阻滞剂以降低血管壁张力和致命性主动脉破裂的风险。

3. 临床表现与诊断　当有外伤史的患者，特别是突然减速、高处坠落或碰撞挤压伤的，都应格外注意外伤后主动脉损伤的可能。外伤后主动脉损伤可能存在于以休克、前胸畸形、心脏杂音、声音嘶哑、呼吸困难、瘫痪或者不对称的肢体血压为主要症状的患者，因此对上述症状者应格外注意。外伤后主动脉损伤在胸骨骨折、锁骨骨折、肩胛骨骨折或多发性肋骨骨折也很常见。尽管病史及临床表现有助于初步诊断，但仍需辅助检查进一步明确。像床边胸片、超声心动图、胸部CT或者胸部CTA都有助于外伤后主动脉损伤的诊断。虽然床旁胸片为外伤后主动脉损伤诊断带来快速、便捷等优势，但难以准确诊断或者排查主动脉损伤。超声心动图检查主动脉损伤有两种途径：经胸或经食管检查。第一种简单易上手，但是受到患者胸部的影响；第二种检查能克服这些缺点，但是可能出现较大的风险，比如恶性心律失常、主动脉夹层破裂等。在胸部CT平扫中部分患者往往能发现主动脉损伤的继发性改变，如主动脉周围纵隔血肿、主动脉异常增粗、形态异常、或占位效应导致的食管或胃管及支气管的移位，为进一步及时诊断提供线索。CT扫描血管成像对主动脉损伤的诊断准确度高，并且能明确主动脉损伤的部位、范围、程度，并为治疗策略的选择提供重要依据。目前CTA已经成为诊断主动脉及其分支血管损伤的主要手段。

4. 治疗　早期迅速及时的评估及处理对于外伤患者尤为重要。严重外伤后主动脉损伤可导致直接死亡。对于生命体征不稳定的患者，在需要紧急处理的致命性损伤中，主动脉损伤修复应稍后考虑。主动脉损伤的一般处理和常见的外伤一致，在明确诊断的同时，需要确保呼吸循环稳定，遵循心肺复苏ABC（airway patency，breathing，circulation）的原则，同时迅速开通静脉补液通道。值得注意的是在积极补液的同时不能使血压过高，以避免加重动脉损伤导致破裂。血压维持的目标是收缩压≤120 mmHg，舒张压≤80 mmHg。部分患者由于应激促使外周血管收缩，血压反而升高，此时需要使用β受体阻滞剂和其他静脉用药控制血压。研究表明，对于有严重复合损伤的患者延期治疗主动脉损伤是安全的，但延期治疗的最佳期限尚未被准确定义。

主动脉腔内修复技术用于主动脉疾病，因为其创伤小，可以避免开胸手术等优势，已经成为治疗外伤性主动脉损伤的第一选择。但是目前临床上可使用的主动脉腔内支架系统并不是专门针对外伤性主动脉损伤设计的，而外伤性主动脉损伤由于其解剖结构与退行性主动脉病变不同，主动脉弓部的角度可能更锐、主动脉直径和髂动脉直径更小，因此往往给临床支架的选择、设计、材料工程方面带来一定挑战。

四、病例点评

该病例系重物挤压后致严重多发伤患者，以胸部挤压伤较为严重，入院时CT及彩超评估心脏未见明显损伤及积液，主动脉未见明显夹层或动脉瘤形成，重心集中在患者肺部损伤及肋骨多根多处骨折上。该患者主动脉损伤程度不明显，容易出现漏诊，故严重胸部外伤患者应常规完善主动脉CTA检查。

目前外伤后主动脉损伤是临床上一个重要的难题，常常因为忽略而得不到重视，等发现时已经回天乏力。成功救治依赖于提高严重创伤后主动脉损伤的认识，准确的早期诊断和及时处理，在积极抢救主动脉损伤的同时不能忽视其他部位器官的损伤。主动脉腔内修复技术是治疗外伤后主动脉损伤的首要方案。虽然随着对外伤后主动脉损伤发病机制的认识不断深入，其治疗方法得以改善，但仍是临床上需要深入研究的课题。

（病例提供者：曾荣耀　王朝阳　福建医科大学附属第二医院）

（点评专家：林兆奋　海军军医大学第二附属医院）

参考文献

[1]Mutsuga M.Traumatic thoracic aortic injury[J].Kyobu Geka，2022，75（10）：759-762.

[2]Minici R，Serra R，Ierardi AM，et al.Thoracic endovascular repair for blunt traumatic thoracic aortic injury：long-term results[J].Vascular，2024，32（1）：5-18.

[3]Mazzaccaro D，Righini P，Fancoli F，et al.Blunt thoracic aortic injury[J].J Clin Med，2023，12（8）：2903.

[4]Tripathi R，Ellauzi H，Zafar MA，et al.Full calcium jacket：conservative management of a traumatic aortic injury[J].J Vasc Surg Cases Innov Tech，2023，9（2）：101132.

[5]Dahal R，Acharya Y，Tyroch AH，et al.Blunt thoracic aortic injury and contemporary management strategy[J].Angiology，2022，73（6）：497-507.

病例13 以截瘫为首发表现的主动脉夹层

一、病历摘要

（一）基本信息

患者女性，55岁，退休。

主诉：突发下肢乏力3小时。

现病史：患者入院前3小时在户外跳广场舞时突觉腰部不适，同时出现双下肢无力、麻木，瘫倒在地，伴小便失禁，无人事不省、四肢抽搐、肢体疼痛，无胸闷、胸痛、心悸、气促、腹痛、腹胀等症状，无发热、畏冷，症状持续，遂至我院急诊科就诊。完善头颅＋颈椎＋胸椎＋腰椎CT：头颅未见异常，$C_{3\sim4}$椎间盘突出，胸椎未见明显异常，$L_{3\sim4}$、$L_{4\sim5}$、$L_5\sim S_1$椎间盘突出。血常规：白细胞计数10.25×10^9/L，中性粒细胞百分比59.1%，红细胞计数4.29×10^{12}/L，血红蛋白132 g/L，血小板计数252×10^9/L；急诊生化：葡萄糖8.44 mmol/L，肌酐65 μmol/L，尿素氮5.42 mmol/L，钾2.9 mmol/L，钠138 mmol/L，二氧化碳结合力22 mmol/L，淀粉酶130 U/L；凝血功能：凝血酶原时间12.4秒，活化部分凝血酶原时间40.3秒，血浆纤维蛋白原0.94 g/L，凝血酶时间19.2秒，血浆D-二聚体32.17 μg/mL；肌钙蛋白I 0.007 ng/mL；高敏度C反应蛋白0.057 mg/L。考虑"截瘫待查：急性脊髓炎可能"，急诊予激素冲击（甲泼尼龙500 mg加入生理盐水500 mL静脉滴注）及补钾治疗后收入院。患者自起病以来，精神一般，未进食，小便如上述，未解大便，体重无明显变化。

既往史：高血压8年，最高血压160/100 mmHg，不规律服用降压药（具体不详），血压控制不详。否认肝炎、肺结核等传染性疾病史，否认冠心病、糖尿病等病史，否认重大外伤、其他手术史，否认输血史，未发现药物、食物过敏史，预防接种史欠详。

个人史、月经史、婚育史、家族史：均无特殊。

（二）体格检查

体温36.3 ℃，脉搏67次/分，呼吸20次/分，血压102/66 mmHg，BMI 25。发育正常，营养中等，被动卧位，以平车送入病房。神志清楚，查体合作。全身皮肤黏膜无黄染，全身浅表淋巴结未触及肿大。头颅无畸形，双眼睑无水肿，结膜无充血，巩膜无黄染。气管居中,未见颈静脉怒张,甲状腺未触及肿大。胸廓无畸形,双肺呼吸音清,双肺未闻及明显干湿性啰音。心界不大,心率67次/分,心律齐,各瓣膜听诊区未闻及病理性杂音,心前区未闻及心包摩擦音,腹部平坦,腹肌软,全腹无压痛,未及包块,墨菲征阴性,肝肾区无叩击痛,腹部叩诊鼓音,移动性浊音阴性,肠鸣音正常4次/分。脊柱生理弯曲存在,无压痛及叩击痛。双侧直腿抬高试验阴性。双侧足背动脉搏动较弱。

神经内科专科查体:美国国立卫生研究院卒中量表(National Institute of Health Stroke Scale,NIHSS)评分6分。神志清楚,双侧瞳孔等大等圆,直径2.5 mm,对光反射灵敏。伸舌居中,构音清晰。颈无抵抗。双上肢体肌力5级,双下肢肌力2级,肌张力减退。双侧L_2水平以下针刺觉消失,双侧巴宾斯基征未引出。

(三)辅助检查

辅助检查结果详见现病史。

(四)诊断

1. 截瘫待查:急性脊髓炎?
2. 高血压2级(高危)

二、诊疗经过

入院后予神经内科护理常规,病重通知、特级护理,低盐、低脂饮食,监测生命体征、瞳孔、神志变化;复查血常规:白细胞计数16.66×10^9/L,中性粒细胞百分比91.6%,血红蛋白117 g/L,血小板计数196×10^9/L;急诊生化:葡萄糖15.97 mmol/L,尿素氮6.66 mmol/L,肌酐102.2 μmol/L,二氧化碳19 mmol/L,钙1.9 mmol/L,钠135 mmol/L,钾3.6 mmol/L;凝血功能:血浆凝血酶原活动度64.8%,凝血酶原时间14.5秒,活化部分凝血活酶时间44.1秒,血浆纤维蛋白原0.62 g/L,血浆D-二聚体29.09 μg/mL;肌钙蛋白I 0.476 ng/mL;降钙素原0.146 ng/mL;N端-B型钠尿肽前体0.169 pg/mL。考虑"急性脊髓炎可能",急诊予以大剂量甲强龙(500 mg加入生理盐水500 mL静脉滴注)抗炎,其他治疗上予雷贝拉唑、索法酮制酸保胃,氢溴酸樟柳碱改善循环,甲钴胺营养神经及补钾等治疗。

入院后2小时突然出现血压下降至81/50 mmHg,予留置中心静脉导管、积极补液扩容、多巴胺升压处理,并请心血管内科、ICU急会诊,但血压难以维持并再度下降至74/66 mmHg,心率66次/分,并出现胸闷、恶心、呕吐胃内容物数次等情况,双下肢乏力无明显好转,无人事不省、抽搐、头痛等不适。予以去甲肾上腺素[0.1~0.3 μg/(kg·min)]

维持血压，血压回升至85/55 mmHg。同时组织急诊多学科会诊分析病情：①患者无外伤史，可排除脊髓损伤所致截瘫；②患者平素无腰腿痛症状，查体腰背部无叩击痛，双侧直腿抬高试验均为阴性，我院CT提示$L_{3~4}$、$L_{4~5}$、L_5~S_1椎间盘突出，但阅片见椎间盘突出不显著，故认为腰椎间盘突出致脊髓神经压迫可能性小；③吉兰-巴雷综合征主要表现为对称性四肢弛缓性瘫痪和感觉障碍，脑脊液检查有特征性的蛋白-细胞分离，有待于查肌电图以排除，必要时可行腰椎穿刺脑脊液检查以明确诊断；④周期性瘫痪也可有类似表现，患者入院血钾低，经补钾治疗，血钾已有所提升，但患者下肢症状无明显缓解，暂不能排除，可继续补钾后观察病情变化；⑤结核或肿瘤引起的脊髓压迫同样可能引起截瘫，但一般病程较长，进展缓慢，患者无相应的局部疼痛、消瘦等症状，可能性较小；⑥还需考虑脊髓血管病变致脊髓缺血引起的瘫痪，需行动脉造影或血管成像方可明确。本病例患者入院时表现为突发运动、感觉障碍，伴有自主神经受损表现，考虑脊髓炎症因素可能，故治疗上予大剂量激素冲击治疗，同时纠正低钾血症，病情未见改善，伴随着血压下降，予以补液扩容、升压药效果欠佳，且无体内脏器活动性出血的证据，故考虑脊髓血管病变的可能性大，完善CT主动脉成像检查提示：双肺下叶炎症；心包积血；胆囊结石；胆囊窝及肝门区积液，考虑格利森鞘积液；胸腹主动脉Stanford A型夹层动脉瘤（病例13图1）。在完善主动脉CTA检查后明确诊断为主动脉夹层（Stanford A型）。其瘫痪原因考虑为主动脉夹层所导致的脊髓缺血（病例13图2），且CT见大量心包积液，可解释虽经积极扩容及血管活性药物使用，血压仍难以提升的原因。请血管外科急会诊，并将具体病情详告患者家属，要求转院，予办理自动出院。遗憾的是，患者在转院途中出现心跳呼吸停止，经积极抢救未能复苏成功。

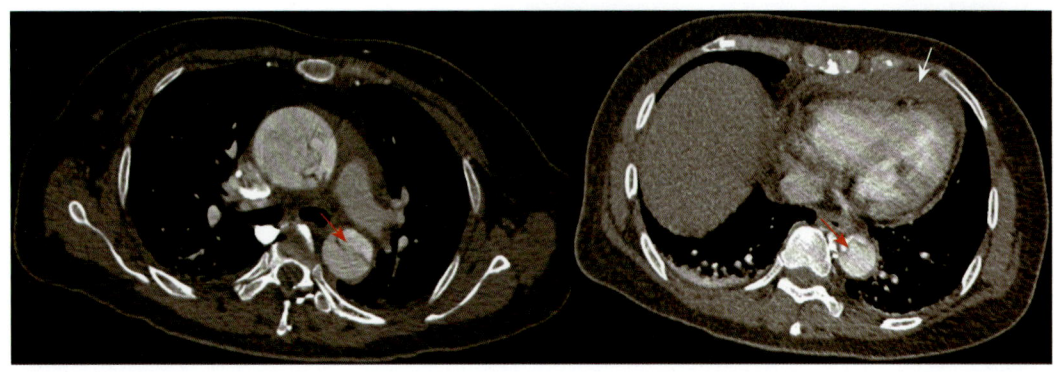

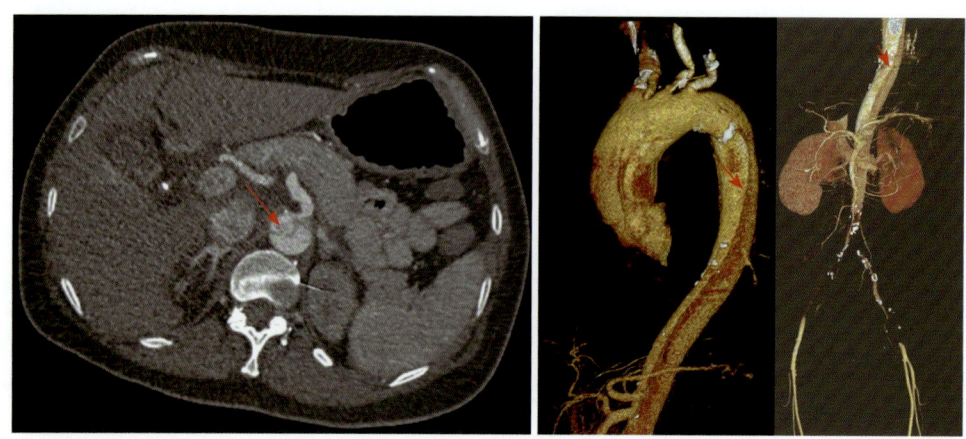

病例13图1　胸腹主动脉CTA及三维重建

红色箭头提示主动脉夹层撕裂内膜片，白色箭头提示心包积液

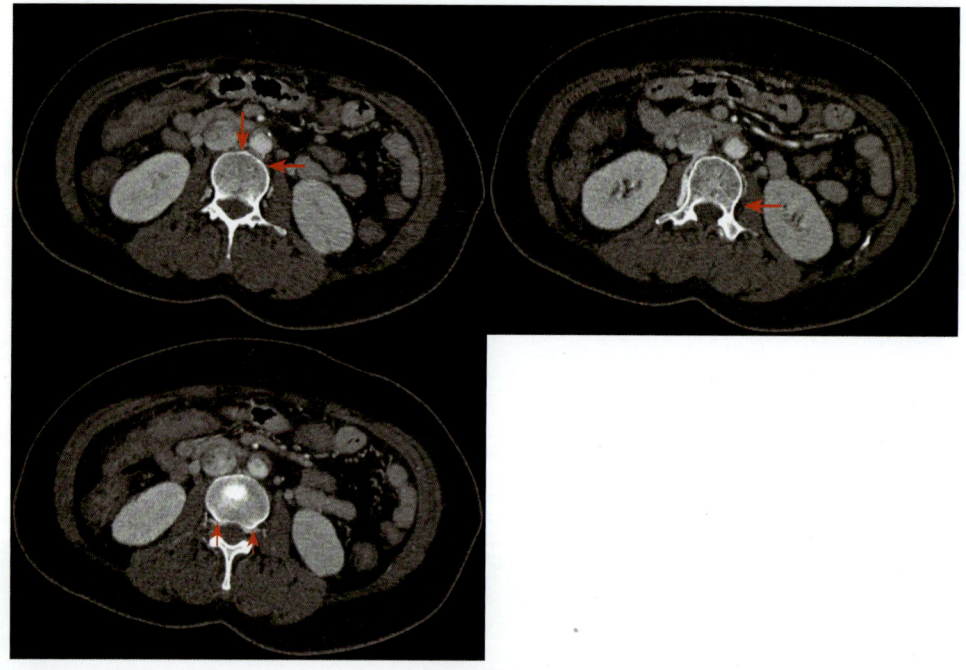

病例13图2　胸腹主动脉CTA

图示第三腰椎水平主动脉夹层及分支情况，红色箭头为假腔供血的脊髓动脉

三、疾病介绍

1. 概述　瘫痪是指个体随意运动功能的减低或丧失。按病因可分为肌源性、神经源性、神经肌肉接头性；按瘫痪的程度可分为完全性和不完全性；按瘫痪的分布可分为偏瘫、单瘫、交叉瘫、四肢瘫，以及截瘫；按瘫痪的肌张力状态可分为痉挛性和弛缓

性；按运动传导通路的不同可分为上运动神经元性瘫痪和下运动神经元性瘫痪。其中截瘫是指脊髓横断性损害造成的两侧损害平面以下神经功能丧失，所导致的一系列综合征，包括感觉、运动、自主神经功能紊乱，二便控制障碍，脊髓休克等。

截瘫的常见病因包括脊髓外伤、急性硬脊膜外脓肿、脊柱结核、急性脊髓炎、脊髓血管病、脊髓型多发性硬化等。因本病例的截瘫为血管病变所致，故现着重介绍脊髓血管病。

脊髓血管病分为出血性、缺血性及血管畸形三大类，其发病率虽远低于脑血管病，但脊髓组织结构复杂且紧密，故即使存在微小的血管病变也可能导致严重后果。脊髓的动脉供应包括来自椎动脉的脊髓前动脉和脊髓后动脉，以及来自根动脉（根前动脉和根后动脉）。在椎动脉下行的过程中，不断得到根动脉的增强，共同为脊髓提供动脉血。脊髓前动脉起源于两侧椎动脉的颅内部分，在达延髓的椎体交叉处合为一条，沿脊髓前正中裂下行，约每1 cm即分出3~4支沟连合动脉，左右交替，深入脊髓，供应脊髓横断面前2/3区域，包括脊髓前角、侧角、灰质联合、后角基部、前索和侧索前部。沟动脉系终末支，较易发生缺血性病变。脊髓后动脉起源于同侧椎动脉颅内部分，左右各一条，沿脊髓全长后外侧沟下行，分支主要供应脊髓横断面后1/3区域，包括脊髓后角的其余部分、后索和侧索后部。脊髓后动脉并未形成一条完整连续的纵向血管，略呈网状，分支间吻合良好，较少发生供血障碍（病例13图3）。根动脉是指来自椎动脉、甲状腺下动脉、肋间动脉、腰动脉、髂腰动脉和骶外动脉等节段性动脉进入椎管分支的统称。它们进入椎间孔后分为根前动脉、根后动脉，分别与脊髓前动脉和脊髓后动脉吻合，构成围绕脊髓的动脉冠。

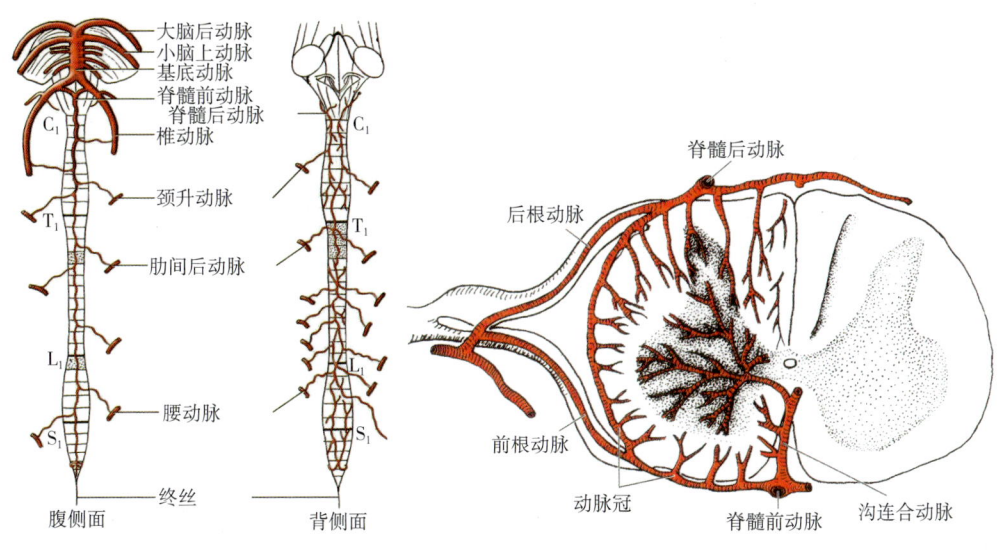

病例13图3　脊髓动脉的血管分布

当脊髓前动脉发生损害时，供应脊髓前2/3区域的动脉发生闭塞，主要表现为病灶水平以下的上运动神经元性瘫痪，分离性感觉障碍（痛、温觉缺失而深感觉正常）及膀胱直肠功能障碍，称为脊髓前动脉综合征。脊髓后动脉损害为供应脊髓后1/3区域的脊髓后动脉闭塞所致，主要表现为病变水平以下的深感觉障碍，痛温觉及肌力保存，括约肌功能常不受累，称为脊髓后动脉综合征。根动脉损害时病变水平相应节段的下运动神经元性瘫痪，肌张力减弱，肌萎缩，多无感觉障碍和锥体束损害，称为中央动脉综合征。

由严重的心血管疾病或手术所致的严重低血压，以及脊髓动脉粥样硬化、动脉炎、肿瘤、蛛网膜粘连等均可导致缺血性脊髓病，其临床表现可以是脊髓短暂性缺血发作或脊髓梗死。脊髓对缺血通常有较好的耐受性，间歇性或轻度缺血不会造成脊髓明显损害，但若完全缺血15分钟以上则会导致脊髓不可逆损伤。脊髓血管畸形和动脉瘤破裂可引起脊髓出血，包括硬脊膜下出血、硬脊膜外出血、脊髓内出血和脊髓蛛网膜下腔出血。自发性出血亦见于肿瘤、血液病和接受抗凝治疗的患者；外伤也是椎管内出血的主要原因之一。脊髓内出血可侵犯多节段，多累及中央灰质，脊髓外出血形成血肿或破入蛛网膜下腔，可引起组织水肿、瘀血及继发性神经变性。

脊髓血管病的辅助检查包括脑脊液检查、脊髓CT/MRI，以及脊髓血管造影。根据突然起病、脊髓损伤的临床特点，结合脑脊液和脊髓影像学可以给予临床诊断，但有时确诊较为困难。

缺血性脊髓血管病的治疗原则上与缺血性脑血管病相仿，病因治疗如低血压者应纠正低血压、改善循环，应用血管扩张药及促进神经功能恢复的药物，疼痛时给予镇静止痛药；脊髓硬膜外或硬膜下血肿应紧急手术清除血肿，解除对脊髓的压迫；脊髓血管畸形的治疗原则为阻断动静脉间的异常交通，可采用结扎或栓塞供养动脉、切除异常血管等方法。

2. 主动脉夹层　指血液通过内膜口进入主动脉壁中层形成夹层血肿，也有人称之为夹层动脉瘤。这是一种严重危害生命健康的血管疾病，具有起病急、进展快、死亡率高的特点。

目前主动脉夹层在临床上有两种常用的分型法。一种为传统的De Bakey分型法，将主动脉夹层分为3型，Ⅰ型：夹层起始于升主动脉并延伸至主动脉弓及降主动脉，甚至腹主动脉；Ⅱ型：夹层局限于升主动脉；Ⅲ型：夹层起始于降主动脉并向远端延伸，可达到腹主动脉及其分支。另一种为Stanford分型法，将主动脉夹层分为2型，A型：所有累及升主动脉的夹层（包括De Bakey Ⅰ型和Ⅱ型）；B型：累及左锁骨下动脉以远的胸降主动脉及其远端的夹层（即De Bakey Ⅲ型）（病例13图4）。

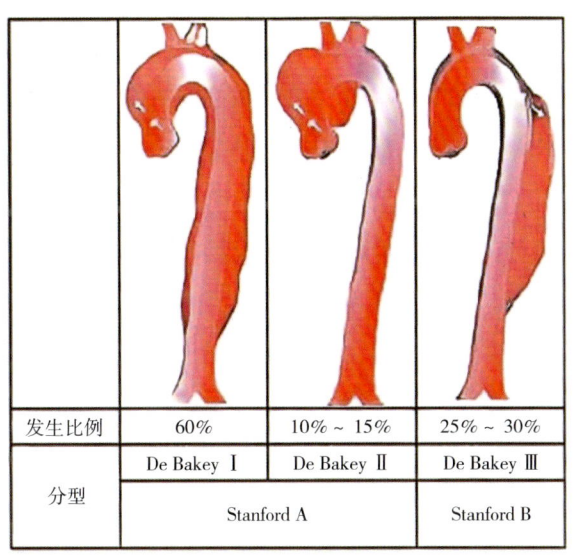

病例13图4　主动脉夹层的De Bakey分型和Stanford分型

绝大多数主动脉夹层患者的临床症状为突发性胸背部剧痛，性质为撕裂或刀割样，胸痛呈持续性，且起病时疼痛即达到高峰，有时会出现游走性疼痛。较少见的症状有休克、晕厥、脑血管意外、充血性心力衰竭、缺血性周围神经病变、截瘫、心搏骤停和猝死，这些症状可与胸痛并存或单独存在。体征包括烦躁、面色苍白、血压升高。例如，血压突然降低，出现休克，提示有夹层破裂、心脏压塞、冠状动脉撕裂或因主动脉瓣撕脱而造成严重主动脉瓣关闭不全的可能；心包内积血可闻及心包摩擦音；心脏压塞者可出现颈静脉怒张、奇脉；部分患者出现脉搏消失或减弱，提示锁骨下动脉或髂动脉开口受累；主动脉瓣撕脱造成严重主动脉瓣关闭不全者可闻及舒张期杂音；严重主动脉瓣关闭不全导致左心衰竭者可出现肺水肿；如重要肋间动脉、颈动脉受累可出现截瘫、偏瘫或昏迷；假腔压迫周围组织可导致上腔静脉梗阻、声音嘶哑；假腔破入食管或气管可出现咯血、呕血。此外，主动脉夹层若累及冠状动脉可引起急性心肌梗死；累及无名动脉或左颈总动脉时可能发生脑血管意外；累及腹主动脉及其大分支时，可表现为各种急腹症，引起肠坏死、肾梗死、肾衰竭、严重高血压等；累及脊髓动脉时可能出现下肢瘫痪；受累主动脉周围炎症反应可引起胸腔积液，夹层破裂或血液渗漏可致胸腔积血。

主动脉夹层有意义的辅助检查包括心电图、胸部X线、经食管超声心动图、CT、MRI、主动脉造影。诊断要点：①疼痛初发即为撕裂样剧痛；②血压可不下降，早期反而升高；③突然出现主动脉瓣关闭不全、急腹症或神经系统障碍同时伴有血管阻塞征象；④两侧脉搏强弱不一，甚至一侧消失；⑤影像学检查有助于早期诊断。

主动脉夹层的治疗分为内科治疗和外科治疗。内科治疗主要是选用药物控制血压、降低心率及心肌收缩的速率，也可对症给予镇静、镇痛等。药物治疗应达到的目标：维持收缩压100～110 mmHg、心率60～70次/分、尿量1 mL/（kg·h）和四肢温暖。外科治疗根据夹层分型有所不同：De Bakey Ⅰ型、Ⅱ型或Stanford A型为急诊手术指征，其手术方式根据病变范围和程度决定。最基本的手术方法是切除破裂部位的主动脉，再行人造血管移植，恢复真腔血流。若累及主动脉瓣、冠状动脉或主动脉弓时则需同时行相应的带瓣人造血管置换、冠状动脉移植/搭桥或主动脉弓置换。DeBakey Ⅲ型或Stanford B型夹层内科治疗效果较好，而手术死亡率和术后并发症发生率很高，目前多数人认为无并发症的B型夹层应先行内科治疗，待急性期过后再行手术治疗，但如夹层有破裂征象或已破裂，或影响重要脏器、肢体血供时则应急诊手术。主动脉腔内覆膜支架置入是近几年发展起来的新技术，具有手术时间短、创伤小、恢复快等优点，已经在临床得到较为广泛的应用。其基本原理是用介入的方式将带膜的血管支架精准地覆盖夹层假腔的入口，但不封堵出口，从而改善主动脉血流，并使假腔逐渐血栓化，降低夹层的破裂风险。

四、病例点评

本病例患者入院时表现为中枢神经系统症状，发病突然，且无胸背部撕裂样剧痛、血压升高等主动脉夹层的典型症状，极易被误诊或漏诊，但经详细询问病史、查体及完善检查，发现其根本病因为主动脉夹层（Stanford A型）。本病例夹层从CTA图像上可见累及头臂干，但也可能同时存在某些重要的肋间动脉或腰动脉等根动脉分支受累，共同引起脊髓缺血导致的截瘫。随着医学的进步，主动脉夹层的诊断率也越来越高，但因其表现多样化，仍有不少患者被误诊，甚至未及确诊已死亡。所以，在临床中除了典型的突发胸背部持续剧痛，我们还需注意一些非典型的症状及体征，特别是出现了脏器功能异常并怀疑其发生可能与血供障碍有关时，均需注意排除主动脉夹层这一危重情况。只有及时、准确的诊断，才能让患者在第一时间得到最有效的治疗。

（病例提供者：张国炳　王朝阳　福建医科大学附属第二医院）

（点评专家：赵晓东　解放军总医院第四医学中心）

参考文献

[1] Reith W, Kettner M.Spinal cord vascular diseases[J].Radiologe, 2021, 61(3): 258-262.

[2] 贾建平, 陈生弟.神经病学[M].北京: 人民卫生出版社, 2018: 26-27.

[3] Masatoshi Y, Takahiro K, Kenta S, et al.Ischemic tolerance of the brain and spinal cord: A review[J].Neurol Med Chir(Tokyo), 2017, 57(11): 590-600.

[4] Minhaj SK, Williams DM.Aortic dissection: introduction[J].Tech Vasc Interv Radiol, 2021, 24(2): 100745.

[5] Tchana-Sato V, Sakalihasan N, Defraigne JO.Aortic dissection[J].Rev Med Liege, 2018, 73(5-6): 290-295.

[6] Silaschi M, Byrne J, Wendler O.Aortic dissection: medical, interventional and surgical management[J].Heart, 2017, 103(1): 78-87.

病例14 过伸性颈髓损伤伴四肢瘫

一、病历摘要

（一）基本信息

患者女性，72岁，务农。

主诉：外伤致颈项部疼痛伴四肢麻木无力2天。

现病史：患者于入院前2天不慎从高处摔下，伤时具体姿势不详，双手悬挂崖边树木，约3小时后被人发现，感颈项部疼痛，伴四肢麻木、疼痛，尤以右侧肩部及上臂为甚，伴二便失禁，遂就诊当地医院行头部、颈部CT检查示："①$C_{3/4}$、$C_{4/5}$椎间盘突出；②颈椎退行性变，椎间孔骨性狭窄，椎管狭窄；③右侧小脑半球低密度灶，脑梗死？"，考虑颈部脊髓损伤伴不全瘫，予以脱水消肿（缓解神经水肿）、制酸、护胃等对症处理，肌力稍恢复。现患者为求进一步诊治，转诊我院。

既往史：既往体健。

（二）体格检查

体温36.9 ℃，脉搏80次/分，呼吸19次/分，血压135/78 mmHg。神志清楚，查体合作。胸廓无畸形，胸骨无压痛。双肺呼吸音清晰，未闻及干湿性啰音，无胸膜摩擦音。心前区无隆起，心尖冲动位于左第5肋间锁骨中线内0.5 cm，心率80次/分，心律齐，A2＞P2，各瓣膜听诊区未闻及杂音，无心包摩擦音。腹部平坦，腹壁柔软，全腹无压痛、反跳痛，未触及包块，肝脾肋下未触及，墨菲征阴性。肝区无叩击痛，移动性浊音阴性，双肾区无叩击痛。肠鸣音4次/分，无气过水音，未闻及血管杂音。脊柱生理曲度存在，无畸形，颈棘突压痛，无叩击痛，棘突旁压痛，颈椎活动度因疼痛无法配合。

专科检查：左上肢近端肌力2级，左上肢远端肌力3级，右上肢近端肌力2级，右上肢远端肌力2级。双上肢温、痛触觉减退，双侧肱三头肌、肱二头肌腱反射、桡骨骨膜反射正常。双侧霍夫曼征阳性，双侧椎间孔压迫试验阴性，双侧臂丛神经牵拉试验阴性，双下肢肌力2级，双侧第2肋间隙水平以下躯干及双下肢感觉减退，腱反射正常，病理征未引出，肛门括约肌收缩力差，余肢体及各关节活动度正常无畸形。

（三）辅助检查

头部、颈部CT：①右侧小脑半球低密度灶，脑梗死？②颈椎退行性变，椎间孔骨性狭窄；椎管狭窄；③$C_{3/4}$、$C_{4/5}$椎间盘突出；④甲状腺左叶低密度灶；⑤右肩关节未见明显骨折征。

（四）诊断

1. 过伸性颈部脊髓损伤伴四肢不全瘫
2. $C_{3/4}$、$C_{4/5}$椎间盘突出
3. 颈椎椎管狭窄症

二、诊疗经过

入院后予心电监护，持续吸氧，严密监测生命体征，暂予20%甘露醇（125 mL静脉滴注，每8小时1次）脱水消肿、激素抗炎（甲强龙80 mg静脉滴注，每日2次）、奥美拉唑护胃预防应激性溃疡、抗感染等对症处理；急查血常规：白细胞计数9.3×10^9/L，中性分叶核粒细胞百分比92.8%，红细胞计数3.96×10^9/L，血红蛋白119 g/L，血小板计数156×10^9/L；凝血功能：凝血酶原时间10.9秒，国际标准化比值0.95，活化部分凝血活酶时间24.0秒，凝血酶时间17.6秒，纤维蛋白（原）降解产物7.4 μg/L；D-二聚体3.12 mg/L；生化：总蛋白63 g/L，白蛋白36 g/L，天冬氨酸氨基转移酶68 U/L，乳酸脱氢酶256 U/L，肌酸激酶2 316 U/L，肌酸激酶同工酶55 U/L，尿素氮9.6 mmol/L，二氧化碳结合力20 mmol/L，无机磷酸盐0.75 mmol/L；肌钙蛋白I 19 ng/L；淀粉酶33 U/L。并做好输血前检查：血型鉴定、血小板抗体筛查、血交叉、输血前四项等。入院后急查颈椎MRI（病例14图1）：①颈段脊髓损伤水肿，并少许小出血可能，伴相应周围颈部软组织挫伤、渗出；C_5椎体棘突、$C_{6/7}$椎体左侧附件骨质挫伤水肿；②颈椎椎间盘退行性变，多发椎间盘轻度突出；③胸椎椎间盘退行性变，$T_{11/12}$、T_{12}/L_1椎间盘轻度突出。

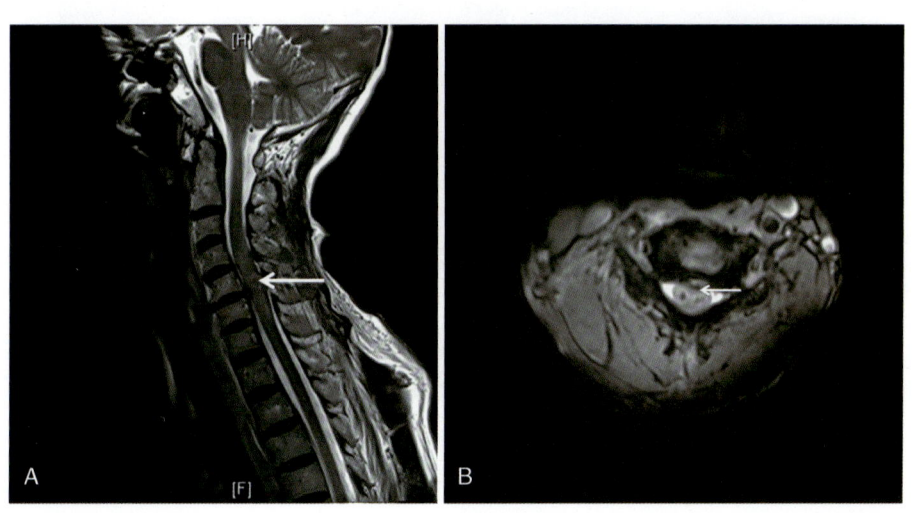

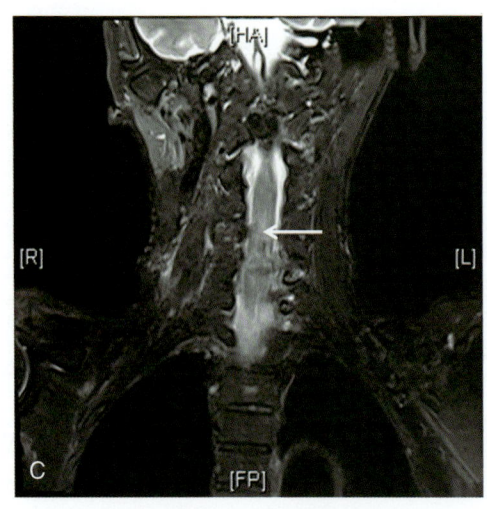

病例14图1　术前颈椎MRI

A、B.箭头指示处为脊髓损伤水肿；C.箭头指示处为脊髓减压节段

完善术前相关准备，排除手术禁忌后，拟急诊麻醉下行颈椎前路减压融合内固定手术。术后颈椎正侧位片（病例14图2）：$C_{5/6}$椎体及椎间盘内固定术后；并积极进行高压氧治疗（7~10天为1个疗程，合并2个疗程），期间积极进行四肢康复训练。

出院后3个月门诊复诊，专科检查：左上肢近端肌力4级，左上肢远端肌力4级，右上肢近端肌力4级，右上肢远端肌力4级。双上肢温、痛触觉恢复，双侧霍夫曼征未引出，双下肢肌力5级，腱反射正常，病理征未引出，余肢体及各关节活动度正常无畸形。

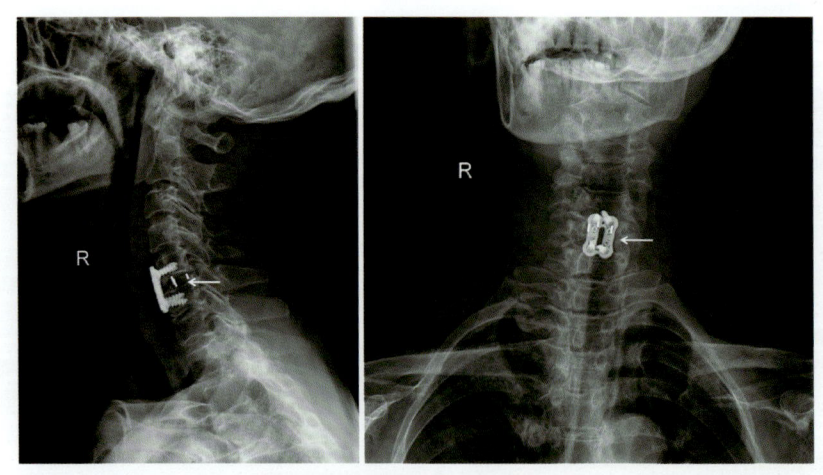

病例14图2　术后颈椎正侧位片

箭头指示处为脊髓减压节段

三、疾病介绍

颈椎过伸性损伤是临床最为多见的颈椎外伤，占各种颈椎外伤的38%左右，其损伤机制为颈椎在额面部受水平方向为主的暴力作用而过度伸展，致颈椎、椎旁软组织及脊髓病理改变的损伤，表现为急性创伤性颈中央脊髓损伤综合征（acute traumatic cervical cord syndrome，ATCCS），其临床特征为上肢重于下肢的运动障碍及损伤平面以下不同程度的感觉丧失。

1. 损伤机制

（1）钳夹机制：颈椎过伸性损伤多见于合并有椎管狭窄的老年人群，主要由低能量损伤所致。椎管狭窄是颈脊髓过伸性损伤的病理基础，在颈部过伸动态变化下黄韧带疝入椎管导致脊髓发生机械性损伤是脊髓过伸性损伤的主要机制。

（2）急性椎间盘突出机制：早期，Barnes报道9例颈椎过伸性损伤患者，无一例出现椎间盘突出。相反，Hayes等认为当存在足够的轴向负荷时，过伸伤患者可能发生急性椎间盘突出。戴力扬和贾连顺统计了37例颈脊髓中央管综合征患者，24例存在急性椎间盘突出，主要见于年轻患者，由高能量损伤所致，认为急性椎间盘突出是过伸伤导致颈脊髓中央管综合征的重要机制之一，应早期接受手术治疗。

（3）其他：脊髓遭受机械性损伤之后可能诱发一系列继发性损害，包括水肿形成、脊髓缺血、血管痉挛、迟发性脱髓鞘、细胞凋亡、离子介导的细胞损伤、兴奋性中毒、氧化性损伤、神经炎症反应等，进一步加重了脊髓损伤的范围及程度，并且脊髓损伤动物模型证实受伤之后即进行手术干预能够预防或逆转继发性神经损害。此外，颈部过伸导致的脊髓牵拉伤及椎管内压力变化在脊髓损伤中同样发挥重要作用。

2. 临床表现

（1）颈部症状：除颈后部疼痛外，因前纵韧带的受累，亦同时伴有颈前部的疼痛。颈部活动明显受限，尤以仰伸为著（切勿重复检查）。颈部周围多伴有明显的压痛。

（2）脊髓受损症状：因病理改变位于中央管周围，越靠近央管处病变越严重，因此锥体束深部最先受累。临床上表现为上肢瘫痪症状重于下肢，手部功能障碍重于肩肘部。感觉功能受累主要表现为温觉与痛觉消失，而位置觉及深感觉存在，此种现象称为感觉分离。严重者可伴有大便失禁及小便潴留等。

（3）体征：过伸性颈脊髓损伤临床体征以中央脊髓综合征为主，因损伤程度不同，可出现前脊髓综合征、后脊髓综合征、半切综合征等表现。中央脊髓综合征作为过伸性颈脊髓损伤的典型表现，体现在上肢症状重于下肢症状，运动功能障碍重于感觉功能障碍，并以前臂及双手无力，尤其是手部功能障碍多见。感觉功能障碍多表现为温度觉与痛觉障碍，而位置觉及深感觉存在，即感觉分离。如果损伤范围广泛，甚至可以引起直肠膀胱功能障碍，出现大便失禁及尿潴留。当损伤范围超过脊髓中央范围后，可以表现为多种不同的神经功能障碍，如前脊髓综合征、后脊髓综合征、半切综合征等。

（4）影像学检查：颈椎正侧位片、CT及MRI应作为过伸性颈脊髓损伤的常规检查。典型的过伸性颈脊髓损伤患者侧位片上观察到椎前软组织阴影的增宽。CT除了可以观察到过伸性颈脊髓损伤导致的微小撕脱性骨折外，对于后纵韧带骨化、髓核脱出的判断也具有重要作用。当颈脊髓损伤严重时，MRI的T_2WI及短时间反转恢复序列图像（short tau inversion recovery，STIR）像上可见沿中央管上下呈梭形或条状信号增高，有助于脊髓损伤节段及损伤程度的判断。

3. 治疗

（1）药物治疗：过伸性颈脊髓损伤导致的脊髓损伤包括原发性损伤与继发性损伤。目前过伸性颈脊髓损伤后的药物治疗主要作用于免疫炎症反应这一重要病理过程。甲泼尼龙是临床上常用的脊髓损伤的治疗药物。

（2）手术治疗目的、手术适应证及手术方式：手术治疗的目的是解除脊髓压迫，重建颈椎稳定性，促进神经功能恢复。主要适应证：①伴有脊髓压迫的神经功能美国脊髓损伤协会损伤量表（American Spinal Injury Association Impairment Scale，AIS）分级为C级的患者。②保守治疗早期神经功能恢复良好，后期出现神经功能恶化或恢复瓶颈期者；脊髓压迫存在，神经功能恢复缓慢或无明显恢复者。③合并颈椎后纵韧带骨化的过伸伤颈脊髓损伤者。④合并有急性椎间盘突出、颈椎局部不稳者。⑤上颈椎过伸性损伤，多合并有骨性损伤，如枢椎Hangman骨折、寰椎骨折等，全身情况稳定后才宜手术治疗。目前手术方式包括颈前路、后路或前后路联合减压内固定。颈前路手术优点在于直接切除病变椎间盘和椎体后缘骨赘等脊髓前方的压迫物，同时可以恢复椎间高度和颈椎前凸。颈后路手术的优点在于后路操作相对简单，手术入路相关并发症较低，利用颈椎生理前凸的"弓弦"作用，使脊髓后移，从而对脊髓起到间接减压的作用。但是颈后路手术属于间接减压，而非直接去除致压物，存在减压不彻底、术后轴性痛、神经根麻痹等并发症；椎间盘韧带复合体（disco-ligamentous complex，DLC）的完整性是决定脊柱稳定性的直接因素。

四、病例点评

该病例病情严重、颈髓损伤死亡率高，尽快明确诊断、积极颈髓减压是救治该患者的前提，目前手术方式的选择仍存在争议，主要还是基于外科医生的个人经验。该患者脊髓受压的主要部位主要位于来源于前方椎间盘压迫，后方棘间韧带、棘上韧带完整性相对较好，前方纤维环破裂，综合考虑，采取创伤小、出血少的颈前路减压融合内固定方式，术后减少ICU监护概率，能够尽早行康复及高压氧治疗，取得良好的近远期治疗效果。

（病例提供者：李丽生　何武兵　福州大学附属省立医院）

（点评专家：赵晓东　解放军总医院第四医学中心）

参考文献

[1]Nowak DD，Lee JK，Gelb DE，et al.Central cord syndrome[J].J Am Acad Orthop Surg，2009，17（12）：756-765.

[2]Yu L，Zhang Z.Relationship between signal changes on T_2-weighted magnetic resonance images and cervical dynamics in cervical spondylotic myelopathy[J].Spinal Disord Tech，2015，28（6）：365-367.

[3]Berquist TH，Cabanela ME.Imaging of orthopedic trauma and surgery[M].Philadelphia，Pa：Saunder，1985.

[4]贾连顺.过伸性颈脊髓损伤的多样性表现、治疗技术选择及预后[J].中华创伤杂志，2020，36（10）：880-884

[5]Ryba L，Cienciala J.Injury of upper cervical spine[J].Soud Lek，2016，61（2）：20-25.

[6]Nowak D，Lee JK.Central cord syndrome[J].Am Acad Orthop Surg，2009，17（12）：756-765.

[7]Barnes R.Paraplegia in cervical spine injuries[J].J Bone Joint Surg Br，1948，30B（2）：234-244.

[8]Hayes KC，Askes HK，Kakulas BA.Retropulsion of intervertebral discs associated with traumatic hyperextension of the cervical spine and absence of vertebral fracture：an uncommon mechanism of spinal cord injury[J].Spinal Cord，2002，40（10）：544-547.

[9]Dai L，Jia L.Central cord injury complicating acute cervical disc herniation in trauma[J].Spine

（Phila Pa 1976），2000，25（3）：331-336.

[10]Lee S, Kim C, Ha JK, et al.Comparison of early surgical treatment with conservative treatment of incomplete cervical spinal cord injury without major fracture or dislocation in patients with pre-existing cervical spinal stenosis［J/OL］.Clin Spine Surg, 2021, 34（3）：E141-E146.

[11]Thompson C, Gonsalves JF, Welsh D.Hyperextension injury of the cervical spine with central cord syndrome[J].Eur Spine J, 2015, 24（1）：195-202.

[12]Kulkarni MV, Bondurant FJ, Rose SL, et al.1.5 tesla magnet-ic resonance imaging of acute spinal trauma[J].Radiographics, 1988, 8（6）：1059-1082.

[13]Rogers WK, Todd M.Acute spinal cord injury[J].Best Pract Res Clin Anaesthesiol, 2016, 30（1）：27-39.

[14]Bizhan A, Hadley MN, Dhall SS, et al.Management of acute traumatic central cord syndrome（ATCCS）[J].Neurosurgery, 2013, 72：195-204.

[15]Katsumi K, Yamazaki A, Watanabe K, et al.Analysis of C5 palsy after cervical open-door laminoplasty: relationship between C5 palsy and foraminal stenosis[J].J Spinal Disord Tech, 2013, 26（4）：177-182.

[16]McRae J, Morgan S, Wallace E, et al.Oropharyngeal dysphagia in acute cervical spinal cord injury: A literature review[J].Dysphagia, 2023, 38（4）：1025-1038.

[17]Dobran M, Aiudi D, Liverotti V, et al.Prognostic MRI parameters in acute traumatic cervical spinal cord injury[J].Eur Spine J, 2023, 32（5）：1584-1590.

[18]Hunt A, McQuillan KA.Acute management of cervical spinal cord injuries[J].Crit Care Nurs Clin North Am, 2023, 35（2）：119-128.

病例15　严重多发伤合并创伤性脑梗死

一、病历摘要

（一）基本信息

患者男性，55岁，建筑工。

主诉：高处坠落致全身多处疼痛、流血13小时。

现病史：患者于入院前13小时不慎从高处坠落，伴头面部出血不止，右下肢活动障碍，无人事不省，无下肢麻木、抽搐，120送至我院。入急诊抢救室的生命体征：心率150次/分、呼吸30次/分、血压60/30 mmHg、血氧饱和度75%；查血常规：血红蛋白70 g/L；凝血功能：凝血酶原时间19.5秒，血浆纤维蛋白原0.9 g/L；CT提示颅内未见明显血肿征象；颌面骨及颅底骨质多发骨折，累及右侧颈内动脉岩段，右侧颈内动脉受压；右侧第2、3前肋骨折，骨盆多发骨折，右侧股骨中段骨折；T_{12}椎体扁缩，L_5双侧椎弓根峡部不连，考虑"失血性休克、骨盆多发骨折、右侧股骨中段骨折"，予气管插管、呼吸机辅助呼吸，补液及去甲肾上腺素［2 μg/（kg·min）］维持血压，输注O型Rh阳性滤白新鲜冰冻血浆300 mL，同型滤白悬浮红细胞4 U，下唇、下颌颏部清创、缝合，上颚裂伤压迫止血及补液治疗。现为进一步诊治，拟"高处坠落伤、失血性休克"收住院。

既往史：20余年前曾因外伤于当地行颅脑手术，具体不详。

个人史、婚育史：出生于江西省丰城市，久居本地，无疫区、疫情、疫水接触史，无吸烟、饮酒史。24岁结婚，育有2子，爱人及子女均体健。

家族史：母亲健在，父亲已故，死因不详，2个弟弟和1个妹妹健在。否认家族遗传病史，否认家族性肿瘤病史。

（二）体格检查

体温38.8 ℃，脉搏99次/分，呼吸25次/分（呼吸机辅助通气），血压134/81 mmHg［去甲肾上腺素用量2 μg/（kg·min）］，血氧饱和度97%（呼吸机辅助通气，吸入氧浓度50%）。神志镇静状态，被动体位，120车送入院，查体不合作。头颅外观肿胀，双侧耳廓无畸形，无耳瘘，外耳道无异常分泌物。气管插管状态，胸廓无畸形。双肺呼吸音粗，未闻及干湿性啰音。心前区无隆起，心尖冲动位于左第5肋间锁骨中线内0.5 cm，心率99次/分，心律齐，A2＞P2，各瓣膜听诊区未闻及杂音，无心包摩擦音。腹部平坦，腹壁柔软，未触及包块，移动性浊音阴性。肠鸣音4次/分，腹壁反射存在。双侧肱二、三头肌腱反射正常对称，双侧膝反射、跟腱反射正常对称。双侧霍夫曼征阴性，双侧巴宾斯基征阴性，克尼格征阴性，布鲁津斯基征阴性。

专科检查：双眼眼睑皮肤充血水肿，大量血痂附着，双侧瞳孔、视力、眼球运动检查无法配合。双鼻腔海绵填塞。下颌颏部见一裂伤，长约4 cm，深达肌层，未见活动性渗血。下唇贯通伤，渗血、肿胀。右上颚见裂伤，长约3 cm，渗血。因张口受限及气管插管口内检查无法配合。右大腿中下段稍肿胀，可触及骨擦感。右下肢肌张力正常。右下肢末梢血运良好，右足背动脉搏动可触及。余肢体未见明显异常。

（三）辅助检查

急诊CT检查：①颅内未见明显血肿征象；②双肺散在炎性渗出性病变，部分为吸入性所致可能；③食管中段区局部结节致密影；④肝右叶结节钙化灶；肝左叶囊肿可能；脾缘区多发钙化灶；⑤颌面骨及颅底骨质多发骨折，累及右侧颈内动脉岩段，右侧颈内动脉受压；⑥右侧第2、3前肋骨折；骨盆多发骨折；右侧股骨中段骨折；⑦T_{12}椎体扁缩；L_5双侧椎弓根峡部不连。

血常规：白细胞计数19.2×10^9/L，中性粒细胞百分比72.3%，血红蛋白70 g/L，血小板计数188×10^9/L。

生化：白蛋白37 g/L，总胆红素13.49 μmol/L，结合胆红素7.9 μmol/L，丙氨酸氨基转移酶49 U/L，天冬氨酸氨基转移酶69 U/L，肌酸激酶1 711 U/L，肌酸激酶同工酶101 U/L，乳酸脱氢酶464 U/L，钾2.6 mmol/L，钠141 mmol/L，氯105 mmol/L，总钙2.14 mmol/L，尿素氮5.6 mmol/L，肌酐75 μmol/L，尿酸310 μmol/L。

凝血功能：凝血酶原时间19.5秒，国际标准化比值1.73，活化部分凝血活酶时间40秒，凝血酶时间27.5秒，血浆纤维蛋白原0.9 g/L，抗凝血酶-Ⅲ 42.7%，纤维蛋白降解产物297.3 μg/mL，D-二聚体>35.2 mg/L。

（四）诊断

1. 高处坠落伤
2. 失血性休克
3. 骨盆多发骨折
4. 右侧股骨中段骨折
5. 颅底多发骨折
6. 右侧第2、3前肋骨折
7. 右上颚裂伤、下唇裂伤、上颌裂伤

8. 肺炎（创伤性湿肺？）
9. 失血性贫血
10. 低钾血症
11. 肝钙化灶
12. 肝左叶囊肿可能

二、诊疗经过

入院后考虑患者病情危重，为高处坠落伤：骨盆多发骨折，右侧股骨中段骨折，颅底多发骨折，右侧第2、3前肋骨折，右上颚裂伤，下唇裂伤，上颌裂伤，合并失血性休克、创伤性湿肺、呼吸衰竭、呼吸机辅助通气，即转重症监护病房继续治疗，完善相关检查。血常规：白细胞$14.8×10^9$/L，中性粒细胞百分比82.8%，血红蛋白62 g/L，血小板计数$105×10^9$/L。治疗上给予心电监护、镇静、镇痛、气管插管呼吸机辅助呼吸、注射用哌拉西林钠他唑巴坦钠（4.5 g，静脉滴注，每8小时1次）抗感染、输血、补液纠正休克，骨折端牵引止痛、止血、营养支持、补充白蛋白等对症治疗。于入院后第9天在气管插管全身麻醉下行"右股骨骨折切开复位髓内针内固定术"。术后已逐渐减停去甲肾上腺素等血管活性药物，但观察到患者在减镇痛、镇静过程中睁眼及肢体运动对疼痛刺激反应变差，于入院后第12天在转运呼吸机支持下送检全身CT复查（病例15图1）：①右额颞岛叶及右侧基底节区低密度灶夹杂少许稍高密度影，考虑脑挫裂伤，伴脑梗死未排除，右额颞顶部及左顶部皮下软组织肿胀。②左颞极蛛网膜囊肿可能。③所摄入颌面骨及颅底骨质多发骨折，累及右侧颈内动脉岩段，右侧颈内动脉受压；颌面部软组织肿胀；部分鼻窦、鼻腔及双侧中耳乳突腔积液、部分积血。④双肺散在炎性渗出性病变，部分为吸入性所致可能，部分较前稍吸收，双肺下叶病灶较前进展；双侧胸腔少量积液，较前新增。⑤原食管中段区局部结节致密影，现未见。⑥右侧舌骨骨折；右侧第2、3前肋骨折，左侧第2前肋皮质褶皱，不全骨折可能；骨盆多发骨折；右髋骨粉碎性骨折；相应邻近周围软组织部分肿胀、挫伤。⑦右侧股骨骨折内固定术后改变，断端对位、对线可。⑧T_{12}椎体扁缩；L_5双侧椎弓根峡部不连；余颈椎、腰椎退行性变。⑨所摄入盆腔、骶前部分渗出、积液可能。⑩所摄入肝右叶结节钙化灶；肝左叶囊肿可能。请神经内科专科会诊，考虑创伤相关脑梗死可能，目前累及右额颞岛叶及右侧基底节区，受累范围及程度相对较轻，暂不需脱水，可继续镇静、镇痛、呼吸机辅助呼吸及抗凝治疗。

因右髋骨粉碎性骨折，于入院后第17天在气管插管全身麻醉下行骨盆骨折切开复位钢板内固定术＋髌骨骨折切开复位张力带钢丝内固定术。之后患者逐渐停镇痛镇静，神志清楚，语言指令反应良好。于入院后19天试脱机成功，拔除气管插管，病情稳定好转。于入院后3周左右由重症监护病房转回普通病房继续治疗。于入院后1个月左右，在气管插管全身麻醉下行胸椎骨折切开复位内固定术＋骨盆骨折切开复位钢板内固定术。后续在非插管全身麻醉＋超声引导下神经阻滞下行左侧第1跖骨骨折切开复位钢板内固定术。入院后第42天复查头颅CT：①右额颞岛叶及右侧基底节区低密度灶，右侧额叶部分病灶较前新增，余较前范围缩小，考虑脑梗死后遗症，部分变性、软化；②左颞极蛛网膜囊肿可能；③所摄入颌面骨及颅底骨质多发骨折，累及右侧颈内动脉岩段，右侧颈内动脉受压；部分鼻窦及双侧中耳乳突腔积液、部分积血，较前吸收。

患者全身多发伤，多处骨折，各部位有手术指征的骨折均分期手术治疗，术后复查内固定物在位，骨折对位良好，切口愈合良好。复查头部CT明显改善，患者神志及言语、运动功能均较前好转，各脏器功能、内环境等均未见明显异常。患者无诉特殊不适，予办理出院，继续当地医院康复治疗。

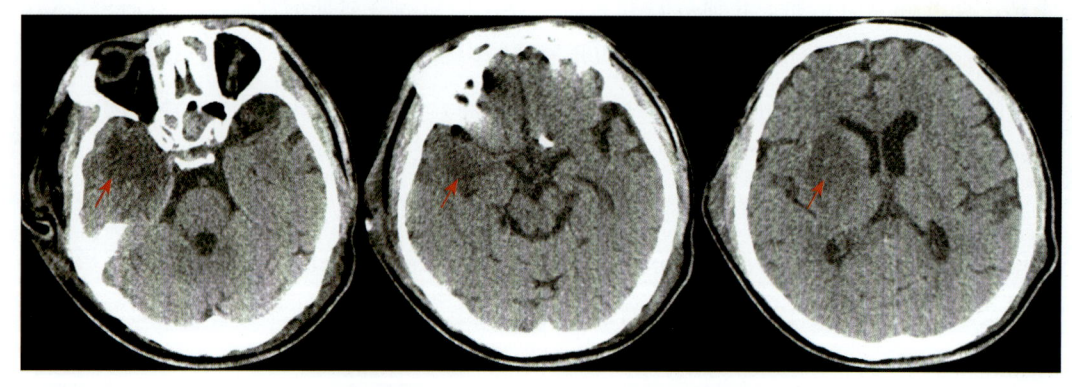

病例15图1　入院后第12天头颅CT平扫
箭头提示右额颞岛叶及右侧基底节区低密度灶

三、疾病介绍

创伤性脑梗死主要是指头部受到外力作用之后出现的脑血管闭塞状态，从而形成了神经细胞的大量缺血坏死，最终造成患者的不良症状。当头部受到外力作用时，大脑可能出现位移，这种位移有时会撕破血管，造成血管的重度损伤，导致神经细胞缺血坏死，进而引发功能丧失。其典型症状可能包括完全性脑卒中、清晰或轻度意识混乱、颈动脉或脑动脉栓塞导致的大面积脑梗死、严重脑水肿、颅内压升高，甚至脑疝、昏迷，以及常见的癫痫发作等。椎-基底动脉系统栓塞的患者常常发生昏迷。其发病主要原因：①直接血管损伤，头部受到撞击后，颅内血管可能被直接损伤，如动脉撕裂或挫伤；②血栓形成，创伤可能导致血管内血流动力学改变，引起血栓形成，进一步阻塞血管；③血管痉挛，颅内血管在受到创伤后可能会发生痉挛，限制血流，导致局部脑组织缺血。

创伤性大面积脑梗死临床特点：①头部外伤史，多为闭合性颅脑损伤，常较严重，易合并颅底骨折，与年龄无明确关系；②原发颅脑伤情重，发现脑梗死前常已有脑挫裂伤、蛛网膜下腔出血（subarachnoid hemorrhage，SAH）、颅内血肿或弥漫性脑肿胀，甚至脑疝形成，且部位有一致性；③外伤距脑梗死症状的出现常有间隔期，多在受伤当天至两天内发生，少数可达数周，由于多数患者原有昏迷等神经系统症状，故临床不易识别，常因发现病情加重或无预期改善时复查CT而发现；④伤后常有失血性休克或低血容量状态，以及过度脱水、缺氧等；⑤明确诊断主要依靠CT、MRI。脑血管造影因其不便于在急性期进行而渐少应用。关于大面积脑梗死的标准，有人认为梗死灶大于4 cm或梗死灶超过大脑半球平均面积的2/3，或位于1个脑叶或多个脑叶，有人认为应累及到基底节才够标准。

治疗及预后：本病应采取综合治疗，主要包括内科药物治疗、外科手术治疗及康复功能锻炼等。首先应保证呼吸道通畅、纠正低血容量和血液黏滞状态，对颅脑出血、脑挫裂伤合并大面积脑梗死，CT示中线移位明显，甚至已脑疝形成者，应立即行开颅手术清除血肿、大骨瓣减压，术后或非手术者，常规给予脱水剂、脑细胞代谢促进剂，病情严重者尚需及早配合亚低温治疗，积极、慎重使用血管扩张剂，防治肺部感染等并发症，对未合并颅内出血的大面积脑梗死患者尚可早期结合抗凝、溶栓治疗，病情稳定后及早进行高压氧治疗、物理治疗及肢体的功能锻炼，有适应证者，可施行颅外–颅内血管搭桥术。预后主要与原发伤情及梗死范围有关，原发伤情轻者预后往往较好，而原发伤情重又合并大范围脑梗死者预后差。

四、病例点评

该病例病情严重、病情复杂，死亡率极高，昏迷患者创伤性脑梗死发病隐匿，尽早明确诊断避免漏诊、误诊并及时救治，关系患者的预后情况。本案例外伤再到该院救治时间长达13小时，严重失血性休克时间长，加上右侧颌面部及颅骨对右侧颈内动脉压迫，可能是造成此次脑梗死的主要因素。对于多发伤患者因考虑可能合并创伤性脑梗死，需适时行颅脑影像学检查，血流动力学不稳定的患者尽量行限制诊断为目的的影像学检查，如动态复查头颅CT；血流动力学稳定，可考虑行颅脑MRI检查。同时我们在临床诊疗过程中要注意仔细查体，如肢体肌张力及不自主运动情况，注重每个检查检验异常指标，对危重症要动态评估患者病情，与患者家属及时有效的沟通，避免不必要的医疗纠纷。

（病例提供者：黄宇晖 张正超 何武兵 福州大学附属省立医院）

（点评专家：赵晓东 解放军总医院第四医学中心）

参考文献

[1]黄绳跃，王开宇，黄克清.颅脑损伤与大面积脑梗塞[J].中华神经外科杂志，1998，4（1）：48.

[2]陈晓东，曹作为，李安民.创伤性大面积脑梗塞10例分析[J].中国临床神经外科杂志，2001，6（1）：37.

[3]王福录，高廷军.外伤性脑梗塞的临床特点及防治[J].中外医疗，2015，34（22）：1-2.

[4]周平，张玉定，邓燕，等.回顾性分析40例创伤后脑梗塞[J].中华神经外科疾病研究杂志，2016，15（2）：124-127.

病例16　严重多发伤合并脾破裂

一、病历摘要

（一）基本信息

患者女性，61岁，务工。

主诉：外伤致多处疼痛5小时。

现病史：患者于入院5小时前因车轮撞伤致头部、左胸部、腹部、左肩部疼痛，当即人事不省，持续约10秒后神志转清，无恶心、呕吐，无肢体抽搐，无二便失禁，无呼吸困难，无咳嗽、咯血，无肉眼血尿。就诊当地医院，查颅脑+胸部+全腹部CT：蛛网膜下腔出血，左侧锁骨骨折、左侧肩胛骨骨折、左侧多发肋骨骨折，左侧气胸，腹腔积液。为进一步诊治，遂至我院急诊。查血常规：白细胞计数23.6×10^9/L，中性粒细胞百分比87.9%，血红蛋白91 g/L，血小板计数154×10^9/L。血气分析（吸入氧浓度21%）：酸碱度7.376，二氧化碳分压32.9 mmHg，氧分压154.5 mmHg，乳酸4.2 mmol/L，剩余碱-5.7 mmol/L，碳酸氢根19.8 mmol/L。凝血功能：凝血酶原时间13.1秒，活化凝血酶原时间22.2秒，纤维蛋白原1.41 g/L，D-二聚体>35.2 mg/L。为进一步诊治，急诊拟"全身多发伤？多发伤左侧多发肋骨骨折"收住院。患者自受伤以来，精神状态一般，食欲一般，大小便正常。

既往史：2年前因子宫肌瘤于外院行全子宫切除术。

个人史、婚育史：出生于福建省福州市连江县，久居本地。无疫区、疫情、疫水接触史，无吸烟、饮酒史。已婚已育，适龄结婚，配偶及子女均体健。

（二）体格检查

体温36.8 ℃，脉搏85次/分，呼吸20次/分，血压93/61 mmHg。急性面容，面色苍白，表情痛苦，左臂强迫体位，神志烦躁，查体不合作。胸廓无畸形，左侧胸壁广泛压痛，可触及皮下广泛捻发感，左侧语颤减弱，左肺呼吸音减低，双肺未闻及明显干湿性啰音，无胸膜摩擦音。心前区无隆起，心界无扩大，心率85次/分，心律齐，A2>P2，各瓣膜听诊区未闻及杂音，无心包摩擦音，脉律齐，无水冲脉、奇脉。腹部平坦，未见胃型、肠型，左上腹至左下腹见约5 cm×15 cm淤青，无腹壁静脉曲张。肠鸣音4次/分。腹肌软，全腹部拒按压，肝脾肋下未触及。四肢肌力、肌张力正常对称，腹壁反射存在双侧肱二、三头肌腱反射正常对称，双侧膝反射、跟腱反射正常对称。双侧霍夫曼征阴性，双侧巴宾斯基征阴性，克尼格征阴性，布鲁津斯基征阴性。

（三）辅助检查

生化：白蛋白26 g/L，总胆红素16.37 μmol/L，结合胆红素10.8 μmol/L，丙氨酸氨基转移酶239 U/L，天冬氨酸氨基转移酶32 U/L，钾2.6 mmol/L，钠139 mmol/L，氯111 mmol/L，总钙1.73 mmol/L，尿素氮6.0 mmol/L，肌酐44 μmol/L，碳酸氢根16 mmol/L，葡萄糖10.3 mmol/L。

肌钙蛋白I 846 ng/L。

N端-B型钠尿肽前体80.32 ng/L。

（四）诊断

1. 左侧多发肋骨骨折
2. 闭合性腹部损伤，腹腔积血？
3. 左侧气胸
4. 左侧锁骨骨折
5. 左侧肩胛骨骨折
6. 创伤性蛛网膜下腔出血

二、诊疗经过

入院后予完善相关检查，并做好输血前检查：血型鉴定、血小板抗体筛查、交叉配血、输血前四项等。头颅、胸部、腹部CT（病例16图1）：①颅内未见明显血肿征象。②左侧锁骨粉碎性骨折、伴局部皮下、纵隔及左侧颈动脉间隙、咽后间隙积气。③左侧肩胛骨粉碎性骨折，左侧第1~7肋骨多发骨折伴左前胸壁，左背部肌肉间隙积气，左侧局限性气胸；左侧少量胸腔积液，双肺少许慢性炎症。④肝内散在钙化，肝右叶局限性胆管扩张。⑤脾破裂，伴腹腔、盆腔大量积液、积血。⑥双肾囊肿。腹腔穿刺提示腹腔内出血。复查血常规：白细胞计数$13.1×10^9$/L，中性粒细胞百分比94.8%，血红蛋白91 g/L，血小板计数$84×10^9$/L。肝胆外科医师会诊考虑创伤性脾破裂、腹腔出血、全身多发伤。建议急诊手术，立即予病重通知，将上述病情告知患者家属，签署病危重通知书，于当日在急诊全身麻醉下行全脾切除术＋胰腺修补术＋胃修补术＋剖腹探查术＋左侧胸腔闭式引流术（病例16图2），手术所见：腹腔内不凝血约2 500 mL，脾窝血凝块约300 mL，吸净积血，见脾脏大小约8 cm×6 cm×3 cm，表面见多处破口，长者约8 cm，可见活动性出血，临近脾蒂处胰尾见少许组织破碎，可见活动性渗血，胃前壁浆膜层损伤,范围约2.0 cm×3.0 cm,表面见渗血,探查肝脏、胆囊、胰腺、肠管等未见异常。自胃大弯中点向左游离胃大弯,超声刀离断胃结肠韧带,结扎后离断胃脾韧带,同时离断胃网膜左动静脉、胃短动静脉。超声刀离断脾结肠韧带,仔细处理脾蒂及胰尾损伤组织,确切结扎切断脾上、下极分支血管,切断脾膈韧带,游离脾肾韧带,移除脾脏。3-0 Prolene线连续缝扎胰尾创面和脾蒂血管。间断缝合修补胃壁损伤部位的浆肌层。于脾窝置一腹腔引流管从左侧腹引出。术中自体血回输约950 mL,输注A型Rh(D)阳性去冷沉淀冰冻血浆150 mL,去白细胞新鲜、冰冻血浆300 mL,去白细胞悬浮红细胞4 U,术后安返急诊ICU病房。予抗感染(头孢他啶2 g,每12小时1次)、保肝、营养补液等对症支持处理。病情稳定后于入院后第3天在气管插管全身麻醉下行左侧肋骨骨折切开复位内固定术+左侧锁骨骨折切开复位钢板内固定术。手术顺利,术后予心电监护、抗感染、镇静镇痛、保肝、营养补液等处理。病情好转后转普通病房继续治疗,并于入院后第13天在气管插管全身麻醉下行左侧肩胛骨骨折切开复位钢板内固定术。手术顺利,术后予抗感染、抗凝、消肿、止痛、补液等处理。入院后第15天复查胸部X线:左侧锁骨骨折切开复固定位内固定+肋骨骨折切开复位内固定术+左侧肩胛骨骨折切开复位内固定术后改变(病例16图3)。住院期间患者幻觉、认知改变明显,心理科会诊后考虑创伤后精神障碍,予抗精神病药物治疗。

出院情况:患者无切口疼痛,无发热、畏冷,无咳嗽、咳痰,无肢体麻木等不适。查体:生命体征平稳,一般情况尚可,心、肺、腹未见明显异常。切口敷料干燥,无红肿、渗液、予办理出院手续。

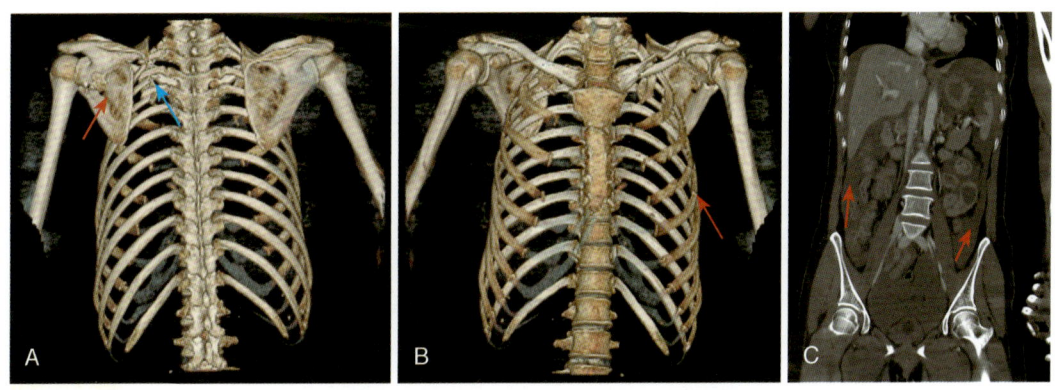

病例16图1　入院CT提示肩胛骨骨折、肋骨骨折、腹腔积液

A.箭头指示处为肩胛骨骨折(红色)、肋骨骨折(蓝色);B.箭头指示处为肋骨骨折;C.箭头指示处为腹腔积液

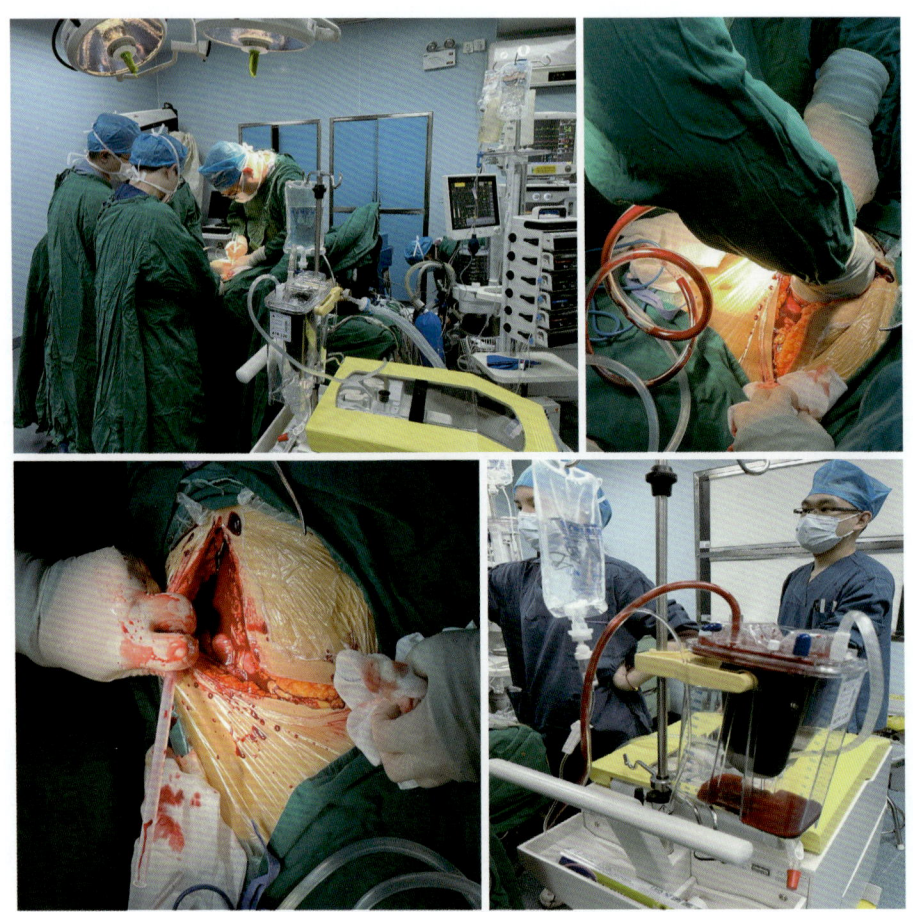

病例16图2　入院当日急诊行全脾切除术+胰腺修补术+胃修补术+剖腹探查术+左侧胸腔闭式引流术

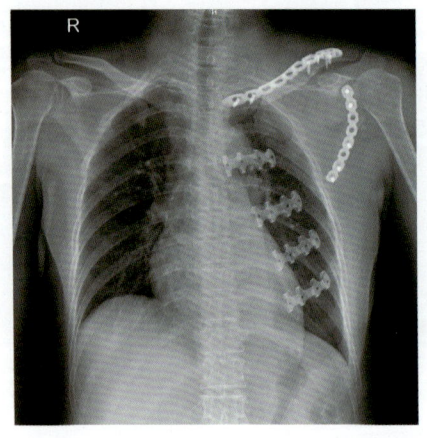

病例16图3　入院后第15天复查术后胸部X线

三、疾病介绍

多发伤（multiple trauma）是指机体在单一致伤因素作用下，同时或相继出现遭受两个或两个以上解剖部位的创伤，有一处危及生命的或并发创伤性休克。因其常继发凝血功能障碍、低体温、休克等并发症，极大增加了救治的难度。多发伤患者应该应用损伤控制理论指导救治；损伤控制是指通过快捷、简单的操作，维护患者的生理机制，控制伤情的进一步恶化，使遭受严重创伤的患者获得复苏的时间和机会后，再进行完整、合理的手术或分期手术。主要操作以有效止血、控制污染、暂时关闭体腔、创面为主，还包括紧急的减压（如颅脑损伤、胸部损伤）、引流等处理。手术治疗虽然很关键，但也只是整个治疗过程中的一环。①骨折创伤时，首先要解决开放性骨折或者血管损伤的止血处理，如有严重骨盆骨折大出血应及时应用外固定＋填塞、介入等确切止血，然后才是其他骨折、脱位的处理，首先挽救生命，再挽救功能；②腹部损伤时也应该遵循尽量缩短手术及麻醉时间，简化手术操作，减轻手术损伤的原则，以暂时止血、清创、关腹为主要目的，以期尽量稳定生命体征和内环境状态；③颅脑损伤时应该紧急控制颅内压、闭合开放性伤口和姑息性清理大量血肿，也可以在一般情况好转后再行二次手术处理，核心问题是立即解除脑疝这一致命性问题。严重多发伤患者起病急、进展快、病情严重，常常有生命危险，要特别重视多发伤患者的急诊处理、院前救治，注意呼吸、循环稳定，尽早处理稳定生命体征，快速伤情评估，积极救治为抢救生命尽最大努力。

严重创伤救治的损害控制策略是针对严重创伤患者进行阶段性修复的外科策略，旨在避免因致命性三联征（lethal triad）（低体温、凝血病、酸中毒）互相促进而引起的不可逆的生理损伤，对机体造成的严重威胁。实施损害控制外科包括不同的3个阶段：首先控制出血与污染，快速关闭胸、腹腔；其次在ICU进一步纠正生理功能紊乱；最后进行有计划的再次确定性手术。

1. 损害控制适应证

（1）伤情严重包括：①高动能躯干钝性创伤；②多发性躯干穿透伤；③严重脏器损伤伴大血管损伤；④严重脏器损伤；⑤严重多发伤。

（2）救治困难包括：①严重失血，估计失血量＞4 L，收缩压＜70 mmHg；②输血量＞10 U；③手术室内血液置换＞4 L/液体置换＞10 L；④估计手术时间＞90分钟。

（3）出现致命性三联征包括：①体温＜34～35 ℃；②酸碱度＜7.10～7.30，碱剩余＞14 mmol/L；③凝血功能障碍。

2. 损害控制性剖腹术（damage control laparotomy，DCL） 指在腹部手术实践中，

外科医师施行手术时,力求首次手术获得成功,但是在创伤或者病变、患者情况、技术条件、后续治疗等客观条件不具备时,术者应根据具体情况实事求是地以患者利益为重,谨慎地选择损害控制性手术,为后续治疗创造良好的条件。在医疗实践中,要求术者在为患者选择术式时,应考虑到术式是否符合生理、符合微创的要求,手术操作不宜过繁,同时要顾及患者术后的生活质量,要求达到的不是手术成功,而是治疗成功。DCL是损害控制外科策略在治疗严重腹部创伤和复杂腹部疾病中的具体应用。损害控制性剖腹术分为3个主要阶段:

(1)第一阶段(初次手术):立即手术,用最简单的方法控制出血和污染、暂时性腹腔关闭。

(2)第二阶段(复苏和重症监护):包括纠正低温、凝血障碍和酸中毒,呼吸支持;再次检查和评估。

(3)第三阶段(再次手术):当患者条件允许时实施腹部确定性手术。移去填塞物,探查漏诊损伤;给予损伤脏器确定性处理;关闭腹部切口。

损害控制策略应用范围已经从腹部扩展到周围血管、胸部、颅脑及骨关节,提出了损害控制性开颅术、损害控制性剖腹术、损害控制性骨科等。应用技术从单纯的主动计划性分期手术,扩展到液体复苏、机械通气等,提出了损害控制性复苏、损害控制性机械通气等。但应该注意不可不用、不可滥用、不可冒用。常见错误:①外科团队、麻醉团队和护理团队没有就严重创伤大出血紧急手术的策略、目的达成一致,导致外科黑洞时间延长;②选择错误的切口,而又勉强继续手术,未能完成全面探查遗漏损伤,或者未能找到真正危及生命的出血来源;③手术技术失败后反复进行无效操作;④出现了"致命性三联征"才终止手术。

四、病例点评

此多发伤病例的救治过程中很好的遵循了损伤控制理念,先于入院当日在全身麻醉下急诊行全脾切除术+胰腺修补术+胃修补术+剖腹探查术+左侧胸腔闭式引流术。后病情稳定,于入院后第3天在气管插管全身麻醉下行左侧肋骨骨折切开复位内固定术+左侧锁骨骨折切开复位钢板内固定术;入院后第13天在气管插管全身麻醉下行左侧肩胛骨骨折切开复位钢板内固定术。严重创伤救治的损害控制策略是针对严重创伤患者进行阶段性修复的外科策略,旨在避免因致命性三联征(低体温、凝血病、酸中毒)互相促进而引起的不可逆的生理损伤,对机体造成的严重威胁。实施损害控制外科包括不同的3个阶段:首先控制出血与污染,快速关闭胸、腹腔;其次在ICU进一步纠正生理功能紊乱；最后进行有计划的再次确定性手术。

（病例提供者：齐建超 张正超 何武兵 福州大学附属省立医院）
（点评专家：赵晓东 解放军总医院第四医学中心）

参考文献

[1]张连阳，白祥军.多发伤救治学[M].北京：人民军医出版社，2010.

[2]胡海地.顶尖刀法：创伤外科的手术技巧与艺术[M].北京：人民军医出版社，2011.

[3]张连阳，张茂，赵云平.中华战创伤学·第6卷，胸腹部战创伤[M].郑州：郑州大学出版社，2016.

[4]中华医学会创伤学分会创伤急救与多发伤学组.创伤后腹腔高压症/腹腔间隙综合征诊治规范[J].中华创伤杂志，2012，28（11）：961-964.

[5]张连阳."创伤后腹腔高压症/腹腔间隙综合征诊治规范"解读[J].中华创伤杂志，2012，28（11）：965-968.

[6]Letoublon C，Reche F，Abba J，et al.Damage control laparotomy[J].J Visc Surg，2011，148（5）：e366-370.

[7]Offner PJ，Souza ALD，Moore EE，et al.Avoidance of abdominal compartment syndrome in damage-control laparotomy after trauma[J].Archives of Surgery，2001，136（6）：676-781.

[8]Finlay IG，Edwards TJ，Lambert AW.Damage control laparotomy[J].Br J Surg，2004，91（1）：83-85.

第四章 急诊系统性疾病

病例17 急性呼吸窘迫综合征

一、病历摘要

（一）基本信息

患者男性，52岁，职员。

主诉：海水淹溺后气促4小时余。

现病史：患者于入院前4小时余不慎落入海水中，出现人事不省，被人救起，经现场胸外按压、人工呼吸（约10分钟）后，意识转清，感胸闷、气促，腹部闷痛不适，无肢体抽搐，无大小便失禁，无寒战、高热等，为进一步诊治，转诊我院。入院时神志淡漠，面部及口唇青紫，伴呼吸急促，心电监护：血氧饱和度85%左右，心率96次/分，血压82/56 mmHg，即予气管插管、呼吸机辅助呼吸、间羟胺（50 mg泵入，5 mL/h）升压、抗感染等对症治疗，同时头面部、右上臂、双足清创缝合。查颅脑＋胸部＋腹部CT：①颅内平扫未见明显异常；②鼻窦炎；③右侧上颌窦外侧壁局部骨质皱褶，考虑骨折；④双肺微小结节；⑤双肺炎性病变；⑥左侧第10肋骨骨折；⑦肝囊肿；⑧前列腺增大伴钙化（病例17图1）。拟"淹溺"收入我科。患者自患病以来，精神状态差，体重无明显变化，大便未排，小便正常。

既往史：腹部外伤手术史；否认病毒性肝炎、肺结核病史，否认高血压、糖尿病、高血脂病史，否认脑血管疾病、心脏病史，否认精神病史、地方病史、职业病史。否认输血、中毒史，过敏史：否认药物、食物过敏史，预防接种史不详。

个人史：出生于莆田市，久居于福建省，生活起居尚规律，无化学物质、放射物质、有毒物质接触史，无冶游、吸毒史，无吸烟、饮酒史。

婚育史：已婚，配偶及子女体健，夫妻感情和睦。

家族史：父母已故，死因不详，无家族遗传病史。

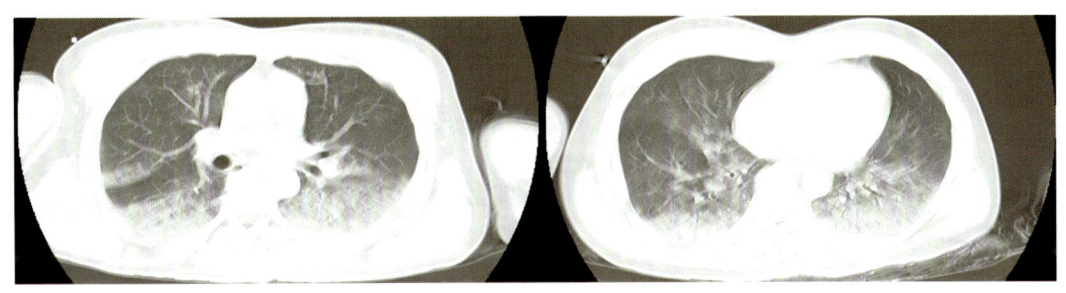

病例17图1　治疗前胸部CT（入院当天）

（二）体格检查

体温36.0 ℃，脉搏74次/分，呼吸22次/分（呼吸机辅助通气：SIMV-压力支持，PS 15 cmH$_2$O、f 15次/分、PEEP 8 cmH$_2$O、吸入氧浓度60%），血压125/68 mmHg（间羟胺50 mg泵入，5 mL/h），血氧饱和度99%（吸入氧浓度60%）。神志镇静状态，查体不合作。上唇及面部见多发皮肤挫裂伤，已缝合；口腔气管插管状态；颈静脉无充盈怒张；全身皮肤湿冷，全身皮肤无青紫、花斑。双肺呼吸音粗，可闻及干湿性啰音。心律齐，心率74次/分，心音正常，各心瓣膜听诊区未闻及杂音。腹平软，可见两处陈旧性手术瘢痕，腹式呼吸运动存在，未见腹壁静脉曲张，未见胃、肠型及异常蠕动波，肝脾未触及肿大，腹部压痛、反跳痛无法评估，肠鸣音3次/分，未闻及振水音、气过水音及血管杂音。外生殖器无异常。右上臂见皮肤挫裂伤，已缝合；双足见多发皮肤挫裂伤，已缝合包扎；四肢肌力、肌张力检查无法配合，病理征未引出。

（三）辅助检查

血常规：白细胞计数18.50×10^9/L，中性粒细胞百分比88.91%，中性粒细胞绝对值16.46×10^9/L，血红蛋白165 g/L，血小板计数205×10^9/L。

C反应蛋白<5 mg/L。

血气分析（吸入氧浓度60%）：酸碱度7.230，二氧化碳分压40.20 mmHg，氧分压83.0 mmHg，剩余碱-2 mmol/L，碳酸氢根20 mmol/L，氧分压-吸入氧浓度比值138.3 mmHg，乳酸3.6 mmol/L，钠115 mmol/L，钾3.8 mmol/L。

（四）诊断

1. 淹溺，心搏呼吸骤停
2. 心肺复苏后
3. 急性呼吸窘迫综合征
4. 肺部感染，Ⅰ型呼吸衰竭
5. 休克

6. 闭合性颅脑损伤轻型

7. 上颌窦骨折（右侧上颌窦外侧壁骨折）

8. 肋骨骨折（左侧第10肋骨骨折）

9. 皮肤裂伤（头面部、上唇、四肢）

10. 肝囊肿

11. 前列腺增生

二、诊疗经过

患者入院后予重症监护，完善相关检查，予呼吸机辅助呼吸（SIMV-压力支持，PS 15 cmH$_2$O，f 15次/分，PEEP 8 cmH$_2$O，吸入氧浓度60%）、间羟胺（50 mg泵入，8 mL/h）升压、哌拉西林他唑巴坦（4.5 g，静脉滴注，每8小时1次）抗感染、多索茶碱（0.2 g静脉滴注，每日1次）解痉、雾化吸入倍氯米松平喘、氨溴索（90 mg静脉滴注，每日2次）+乙酰半胱氨酸雾化祛痰、甲泼尼龙（80 mg静脉滴注，每12小时1次）抗炎、雷贝拉唑抑酸保胃、多烯磷脂酰胆碱保肝、破伤风免疫球蛋白预防破伤风，以及清除炎症介质、维持水电解质酸碱平衡、支持等治疗。并入院后立即予支气管镜检查吸痰＋肺泡灌洗术治疗，患者呼吸逐渐平稳，后予俯卧位通气（18∶00至次日8∶00）改善患者氧合指数。

入院第2天，患者复查血气分析（吸入氧浓度60%）：酸碱度7.40，二氧化碳分压29.30 mmHg，氧分压110.0 mmHg，碱剩余-4.8 mmol/L，碳酸氢根19.9 mmol/L，氧分压-吸入氧浓度比值183.3 mmHg，乳酸2.4 mmol/L。血常规：白细胞计数17.25×10^9/L，中性粒细胞百分比89.81%；C反应蛋白49.00 mg/L；N端-B型钠尿肽前体84 ng/L；降钙素原0.627 ng/mL；肌钙蛋白I 0.025 μg/L；生化：总蛋白54.5 g/L，白蛋白32.4 g/L，乳酸脱氢酶268 U/L，肌酸激酶473 U/L，余无明显异常。血气分析示氧合指数较前有所好转，血压稳定，予停用间羟胺，并继续呼吸机辅助通气、支气管镜吸痰＋肺泡灌洗，以及俯卧位通气改善氧合指数。

入院第3天血气分析（吸入氧浓度45%）：酸碱度7.432，二氧化碳分压37.20 mmHg，氧分压77.2 mmHg，碱剩余0.5 mmol/L，碳酸氢根24.3 mmol/L，氧分压-吸入氧浓度比值169.0 mmHg，乳酸3.0 mmol/L，予将甲泼尼龙改为40 mg静脉滴注，每12小时1次。

入院后第4天血气分析（吸入氧浓度45%）：酸碱度7.526，二氧化碳分压31.30 mmHg，氧分压188.0 mmHg，碱剩余3.0 mmol/L，碳酸氢根25.8 mmol/L，氧分压-吸入氧浓度比值417.0 mmHg，乳酸3.8 mmol/L；血常规：白细胞计数12.82×10^9/L，中性粒细胞百分比92.64%，血红蛋白145 g/L，血小板计数158×10⁹/L，C反应蛋白20.00 mg/L，降钙素原0.325 ng/mL，患者氧合指数较前逐渐好转，予逐渐降低呼吸机支持压力及吸氧浓度，呼吸机模式改为PS/CPAP自主模式。

入院第5天复查血气分析（吸入氧浓度40%）：酸碱度7.425，二氧化碳分压37.60 mmHg，氧分压178 mmHg，碱剩余1.0 mmol/L，碳酸氢根25.0 mmol/L，氧分压-吸入氧浓度比值444.0 mmHg，乳酸1.5 mmol/L；血常规：白细胞计数9.56×10⁹/L，中性粒细胞百分比87.41%，血红蛋白142 g/L，血小板计数165×10⁹/L；C反应蛋白9.90 mg/L。患者氧合指数明显改善，予停用呼吸机辅助呼吸、拔除气管插管，并复查胸部CT（病例17图2）示肺部炎症较前明显吸收，血常规提示炎症指标好转，治疗效果显著。

入院第6天，将甲泼尼龙改为40 mg静脉滴注，每日1次，并予迁出重症监护室。

患者于普通病房继续抗感染等对症治疗，入院第12天好转出院。

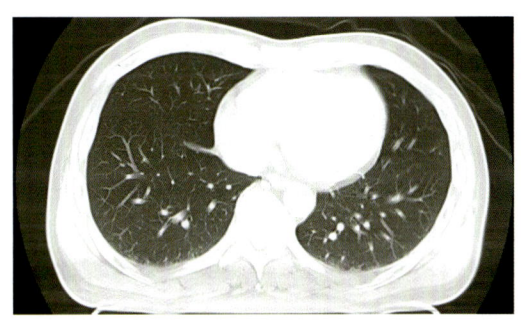

病例17图2　治疗后胸部CT（入院后第5天）

三、疾病介绍

ARDS是一种在短时间内（1周内）发生的急性、弥漫性的炎症性肺损伤，可由严重感染、创伤、休克等各种肺内外致病因素导致，表现为呼吸窘迫、顽固性低氧血症和呼吸衰竭。其病理生理机制：在严重感染、休克、创伤及烧伤等非心源性疾病过程中，肺毛细血管内皮细胞和肺泡上皮细胞损伤造成弥漫性肺间质及肺泡水肿，导致的急性低氧性呼吸功能不全或衰竭。以肺容积减少、肺顺应性降低、严重的通气/血流比例失调为病理生理特征，临床上表现为进行性低氧血症和呼吸窘迫，肺部影像学上表现为非均一性的渗出性病变。多种危险因素可诱发急性肺损伤（acute lung injury，ALI）/ARDS，主要包括：①直接肺损伤因素。严重肺部感染、胃内容物吸入、肺挫伤、吸入有毒气体、淹溺、氧中毒等；②间接肺损伤因素。严重感染、严重的非胸部创伤、重症急性胰腺炎、大量输血、体外循环、弥散性血管内凝血等。

ALI/ARDS的临床特征与诊断一般认为具有以下临床特征：①急性起病，在直接或间接肺损伤后12~48小时发病。②常规吸氧后低氧血症难以纠正。③肺部体征无特异性，急性期双肺可闻及湿性啰音，或呼吸音减低。④早期病变以间质性为主，胸部X线片常无明显改变；病情进展后，可出现肺内实变，表现为双肺野普遍密度增高，透亮度减低，肺纹理增多、增粗，可见散在斑片状密度增高阴影，即弥漫性肺浸润影。⑤无心功能不全证据。ALI/ARDS的诊断标准：①急性起病；②氧合指数（PaO_2/FiO_2）≤200 mmHg；③胸部正位X线片显示双肺均有斑片状阴影；④肺动脉嵌顿压≤18 mmHg，或无左心房压力增高的临床证据，如PaO_2/FiO_2≤300 mmHg且满足上述其他标准，则诊断为ALI。

ARDS的治疗原则如下。

1. 针对原发病的治疗 如全身性感染、创伤、休克、烧伤、急性重症胰腺炎等是导致ALI/ARDS的常见病因。严重感染患者有25%~50%发生ALI/ARDS，而且在感染、创伤等导致的多器官功能障碍综合征中，肺往往也是最早发生衰竭的器官。目前认为，感染、创伤后的全身炎症反应是导致ARDS的根本原因。控制原发病，遏制其诱导的全身失控性炎症反应，是预防和治疗ALI/ARDS的必要措施。

2. 呼吸支持治疗

（1）氧疗：ALI/ARDS患者吸氧治疗的目的是改善低氧血症，使动脉血氧分压达到60~80mmHg，可根据低氧血症改善的程度和治疗反应调整氧疗方式，首先使用鼻导管，当需要较高的吸氧浓度时，可采用可调节吸氧浓度。ARDS患者往往低氧血症严重，大多数患者一旦诊断明确，常规的氧疗常常难以奏效，机械通气仍然是最主要的呼吸支持手段。

（2）无创机械通气（non-invasive mechanical ventilation，NIV）：可以避免气管插管和气管切开引起的并发症，目前临床使用存在争议。一般认为，ALI/ARDS患者在以下情况时不适宜应用NIV：①神志不清；②血流动力学不稳定；③气道分泌物明显增加而且气道自洁能力不足；④因脸部畸形、创伤或手术等不能佩戴鼻面罩；⑤上消化道出血、剧烈呕吐、肠梗阻和近期食管及上腹部手术；⑥危及生命的低氧血症。

（3）有创机械通气：机械通气的时机选择：ARDS患者经高浓度吸氧仍不能改善低氧血症时，应气管插管进行有创机械通气。对ARDS患者实施机械通气时应采用肺保护性通气策略，小潮气量通气（6~8 mL/kg）、气道平台压不应超过30~35 cmH_2O、允许性高碳酸血症、呼气末正压（positive end-expiratory pressure，PEEP）应用。

（4）PEEP的选择：ARDS广泛肺泡塌陷不但可导致顽固的低氧血症，而且部分可复张的肺泡周期性塌陷开放而产生剪切力，会导致或加重呼吸机相关肺损伤。充分复张塌陷肺泡后应用适当水平PEEP防止呼气末肺泡塌陷，改善低氧血症，并避免剪切力，防治呼吸机相关肺损伤。因此，ARDS应采用能防止肺泡塌陷的最低PEEP。ARDS最佳PEEP的选择目前仍存在争议。

（5）肺复张：充分复张ARDS塌陷肺泡是纠正低氧血症和保证PEEP效应的重要手段。为限制气道平台压而被迫采取的小潮气量通气往往不利于ARDS塌陷肺泡的膨胀，而PEEP维持肺复张的效应依赖于吸气期肺泡的膨胀度。目前临床常用的肺复张手法包括控制性肺膨胀、PEEP递增法及压力控制通气法（PcV法）。其中实施控制性肺膨胀采用恒压通气方式，推荐吸气压为30～45 cmH_2O，持续时间30～40秒。临床研究证实肺复张手法能有效地促进塌陷肺泡复张，改善氧合指数，降低肺内分流。ARDS病因不同，对肺复张手法的反应也不同，一般认为，肺外源性的ARDS对肺复张手法的反应优于肺内源性的ARDS；ARDS病程也影响肺复张手法的效应，早期ARDS肺复张效果较好。

（6）俯卧位通气：通过降低胸腔内压力梯度，促进分泌物引流和促进肺内液体移动，能明显改善氧合指数。严重的低血压、室性心律失常、头面部创伤及未处理的不稳定性骨折为俯卧位通气的相对禁忌证。当然，体位改变过程中可能发生如气管插管及中心静脉导管意外脱落等并发症，需要予以预防，但严重并发症并不常见。

3. ARDS药物治疗

（1）液体管理：高通透性肺水肿是ARDS的病理生理特征，肺水肿的程度与ARDS的预后呈正相关，因此，通过积极的液体管理，改善ARDS患者的肺水肿具有重要的临床意义。研究显示液体负平衡与感染性休克患者病死率的降低显著相关，且对于创伤导致的ARDS患者，液体正平衡使患者病死率明显增加。在维持循环稳定、保证器官灌注的前提下，限制性的液体管理策略对ARDS患者是有利的。

（2）糖皮质激素：全身和局部的炎症反应是ARDS发生和发展的重要机制，糖皮质激素能抑制ARDS晚期持续存在的炎症反应，并能防止过度的胶原沉积，从而有可能对晚期ARDS有保护作用。

（3）一氧化氮（nitric oxide，NO）吸入：可选择性扩张肺血管，而且NO分布于肺内通气良好的区域，可扩张该区域的肺血管，显著降低肺动脉压，减少肺内分流，改善通气血流比例失调，并且可减少肺水肿形成。

（4）肺泡表面活性物质：ARDS患者存在肺泡表面活性物质减少或功能丧失，易引起肺泡塌陷。肺泡表面活性物质能降低肺泡表面张力，减轻肺炎症反应，阻止氧自由基对细胞膜的氧化损伤。因此，补充肺泡表面活性物质可能成为ARDS的治疗手段。

（5）其他：前列腺素E、N-乙酰半胱氨酸和丙半胱氨酸抗氧化剂、环氧化酶抑制剂、细胞因子单克隆抗体或拮抗剂、重组人活化蛋白C等药物对ARDS患者有一定的治疗作用。

ARDS的治疗是整体的、系统的，同时又是个体化的，本患者给予了几个关键的治疗措施：①机械通气，是救治ARDS患者的关键措施，合理的机械通气治疗策略可以显著提升治疗成功率，降低死亡率。本患者入院后，立即给予有创呼吸机辅助呼吸，维持小潮气量、低平台压，并予一定的PEEP，改善患者的通气及氧合指数，是患者治疗顺利的一大利器。②俯卧位通气，利用患者体位变化，使肺组织在胸腔内位置相对更低，从而减轻膈肌及心脏等内脏对肺组织的压迫，使胸腔容积相对扩大，肺组织更容易得到扩张，可以改善肺的通气，并且由于背部处于更高的位置，在重力的作用下更容易将气道分泌物引流出来，因此，俯卧位通气对于重症ARDS患者，有一定的优势。③抗感染治疗。肺部或肺外等感染，也是ARDS的一大致病因素，所以根据感染情况，选择合适的抗生素，对此类患者也至关重要。本患者海水淹溺后出现吸入性肺炎，因其常常合并肺部致病菌感染，故而选择敏感抗生素也是治疗成功的一大关键措施。本患者经过上述三种措施及其他对症支持治疗，肺部炎症逐渐消退，氧合指数明显好转，最终成功脱机拔管，恢复肺部正常功能，整个治疗过程思路清晰，诊治及时，治疗较为成功。

四、病例点评

ARDS是急诊科常见的急危重症之一，本病例由淹溺导致ARDS，病情发展迅速，病死率较高。该病例早期从院前复苏到院内救治有效衔接，准确的病情评估、适时个体化的救治方案调整，早期激素应用，有效的液体管理，合理的肺保护性通气策略、采用俯卧位通气等措施，对改善患者的通气及氧合指数发挥了关键作用。同时注重肺部感染防控、脏器功能支持等综合治疗，对病情快速稳定、缩短患者住院时间起积极作用，最终取得了良好的疗效。

（病例提供者：郑永宣 黄元新 莆田市第一医院）
（点评专家：林兆奋 海军军医大学第二附属医院）

参考文献

[1] 林庄，卢国良，孙沛.急性呼吸窘迫综合征治疗新进展[J].中国药业，2011，20（16）：93-95.

[2] 刘伟，金发光.急性肺损伤/急性呼吸窘迫综合征的治疗新进展[J].中华肺部疾病杂志，2013，6（1）：61-64.

[3] 刘玲，邱海波，黄英姿，等.俯卧位通气下急性呼吸窘迫综合征患者氧合的变化[J].中华麻醉学杂志，2005，25（9）：600-662.

[4] 陈秋华，杨毅，邱海波，等.俯卧位通气联合肺复张对肺内、外源性急性呼吸窘迫综合征犬血流动力学的影响[J].中国危重病急救医学，2008，20（6）：349-352.

[5] 黄英姿，邱海波，刘玲，等.肺内外源性急性呼吸窘迫综合征实施俯卧位通气时间的选择[J].中华内科杂志，2004，43（12）：883-887.

[6] 张欣，赵子平，刘宁，等.急性呼吸窘迫综合征小潮气量肺保护通气策略的预后分析[J].内科急危重症杂志，2015，21（2）：120-121.

[7] 北京市科委重大项目MODS课题组.1998—2003年北京地区重症加强治疗病房急性呼吸窘迫综合征的临床流行病学调查[J].中华危重病急救医学，2007，19（4）：201-204.

[8] 蔡映云.呼吸重症监护和治疗[M].北京：科学技术文献出版社，2006：482-483.

病例18 支气管哮喘

一、病历摘要

（一）基本信息

患者女性，50岁，务农。

主诉：突发呼吸困难、意识不清1小时余。

现病史：患者入院前约1小时余因受凉后突发气促、呼吸困难，伴口唇发绀、出冷汗，无胸痛、心悸，无畏冷、发热，无腹痛、腹泻等，自行口服平喘药（具体不详）后未见明显好转，渐出现意识不清、呼之不应，伴大小便失禁，无肢体抽搐等，家属呼叫120，转运途中患者血氧饱和度下降至60%～70%，予以紧急气管插管、转运呼吸机辅助呼吸后血氧饱和度上升至100%。送至我院急诊，查血气分析（吸入氧浓度49%）：酸碱度7.11，二氧化碳分压72.2 mmHg，氧分压170.0 mmHg，血氧饱和度98.8%，碳酸氢根22.1 mmol/L，实际碱剩余-9.5 mmol/L，标准碱剩余-6.1 mmol/L，氧分压-吸入氧浓度比值347 mmHg，乳酸8.3 mmol/L。给予"甲泼尼龙40 mg、多索茶碱0.3 g"静脉滴注等处理后，拟"①重度支气管哮喘；②Ⅱ型呼吸衰竭"收入急诊重症监护病房。

既往史：支气管哮喘20年余，于当地卫生院治疗，具体诊疗不详，平素用药不规律，发作频率3～5次/年。有高血压、2型糖尿病，具体诊疗及血压、血糖控制情况不详。否认病毒性肝炎、肺结核病史，否认高血脂病史，否认脑血管疾病、心脏病史，否认精神病史、地方病史、职业病史。否认外伤、输血、中毒、手术史。否认药物、食物过敏史；预防接种史不详。

个人史及婚育史：出生于及久居于当地，生活起居尚规律，无化学物质、放射物质、有毒物质接触史，无冶游、吸毒史，无吸烟、饮酒史。已婚已育，配偶及子女体健。

家族史：否认家族遗传病史。

（二）体格检查

体温37.1 ℃，脉搏98次/分，呼吸18次/分（呼吸机辅助通气），血压125/69 mmHg，血氧饱和度100%（吸入氧浓度49%）。神志呈镇静状态，查体无法配合，口腔气管插管状态，双侧瞳孔等大等圆，直径3.5 mm，对光反射灵敏。颈软，无抵抗，颈静脉无充盈怒张。胸廓无畸形，双肺呼吸运动对称，触诊语颤两侧对称，未及胸膜摩擦感，叩诊清音，双肺呼吸音粗，可闻及哮鸣音及湿性啰音。心率98次/分，心律齐，A2＜P2，各心瓣膜听诊区未闻及杂音。腹平软，未见腹壁静脉曲张，未见胃、肠型及异常蠕动波，肝脾未触及肿大，腹部压痛、反跳痛无法评估，移动性浊音阴性，肠鸣音4次/分。四肢肌张力减弱，肌力检查欠合作，病理征未引出。

（三）辅助检查

血常规：白细胞计数13.43×10^9/L，中性粒细胞百分比66.84%，中性粒细胞绝对值8.98×10^9/L，淋巴细胞百分比28.3%，淋巴细胞绝对值3.8×10^9/L，嗜酸性粒细胞百分比1.04%，嗜酸性粒细胞绝对值0.14×10^9/L，红细胞计数5.14×10^{12}/L，血红蛋白154 g/L，血小板计数268×10^9/L。

C反应蛋白53 mg/L。

床边心电图：窦性心动过速。

颅脑＋胸部CT（病例18图1）：①脑萎缩；②鼻窦炎；③右肺上叶密度增高影，考虑细支气管炎；④右肺微小结节；⑤双肺少许慢性炎症；⑥主动脉及冠状动脉硬化。

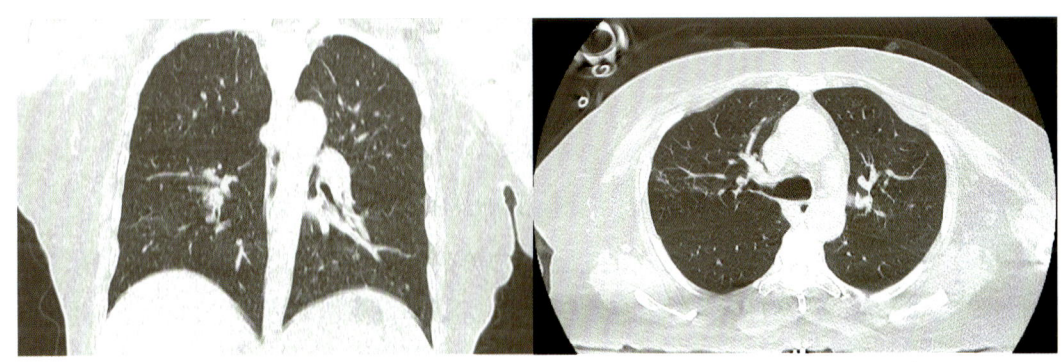

病例18图1　胸部CT

（四）诊断

1. 支气管哮喘急性发作，危重
2. Ⅱ型呼吸衰竭

二、诊疗经过

患者入院已行气管插管，血气分析提示二氧化碳潴留，入院后继续给予有创呼吸机辅助呼吸（SIMV＋PSV模式，吸入氧浓度40%），甲泼尼龙加至40 mg（静脉滴注每12小时1次）抗炎和抗过敏，哌拉西林他唑巴坦抗感染，氨溴索化痰，多索茶碱止喘，倍氯米松、特布他林雾化吸入解除支气管痉挛，依巴斯汀抗组胺改善气道高反应等处理。入院第2天，患者意识转清，无口唇发绀，呼吸节律平稳，听诊双肺呼吸音稍粗，未闻及哮鸣音，可闻及少许湿性啰音。复查血气分析（吸入氧浓度40%）：酸碱度7.400，二氧化碳分压41.5 mmHg，氧分压162 mmHg，氧饱和度99.4%，标准碳酸氢根25.2 mmol/L，实际碳酸氢根25.2 mmol/L，全血碱剩余0.9 mmol/L，氧分压-吸入氧浓度比值399 mmHg，乳酸2.0 mmol/L。调整呼吸机模式为PSV后，自主呼吸良好，自主呼吸试验通过，考虑病情有所好转，予拔除气管导管、停用呼吸机，改鼻导管吸氧，继续予抗感染、化痰止喘等处理。入院第3天，患者神志清楚，轻微咳嗽、咳痰，无胸闷、胸痛、心悸、气促等不适，无发热，无口唇发绀，听诊双肺未闻及哮鸣音，湿性啰音较前减少。转至普通病房继续治疗，1周左右好转出院。

三、疾病介绍

哮喘急性发作是指喘息、气促、咳嗽、胸闷等症状突然发生，或原有症状急剧加重，常有呼吸困难，以呼气流量降低为其特征，常因接触变应原、刺激物或呼吸道感染诱发。其程度轻重不一，病情加重，可在数小时或数天内出现，偶尔可在数分钟内即危及生命，故应对病情做出正确评估，以便给予及时有效的紧急治疗。如果患者出现休息时即气短、端坐呼吸、讲话单个字、大汗淋漓、呼吸次数超过每分钟30次、心率超过每分钟120次、吸入支气管扩张剂（沙丁胺醇气雾剂）后作用持续时间小于2小时、未吸氧时动脉氧分压低于60 mmHg或动脉二氧化碳分压大于45 mmHg或氧饱和度不超过90%等，这些症状或辅助检查指标只要符合一项或一项以上，就说明患者病情严重，需高度重视，应尽快开始快速、有效的治疗。本病例即属危重型哮喘发作，追问病史，患者依从性差，平素未规范用药，哮喘控制欠佳，时有急性发作出现。此次发作危重，气道重度痉挛，出现吸气性呼吸困难，进而呼吸衰竭严重缺氧。给予紧急气管插管、机械通气，经控制感染、平喘、抗气道高反应、舒张支气管等处理后，气道痉挛缓解，于入院第2天拔除气管导管，后续平稳后迁至普通病房过渡，最终好转出院。

支气管哮喘（以下简称哮喘）是一种常见病、多发病，主要症状是发作性的喘息、气急、胸闷、咳嗽。支气管哮喘是由多种细胞（嗜酸性粒细胞、肥大细胞、T淋巴细胞、中性粒细胞、气道上皮细胞等）和细胞组分参与的气道慢性炎症性疾病，这种慢性炎症与气道高反应性相关，通常出现广泛而多变的可逆性气流受限，导致反复发作的喘息、气促、胸闷和（或）咳嗽等症状，多在夜间和（或）清晨发作、加剧，多数患者可自行缓解或经治疗缓解。其诊断标准具体如下。

1. 反复发作喘息、气急、胸闷或咳嗽，多与接触变应原、冷空气、物理、化学性刺激，以及病毒性上呼吸道感染、运动等有关。

2. 发作时在双肺可闻及散在或弥漫性，以呼气相为主的哮鸣音，呼气相延长。

3. 上述症状和体征可经治疗缓解或自行缓解。

4. 除外其他疾病所引起的喘息、气急、胸闷和咳嗽。

5. 临床表现不典型者（如无明显喘息或体征），应至少具备以下1项肺功能试验阳性：①支气管激发试验或运动激发试验阳性；②支气管舒张试验阳性FEV_1增加≥12%，且FEV_1增加绝对值≥200 mL；③呼气流量峰值（peak expiratory flow，PEF）日内（或2周）变异率≥20%。

符合1~4条或4、5条者，可以诊断为哮喘。

支气管哮喘的治疗原则：哮喘治疗应采取综合治疗手段，包括避免接触过敏原及其他哮喘触发因素、规范化的药物治疗、特异性免疫治疗及患者教育。治疗哮喘的药物可以分为控制药物和缓解药物。①控制药物：指需要长期每天使用的药物。这些药物主要通过抗炎作用使哮喘维持临床控制，其中包括吸入糖皮质激素（以下简称激素）全身用激素、白三烯调节剂、长效β_2-受体激动剂（须与吸入激素联合应用）、缓释茶碱、抗IgE抗体及其他有助于减少全身激素剂量的药物等；②缓解药物：指按需使用的药物。这些药物通过迅速解除支气管痉挛，从而缓解哮喘症状，其中包括速效吸入β_2-受体激动剂、静脉使用激素、吸入性抗胆碱能药物、短效茶碱及短效口服β_2-受体激动剂等。

四、病例点评

支气管哮喘为常见疾病，本病例属危重型哮喘发作，起病时气道重度痉挛，表现为呼吸困难、口唇发绀、意识不清、Ⅱ型呼吸衰竭。需要迅速而准确地评估和处理。"先救命、后治病"的急诊救治临床思维对于指导医生进行有效救治至关重要。院前急救转运途中当机立断，予以紧急气管插管、机械通气，快速改善和保证肺泡有效通气；同时给予激素（甲泼尼龙40 mg）、茶碱静脉输注，并雾化吸入倍氯米松、特布他林等平喘、抗气道高反应、舒张支气管药物等综合处理后，患者气道痉挛迅速缓解，避免病情进一步恶化，达到救命的目标；同时给予有效抗感染及哮喘口服药物的维持，最终取得了良好救治效果。

（病例提供者：朱义洪　黄元新　莆田市第一医院）
（点评专家：林兆奋　海军军医大学第二附属医院）

参考文献

[1] 陈灏珠，钟南山.内科学[M].北京：人民卫生出版社，2018：28-29.

[2] 陈灏珠，林果为，王吉耀，等.实用内科学[M].北京：人民卫生出版社，2013：1703.

[3] 陈灏珠，钟南山，陆再英，等.内科学[M].北京：人民卫生出版社，2018：32.

[4] 中华医学会呼吸病学分会哮喘学组.支气管哮喘防治指南（支气管哮喘的定义、诊断、治疗及教育和管理方案）[J].中华结核和呼吸杂志，2020，43（12）：1023-1043.

[5] Philip G，Nayak AS，Berger WE，et al.The effect of montelukast on rhin itis symptoms in patients with asthma and seasonal allergic rhin itis[J].Curr Med Res Opin，2004，20（10）：1549-1558.

[6] Barnes PJ.Theophylline[J].Am J Respir Crit Care Med，2013，188（8）：901-906.

[7] Hui Y，Li L，Qian J，et al.Efficacy analysis of three-year subcutaneous SQ-standardized specific immunotherapy in house dust mite-allergic children with asthma[J].Exp Ther Med，2014，7（3）：630-634.

[8] Wang H，Lin X，Hao C，et al.Adouble-blind，placebo-controlled study of house dust miteimmunotherapy in chinese asthmatic patients[J].Allergy，2006，61（2）：191-197.

病例19 创伤相关重症肺炎

一、病历摘要

（一）基本信息

患者男性，67岁，汉族。

主诉：咳嗽、咳痰、气促2天。

现病史：患者于入院前2天在外院行骨盆骨折手术后出现咳嗽、咳痰，为砖红色黏痰，伴气促、呼吸困难，伴胸部疼痛不适，伴发热，最高体温38.3℃，无晕厥、黑矇、人事不省，无夜间盗汗、午后潮热、咯血，无声音嘶哑、发声困难、饮水呛咳，无心悸、胸闷、口唇发绀，无咳粉红色泡沫样痰、双下肢水肿等，予对症处理后症状未见好转，胸闷、气促渐渐加剧，并出现血压下降至68/45 mmHg，予以"间羟胺"升压等处理后，未见明显好转。为进一步诊治，转诊我院。查生命体征示血压61/41 mmHg，血氧饱和度88%~94%（面罩给氧，吸入氧浓度41%）；予完善肺动脉CTA检查：①肺动脉CTA检查未见明显异常；②双肺炎症。遂拟"重症肺炎、脓毒性休克"收住入院。

既往史：4天前因车祸至左侧肋骨骨折、骨盆骨折，于当地医院住院治疗，具体不详。2天前行骨盆骨折手术，手术顺利，具体不详。否认病毒性肝炎、肺结核病史；否认高血压、糖尿病、高血脂病史；否认脑血管疾病、心脏病史；否认精神病史、地方病史、职业病史；否认中毒史，否认药物、食物过敏史；预防接种史不详。

个人史及婚育史：久居于福建省，生活起居尚规律，无化学物质、放射物质、有毒物质接触史，无冶游、吸毒史。吸烟30年，约1包/日；无饮酒史。已婚，育有3女，配偶及女儿体健，夫妻感情和睦。

家族史：父母已故，死因不详，否认家族遗传病史。

（二）体格检查

体温36.3℃，脉搏102次/分，呼吸25次/分，血压142/80 mmHg（间羟胺8 mg/h），血氧饱和度95%（高流量给氧，吸入氧浓度50%）。神志清楚，精神疲乏。口唇轻度发绀，颈静脉有无充盈怒张，全身浅表淋巴结无肿大。左胸壁见外固定，局部压痛。双肺呼吸音粗，两肺可闻及中等量湿性啰音。心率102次/分，心律齐，各心瓣膜听诊区未闻及杂音。腹部平软，肝脾未触及肿大，全腹轻压痛，无反跳痛，移动性浊音阴性，肠鸣音正常,肠鸣音4次/分。左髋可见长约10 cm手术切口,稍渗血;双下肢无水肿,双侧足背搏动正常对称。

(三)辅助检查

(外院)血常规:白细胞计数$2.27×10^9$/L,中性粒细胞百分比79.3%,淋巴细胞百分比13.2%,淋巴细胞绝对值$0.3×10^9$/L,单核细胞百分比7.5%,单核细胞绝对值$0.17×10^9$/L,红细胞计数$2.53×10^{12}$/L,血红蛋白78 g/L,血小板计数$67×10^9$/L。

(外院)生化:总蛋白39.7 g/L,白蛋白22.7 g/L,球蛋白17.0 g/L,白蛋白/球蛋白比值1.34,总胆红素21.9 μmol/L,直接胆红素12.7 μmol/L,间接胆红素9.2 μmol/L,丙氨酸氨基转移酶28 U/L,天冬氨酸氨基转移酶38 U/L,碱性磷酸酶54 U/L,γ-谷酰转肽酶28 U/L,总胆固醇2.10 g/L,甘油三酯0.64 mmol/L,低密度脂蛋白胆固醇0.73 mmol/L,葡萄糖8.0 mmol/L,乳酸脱氢酶181 U/L,磷酸肌酸激酶618 U/L,肌酸激酶同工酶17 U/L,尿素氮19.8 mmol/L,肌酐157.2 μmol/L,尿酸275 μmol/L,钾4.01 mmol/L,钠134 mmol/L,氯96.9 mmol/L,钙1.15 mmol/L。

(外院)血浆D-二聚体10.3 mg/L。

(本院)血气分析(吸入氧浓度50%):酸碱度7.42,二氧化碳分压26.9 mmHg,氧分压76.0 mmHg,碳酸氢盐浓度17.1 mmol/L,实际碱剩余-6.2 mmol/L,标准碱剩余-6.5 mmol/L,乳酸3.6 mmol/L,氧合指数152 mmHg。

肺动脉CTA(病例19图1):①肺动脉CTA检查未见明显异常;②双肺炎症;③双侧少量胸腔积液伴邻近肺组织膨胀不全;④双肺气肿伴右侧肺大疱形成;⑤考虑间质性肺水肿可能;⑥主动脉、冠状动脉硬化;⑦纵隔及双肺门多发淋巴结,部分肿大;⑧胆囊壁增厚伴胆囊结石;⑨食管中、下段管壁增厚。

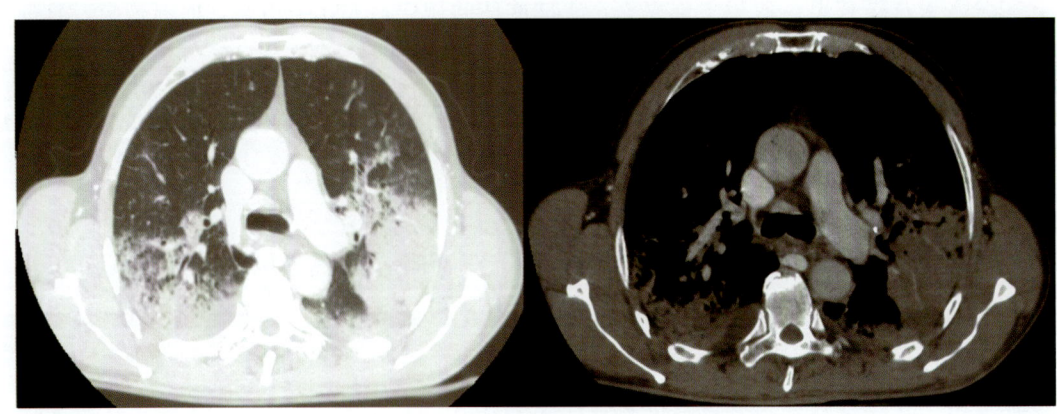

病例19图1　入院当天肺动脉CTA

（四）诊断

1. 重症肺炎
   Ⅰ型呼吸衰竭
2. 脓毒性休克
3. 多发肋骨骨折
4. 创伤性湿肺
5. 急性肾损伤
6. 双侧少量胸腔积液
7. 双侧肺气肿伴右侧肺大疱
8. 骨盆骨折（术后）
9. 低蛋白血症
10. 中度贫血
11. 血小板减少

二、诊疗经过

患者因车祸致肋骨多发骨折后出现反复咳嗽、咳砖红色黏痰，伴发热、气促、呼吸困难，入院时测血压61/41 mmHg，血氧饱和度88%～94%（面罩给氧，吸入氧浓度41%），双肺可闻及中等量湿性啰音，结合肺动脉CTA及检验结果，考虑创伤性湿肺、重症肺炎、脓毒性休克。入院后即予高流量氧疗（吸入氧浓度50%），间羟胺升压（8 mg/h），哌拉西林他唑巴坦（4.5 g，每8小时1次）抗感染，升白、补充白蛋白、化痰、低分子肝素抗凝、限制液体出入量减轻心脏前负荷等对症支持治疗。入院第2天复查血常规：白细胞计数2.01×10^9/L，中性粒细胞百分比86.54%，淋巴细胞百分比9.52%，血红蛋白90 g/L，血小板计数81×10^9/L；C反应蛋白116 mg/L；降钙素原6.061 ng/mL；白蛋白26 g/L；痰细菌培养：肺炎克雷伯菌（++++）（入院第4天结果回报）。经治疗，患者发热、咳嗽、气喘症状未见改善，体温波动于38～38.5 ℃，且精神疲乏、咳痰无力、食欲缺乏。于入院第5天出现呼吸急促（呼吸约40次/分）、血氧饱和度下降至72%，予辅助排痰、吸痰等处理，立即镇静后予纤维支气管镜引导下气管插管术、并接呼吸机辅助通气、纤维支气管镜检查及吸痰处理。抢救后患者末梢血氧饱和度上升至97%，复查胸部CT（病例19图2）可见双肺炎症及胸腔积液明显增多，在床旁超声定位下行双侧胸腔穿刺置管引流，引流出大量淡黄色漏出液，加强白蛋白补充支持、限制液体出入量、加强营养支持，继续抗感染（哌拉西林他唑巴坦4.5 g，每8小时1次)、间断气管镜下吸引痰液等对症支持治疗,患者体温恢复正常,呼吸逐渐平稳,痰液逐渐减少,氧合指数明显好转。入院后第10天复查血常规:白细胞计数7.48×10^9/L,中性粒细胞百分比84.04%,淋巴细胞百分比9.82%,血红蛋白75 g/L,血小板计数271×10^9/L。C反应蛋白52.5 mg/L。血气分析(吸入氧浓度40%):酸碱度7.44,二氧化碳分压43.5 mmHg,氧分压175 mmHg,标准碳酸氢根29.1 mmol/L,实际碳酸氢根29.3 mmol/L,全血碱剩余5.2 mmol/L,氧合指数437 mmHg,乳酸1.8 mmol/L。降钙素原0.3 ng/mL。白蛋白30.7g/L。予撤除呼吸机、拔除气管插管,改用高流量吸氧,复查胸部CT(病例19图3):双肺炎症明显吸收好转,双侧胸腔积液减少吸收。拔除胸腔置管,转出重症监护室,逐渐加强患者自主活动及康复锻炼,患者症状渐好转出院。

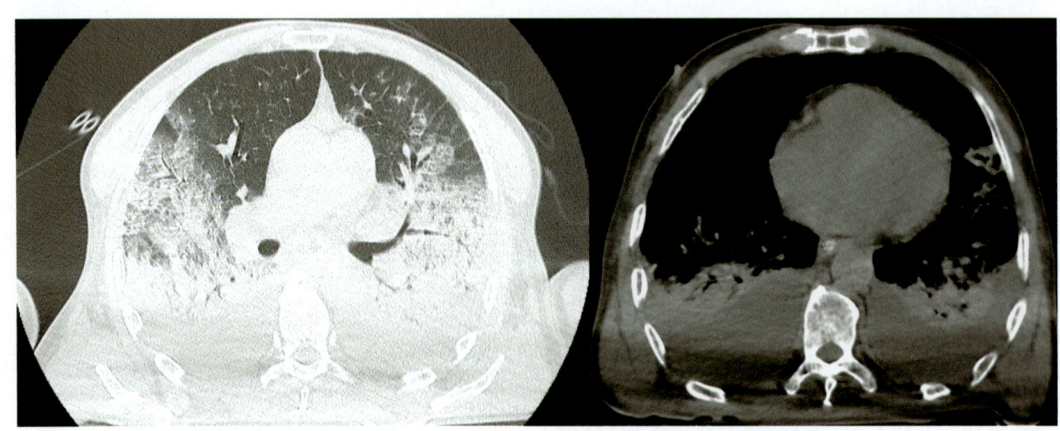

病例19图2　入院第5天胸部CT

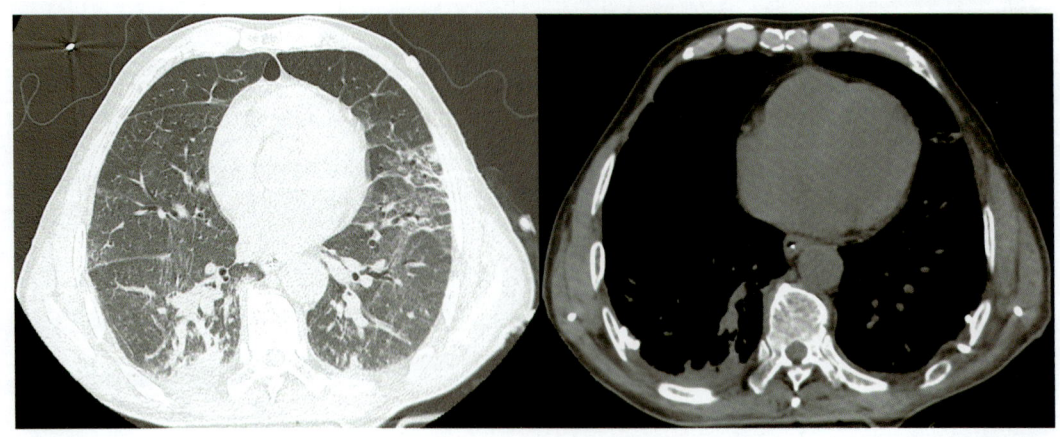

病例19图3　入院第10天胸部CT

三、疾病介绍

严重创伤引发重症肺炎的病理生理机制涉及多个层面，包括免疫系统的激活、炎症介质的释放、肺部微环境的改变，以及二次感染的风险增加。①免疫反应和炎症介质的激活：严重创伤后，体内会迅速激活免疫系统，释放大量炎症细胞和介质，如细胞因子（TNF-α、IL-1、IL-6等）、化学趋化因子和自由基。这些炎症介质可以增加肺血管的通透性，导致肺部水肿和毛细血管渗漏，这是导致创伤性湿肺（traumatic wet lung，TWL）、ARDS的基础。肺部上述微环境的改变，也会导致肺部防御机制的下降，如纤毛运动减弱和巨噬细胞功能障碍，这增加了细菌或病毒感染的风险。②胸部外伤：患者因疼痛而避免咳嗽及减少胸部活动加剧分泌物潴留情况，排痰能力减弱，从而影响呼吸功能。③感染的风险增加：创伤后免疫功能可能出现暂时性的抑制，这一现象被称为创伤后免疫抑制。这种免疫抑制状态使得患者更易于发生细菌或真菌的二次感染，尤其是在使用诸如机械通气这类侵入性操作时。受伤后的肺部也更容易成为病原体的"目标器官"，尤其在有创伤性插管或长时间机械通气的情况下，这些操作可能引入或加剧肺部感染。这些机制相互作用，共同导致创伤后患者易发生重症肺炎。因此，对于严重创伤患者的管理，需要高度重视预防和监控潜在的肺部感染，以及及时处理全身性炎症反应。

肺炎克雷伯菌（Klebsiella pneumoniae，KP）是医院和社区获得性感染中最常见且最重要的条件致病菌之一，可定植于人体的肠道和呼吸道等部位，其肺炎亚种可分为2个不同的克隆组，即致病力较弱的普通毒力肺炎克雷伯菌（classic Klebsiella pneumoniae，cKP）和致病力强的高毒力肺炎克雷伯菌（hypervirulent Klebsiella pneumoniae，hvKP）。其中，hvKP感染通常进展迅速，因发生败血症，耐药率及病死率极高，预后差。因此，对于hvKP的及早诊断和治疗变得至关重要。但目前临床实验室普遍尚未对hvKP进行常规筛查与鉴别，无法为临床的抗感染治疗提供准确的病原学诊断依据。因而，疾病早期诊断，主要依据影像学及临床表现来进行初步诊治，目前已有一系列关于肺炎克雷伯菌感染的特征性肺部影像学表现相关研究，其主要表现包括晕征、反晕征、无空洞结节、空洞性结节、滋养血管征、磨玻璃密度影、实变影、外周楔形影、网状影、支气管充气征、叶间裂膨出征、双侧胸腔积液等。

在严重创伤、多发肋骨骨折条件下，因其常引起胸廓活动受限、创伤性湿肺、肺水肿及肺泡萎陷，临床上在出现呼吸衰竭征兆时及早使用机械通气治疗，长期卧床或接受其他各种医疗操作而增加肺炎克雷伯菌感染的风险；此外，医院环境本身也可能成为肺炎克雷伯菌的传播源，特别是在重症监护室等高风险区域。而对肺炎克雷伯菌等条件致病菌所致重症肺炎的治疗，入院后可尽早完善相关病原学检查，及早明确病原微生物及药敏情况，考虑其高耐药性，可予首选三代头孢菌素、氟喹诺酮或β内酰胺加酶抑制剂。且因其高毒力致早期脓毒血症可能性大，应在明确诊断后尽早给予生命支持，减少器官功能损害，病情好转后尽早加强器官功能康复，减少并发症。

四、病例点评

该患者经历胸部创伤及手术麻醉打击，且因肋骨骨折胸部疼痛、排痰能力差、卧床等因素，容易继发肺部感染。肺炎克雷伯菌属于条件致病菌，消化道定植侵入并侵袭呼吸系统致重症肺炎，高毒力肺炎克雷伯菌易入血致血流感染、脓毒性休克。该患者入院后出现呼吸、循环衰竭、DIC、严重的低蛋白血症等。按照脓毒症指南给予综合治疗措施，包括使用呼吸机辅助通气，纤维支气管镜气道清理；充分镇静、镇痛减少机体能耗；限制性液体管理；及时引流胸腔积液；补充足量蛋白及营养；早期功能锻炼等支持治疗。尽早获得病原学结果，并调整抗感染方案，针对各器官功能障碍给予合适的支持保护是治疗成功的关键。

（病例提供者：饶丽霞 黄元新 莆田市第一医院）

（点评专家：林兆奋 海军军医大学第二附属医院）

参考文献

[1]陈孝平.外科学（第8版）[M].北京：人民卫生出版社，2013：266-267.

[2]魏贤英，刘兆伟，吕浩轩.螺旋CT多平面重组在创伤性湿肺诊断中的应用价值[J].现代医用影像学，2018，27（6）：3.

[3]陈涛，吴小平.创伤性湿肺的CT影像诊断价值[J].江西医药，2017，52（11）：3.

[4]Dong N, Yang X, Chan EW, et al.Klebsiella species：taxonomy, hypervirulence and multidrug resistance[J].E Bio Medicine，2022，79：103998.

[5]曹身云，李震，赵书平.高毒力肺炎克雷伯菌的研究进展[J].国际检验医学杂志，2022，43（7）：864-868.

[6]Russo TA, Olson R, Fang CT, et al.Identification of biomarkers for differentiation of hypervirulent klebsiella pneumoniae from classical k.pneumoniae[J].J Clin Microbiol，2018，56（9）：e00776.

[7]童卫玲，娄琳，杨桂华，等.不同毒力肺炎克雷伯菌感染临床表现及CT征象对比分析[J].国际医学放射学杂志，2022，45（4）：471-475.

[8]柴彦军，李昇霖，张国晋，等.侵袭性肺炎克雷伯菌肝脓肿综合征临床及影像学特点[J].中国医学影像技术，2020，36（8）：1202-1206.

[9]何礼贤，肖永红，陆权，等.国家抗微生物治疗指南[M].北京：人民卫生出版社，2018：4.

病例20　Wellens综合征

一、病历摘要

（一）基本信息

患者女性，59岁，务农。

主诉：反复胸闷10天，加重15小时。

现病史：入院前10天患者活动后出现胸闷，爬3层楼梯即可出现，位于前胸部，与体位无明显关系，伴左上肢体麻木，无恶心、呕吐，无头痛、头晕，无腹痛、腹泻等，每次持续10～20分钟可缓解。曾就诊当地诊所，予硝酸甘油含服后可症状缓解。此后上述症状反复发作，休息或含服硝酸甘油后可缓解。15小时前患者于安静状态下出现胸闷，部位、性质、持续时间较前相当，自服速效救心丸后胸闷缓解，后为进一步治疗，遂到我院急诊。查心电图：窦性心律，$V_1 \sim V_6$导联T波倒置。

既往史：否认高血压、糖尿病病史，否认吸烟史。

（二）体格检查

体温36.5 ℃，脉搏78次/分，呼吸20次/分，血压156/89 mmHg。神志清楚，查体合作。颈软，颈静脉充盈。双肺呼吸音清，双肺未闻及干湿性啰音。心界无扩大，心率78次/分，心律齐，A2＞P2，心脏各瓣膜听诊区未闻及病理性杂音。腹平软，全腹无压痛及反跳痛，墨菲征阴性，肝肾区无叩击痛，肠鸣音4次/分。双下肢水肿，病理征未引出，四肢肌力正常。

（三）辅助检查

血气分析（吸入氧浓度29%）：酸碱度7.471，二氧化碳分压35.8 mmHg，氧分压168 mmHg，实际剩余碱2.6 mmol/L，乳酸1.1 mmol/L，钾3.7 mmol/L，钠146 mmol/L，氧合指数579 mmHg。

肌钙蛋白：0.01 ng/mL。

血常规、凝血功能、D-二聚体均未见异常。

就诊时心电图（胸闷已缓解）（病例20图1）：窦性心律，$V_1 \sim V_4$导联T波双向倒置。

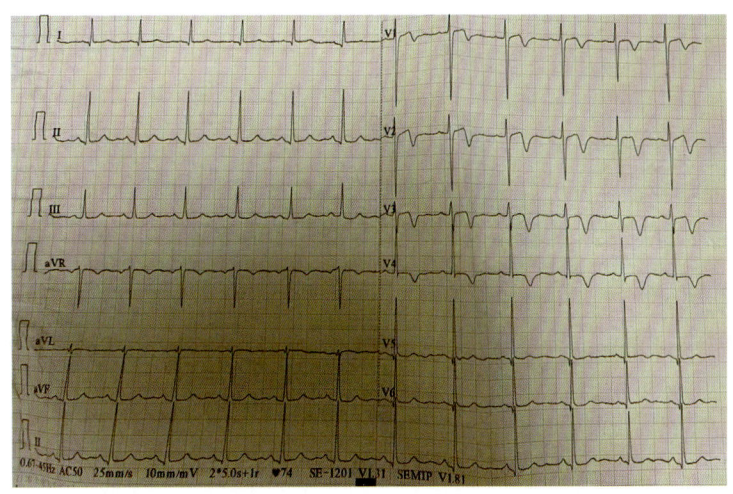

病例20图1　第一次入抢救室时心电图（胸闷已缓解）

（四）诊断

1. 胸闷待查
2. 冠状动脉粥样硬化性心脏病

    心绞痛可能
3. 高血压

二、诊疗经过

患者入急诊抢救室后，予硝酸甘油扩冠降压、极化液稳定心肌细胞等治疗，血压降至120/70 mmHg，6小时后复查肌钙蛋白仍正常，因患者及家属无住院意愿，建议心内科门诊随访，若出现胸闷无缓解建议立即就诊。患者回家后当天再次出现胸闷，就诊当地医院，多次复查肌钙蛋白均为阴性，用药后均可缓解。当地医院治疗6天后因反复胸闷发作，为进一步诊治，再次就诊我院急诊，再次检查肌钙蛋白仍为阴性。

再次就诊我院时心电图（胸闷已缓解）（病例20图2）：窦性心律，V_1~V_6导联T波倒置。

因胸前导联T波明显倒置，考虑心肌缺血，请心内科急会诊后考虑Wellens综合征；予双联抗血小板（拜阿司匹林300 mg，替格瑞洛180 mg顿服）、低分子肝素抗凝、瑞舒伐他汀稳定斑块、硝酸甘油扩冠等治疗，并征得家属同意后，行急诊经皮冠状动脉介入治疗（percutaneous coronary intervention，PCI）。术中造影可见前降支中段狭窄99%，植入Firebird 2 3.0 mm×23 mm支架一枚，之后以3.5 mm×12 mm后扩球囊于支架内进行高压后扩张（18 atm），局部未见明显残余狭窄，无夹层撕裂及血栓，血流TIMI 3级（病例20图3）。手术过程顺利，术后胸痛缓解。此后患者未再出现胸痛发作，病情稳定后予以出院。

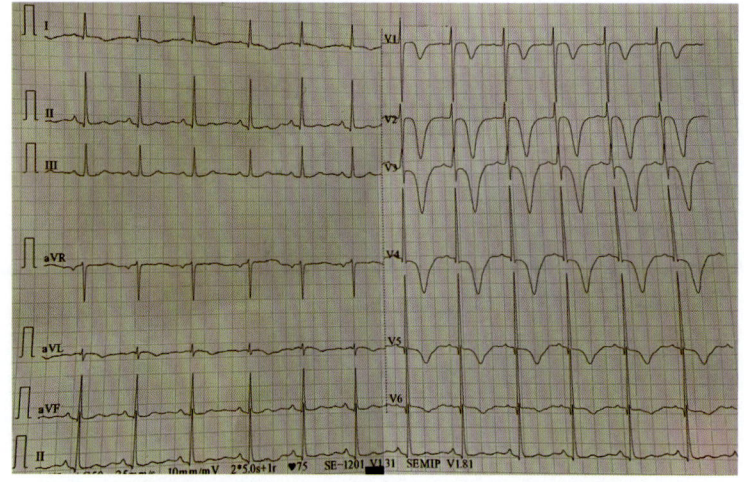

病例20图2　第二次入抢救室心电图（胸闷已缓解）

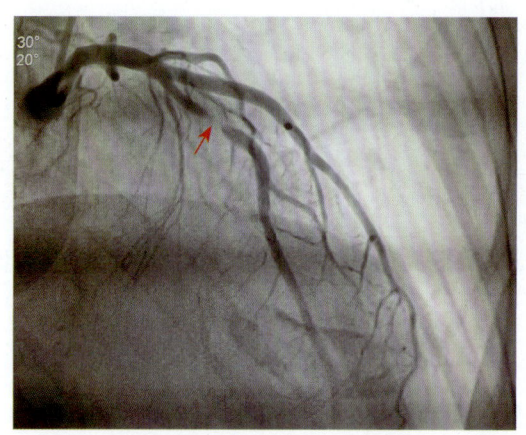

病例20图3　冠状动脉造影所见

红色箭头指示处为狭窄病变

三、疾病介绍

1. Wellens综合征概述　1982年，Wellens等发现了一组有心绞痛病史、具有特征性的胸前导联T波改变的心电图的患者，这种伴有特征性ECG图形的胸痛被命名为Wellens综合征（Wellens' syndrome，WS）。Wellens团队最初的研究显示，在145例因不稳定型心绞痛入院的患者中，有9%的患者出现典型胸痛症状及心电图表现，另有9%的患者在24小时内出现T波变化，尽管经药物治疗后症状有所缓解，但仍有70%的患者发展为前壁心肌梗死，甚至猝死，后经血管造影检查证实，所有患者均有冠状动脉左前降支（left anterior descending，LAD）严重狭窄，所以一旦确诊该综合征，应按照ST段抬高型心肌梗死（ST-elevation myocardial infarction，STEMI）来处理，尽早行冠状动脉血运重建，而非单纯药物治疗。急性冠状动脉综合征（acute coronary syndrome，ACS）具有较高的死亡率和致残率。急性胸痛协同救治体系明显提高了ACS的救治成功率，其中早期规范化介入治疗是关键环节之一。而Wellens综合征多在新发心血管疾病患者中出现，因此容易被延误诊治，所以及时的识别Wellens综合征对急诊科医师而言尤为重要。

2. Wellens综合征诊断标准（Rhinehart 2002）

（1）$V_2 \sim V_3$导联T波深倒或者双向（可扩展至$V_1 \sim V_6$）。

（2）ST段抬高不明显，<1 mm，小于ST段抬高型心肌梗死的诊断标准。

（3）无胸前导联Q波形成，没有过多的急性心肌梗死的提示因素。

（4）无R波递增不良。

（5）近期发作心绞痛。

（6）上述心电图出现于无症状时。

（7）心肌酶正常或轻微升高。

3. Wellens综合征分型　Wellens综合征按心电图变化可分为1、2两型。其中1型主要表现为T波的对称性深倒置，2型T波则呈双向。其中1型占75%；2型占25%。

2型Wellens综合征的临床诊断、处理和预后与前面描述的1型几乎完全相同，只是心电图T波改变表现为双向，部分病例在数小时或数天内可演变为倒置（演变为1型），系再灌注较迟导致的。Wellens综合征在各型之间呈现动态改变，1型与2型可以相互变化，并不是固定的。

Wellens综合征分型心电图表现见病例20图4。

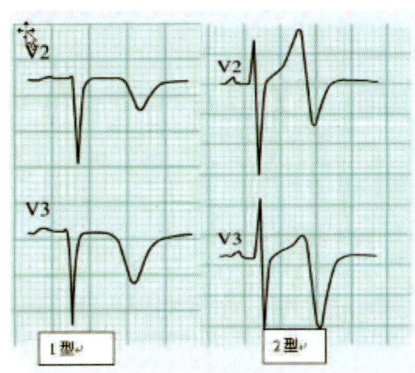

病例20图4　1型与2型Wellens综合征心电图表现

4. Wellens综合征的病理生理　大多数Wellens综合征是由不稳定的动脉粥样硬化斑块破裂引起的。斑块破裂时，致栓性脂质核心暴露在血管腔内，引发炎症级联反应，导致血小板聚集、血栓形成、血管闭塞、缺血及梗死。在Wellens综合征患者中，心绞痛发作与LAD突然闭塞同时发生。这种闭塞可能是短暂的，如果血流灌注恢复，疼痛将缓解。当患者疼痛时，心电图可能显示正常，经典的Wellens综合征心电图可能仅在患者无疼痛时才显现。

5. Wellens综合征的发病机制　目前尚不清楚，该类患者心电图T波变化通常发生在无疼痛期。有学者认为此现象与LAD近端动脉痉挛的缓解有关，也有认为可能与心肌顿抑或心肌冬眠现象有关。

患者心绞痛发作时，前降支暂时性完全或几乎完全闭塞导致严重心肌缺血，随后冠状动脉迅速再通或从侧支循环得到血供，心肌得到再灌注并同时形成再灌注损伤，而引起心肌顿抑，对应于心电图出现显著的复极异常，即T波双向或倒置；顿抑心肌的功能可在数天或数周内恢复正常，对应于T波形态改变逐渐恢复正常；心肌顿抑是心肌濒临坏死前的一种状态，很容易因缺血加重进展为心肌坏死，心电图出现弓背向上型ST段抬高及病理性Q波；随着心肌缺血的改善，T波倒置程度逐渐变浅，室壁运动障碍得到改善，心功能逐渐恢复。部分患者可以出现心肌损伤标志物轻度增高，说明心肌有损伤、坏死，这种损伤、坏死因深度浅（较心内膜下心肌梗死还要浅），不足以引起ST段抬高型心肌梗死典型ST段弓背向上抬高、病理性Q波等心电图动态演变过程，只能够引起T波的特征性演变，是心肌梗死的一种特殊类型。

6. Wellens综合征的治疗　确诊Wellens综合征后，即使患者疼痛减轻或心肌酶正常，也需要住院和紧急行心内科会诊。如果患者伴有血流动力学不稳定，需根据具体情况进行输液或血管升压药物治疗。开始使用抗心绞痛、抗血小板和抗凝药物治疗，并密切监测。应进行早期冠状动脉介入治疗，通过PCI或冠状动脉旁路移植术（coronary artery bypass grafting，CABG）来开通冠状动脉，恢复灌注。De Zwaan C的研究显示，心电图有Wellens综合征改变且未接受PCI治疗的患者中，有75%在约8.5天内发生前壁心肌梗死。由于LAD闭塞的自然进展导致前壁心肌梗死，这些患者仅靠药物治疗将预后不佳。

四、病例点评

Wellens综合征患者可以反复发作严重心绞痛，但心电图仅仅出现胸前导联T波改变，不伴ST段改变或出现病理性Q波，心肌坏死标志物多正常，看似"轻微"，容易被急诊医师忽视。对于胸闷待查的患者，特别是经治疗症状缓解后，很多急诊科医生经常检查2次肌钙蛋白，正常后就让患者门诊随访，往往忽视复查心电图，导致极少一部分患者心电图T波及ST段的动态改变未能发现。Wellens综合征病变多为左前降支近端严重狭窄甚至次全闭塞，容易进展为ST段抬高型心肌梗死，甚至由于反复发生严重心肌缺血，诱发室性心律失常交感电风暴导致猝死。本案例中患者胸闷症状反复发作，但症状很快缓解，多次复查肌钙蛋白阴性，急诊科医生对Wellens综合征心电图表现认识不足，未能留院观察。所幸患者第二次就诊时心电图出现动态变化，引起急诊科医生的重视，及时进行冠状动脉介入治疗，避免不良事件的发生。所以要结合对客观指标的深入分析和风险评估，及时联系介入团队，避免延误早期冠状动脉介入治疗的最佳时机。Wellens综合征患者及时介入治疗预后良好，因此，应提高医院急诊科医生对ACS不典型心电图及临床表现的甄别能力，及早按ST段抬高型急性心肌梗死进行救治尤为重要。

（病例提供者：周海珺 柯 俊 福州大学附属省立医院）

（点评专家：徐 峰 山东大学齐鲁医院）

参考文献

[1] De Zwaan C, Bar FW, Wellens HJ. Characteristic electrocardiographic pattern indicating a critical stenosis high in left anterior descending coronary artery in patients admitted because of impending myocardialinfarction[J]. American Heart Journal, 1982, 103（4 Pt 2）：730–736.

[2] De Zwaan C, Bär FW, Janssen JH, et al. Angiographic and clinical characteristics of patients with unstable angina showing an ECG pattern indicating critical narrowing of the proximal LAD coronary artery[J]. Am Heart J, 1989, 117（3）：657–665.

[3] 中华医学会心血管病学分会，中华心血管病杂志编辑委员会.急性ST段抬高型心肌梗死诊断和治疗指南（2019）[J].中华心血管病杂志，2019，47（10）：766–783.

[4] Arisha MJ, Hallak A, Khan A, et al. A rare presentation of a rare entity：wellens syndrome with subtle terminal t wave changes[J]. Case Rep Emerg Med, 2019, 2019：1582030.

[5] Asatryan B, Vaisnora L, Manavifar N, et al. Electrocardiographic diagnosis of life-threatening STEMI equivalents：When every minute counts[J]. JACC Case Rep, 2019, 1（4）：666–668.

[6] Sheng FQ, He MR, Zhang ML, et al. Wellens syndrome caused by spasm of the proximal left anterior descending coronary artery[J]. JElectrocardiol, 2015, 48（3）：423–425.

[7]Stankovic I, Kafedzic S, Janicijevic A, et al.T-wave changes in patients with Wellens syndrome are associated with increased myocardial mechanical and electrical dispersion[J].The International Journal of Cardiovascular lmaging, 2017, 33(10): 1541-1549.

[8]Migliore F, Zorzi A, Marra MP, et al.Myocardial edema underlies dynamic t-wave inversion (Wellens' ECG pattern) in patients with reversible left ventricular dysfunction[J].Heart Rhythm, 2011, 10(8): 1629-1634.

病例21　以颈部疼痛首诊的de Winter综合征

一、病历摘要

（一）基本信息

患者男性，40岁，办公室职员。

主诉：颈部疼痛3天，意识不清3分钟。

现病史：患者入院前3天出现颈部疼痛，无胸闷、胸痛，无出冷汗，就诊于外院，查颈部彩超：颈部淋巴结慢性炎症。颈部疼痛反复发作，每次疼痛时间5~10分钟不等，休息后可自行缓解。1小时前颈部疼痛再发，疼痛持续不缓解，无胸闷、胸痛，无心悸、气促，无咳嗽、咳痰，无吞咽困难，无畏冷、发热，无大汗淋漓，遂至我院急诊，候诊时突发意识不清，肢体抽搐，大动脉搏动消失，立即予心肺复苏，直接入抢救室抢救。

既往史：有高脂血症，未服用药物治疗。

（二）体格检查

体温36.5 ℃，无脉搏，无呼吸，血压无法测出。意识丧失，查体无法配合，大动脉搏动消失，呼吸音、心音未闻及。

（三）辅助检查

血常规：白细胞计数$7.7×10^9$/L，中性粒细胞百分比56.3%，血红蛋白170 g/L，血小板计数$257×10^9$/L。

（复苏后）血气分析（吸入氧浓度41%）：酸碱度7.27，二氧化碳分压34.6 mmHg，氧分压126 mmHg，乳酸11 mmol/L，剩余碱-9.7 mmol/L。

生化：白蛋白52 g/L，总胆红素12.37 μmol/L，结合胆红素3.1 μmol/L，丙氨酸氨基转移酶138 U/L，天冬氨酸氨基转移酶74 U/L，肌酸激酶68 U/L，肌酸激酶同工酶19 U/L，乳酸脱氢酶231 U/L，钾3.9 mmol/L，钠141 mmol/L，氯103 mmol/L，总钙2.48 mmol/L，尿素氮5.3 mmol/L，肌酐76 μmol/L，碳酸氢盐18 mmol/L，葡萄糖8.61 mmol/L，尿酸430 μmol/L，甘油三酯4.13 mmol/L，总胆固醇7.72 mmol/L。

凝血功能+D-二聚体：凝血酶原时间10.2秒，凝血酶时间18.2秒，纤维蛋白原2.33 g/L，血浆D-二聚体0.28 mg/L。

肌钙蛋白I 0.021 ng/L。（参考值0~0.023 ng/L）

N端-B型钠尿肽前体85 ng/L。

（四）诊断

1. 颈部疼痛待查

    冠心病

    急性心肌梗死？

2. 心搏骤停

3. 混合性高脂血症

二、诊疗经过

入抢救室后继续予持续心肺复苏5分钟，肾上腺素强心，心电监护呈室颤心律，立即予200 J电除颤后患者心电监测提示转为窦性心律，神志转清，对答切题，可遵嘱指令，诉胸痛明显，伴有大汗淋漓。心电监护：心率100次/分，呼吸25次/分，血压114/73 mmHg，血氧饱和度93%（吸入氧浓度37%）。予吗啡5 mg皮下注射镇痛，同时完善床边心电图：窦性心律，V_2~V_4导联ST段上斜型压低，J点下移，T波直立高尖（病例21图1）。考虑急性心肌梗死：de Winter综合征，并立即给予阿司匹林300 mg、替格瑞洛180 mg、阿托伐他汀20 mg口服，依诺肝素0.4 mL皮下注射抗凝。联系心内科会诊，立即行急诊冠状动脉造影。冠状动脉造影提示冠状动脉三支病变，左前降支近段完全闭塞（病例21图2），行血栓抽吸＋血管内超声＋药物涂层球囊血管成形术。术后左前降支恢复TIMI血流3级（病例21图3）。术后患者胸痛及颈部疼痛缓解，安返ICU病房，术后心电监护：心率85次/分，呼吸18次/分，血氧饱和度99%（吸入氧浓度37%）；复查心电图：窦性心律，V_2~V_4导联ST段动态变化，基线水平，T波双向（病例21图4）；复查血常规：白细胞计数14.3×10^9/L，中性粒细胞百分比88.9%，血红蛋白160 g/L，血小板计数252×10^9/L。生化：白蛋白43 g/L，总胆红素13.6 μmol/L，结合胆红素3.8 μmol/L，丙氨酸氨基转移酶96 U/L，天冬氨酸氨基转移酶300 U/L，肌酸激酶1 798 U/L，肌酸激酶同工酶118 U/L，乳酸脱氢酶567 U/L，钾3.9 mmol/L，钠140 mmol/L，氯99 mmol/L，总钙2.09 mmol/L，尿素氮4 mmol/L，肌酐61 μmol/L，碳酸氢盐24 mmol/L。凝血功能＋D-二聚体：凝血酶原时间12.3秒，凝血酶时间>170秒，纤维蛋白原2.12 g/L，血浆D-二聚体0.86 mg/L。肌钙蛋白54 594 ng/L（参考值0~45 ng/L）；N端-B型钠尿肽前体103.4 ng/L。继续予以拜阿司匹林、替格瑞洛抗血小板、依诺肝素抗凝、阿托伐他汀调脂及制酸保护胃黏膜等对症治疗。1天后转回普通病房，1周后顺利出院。

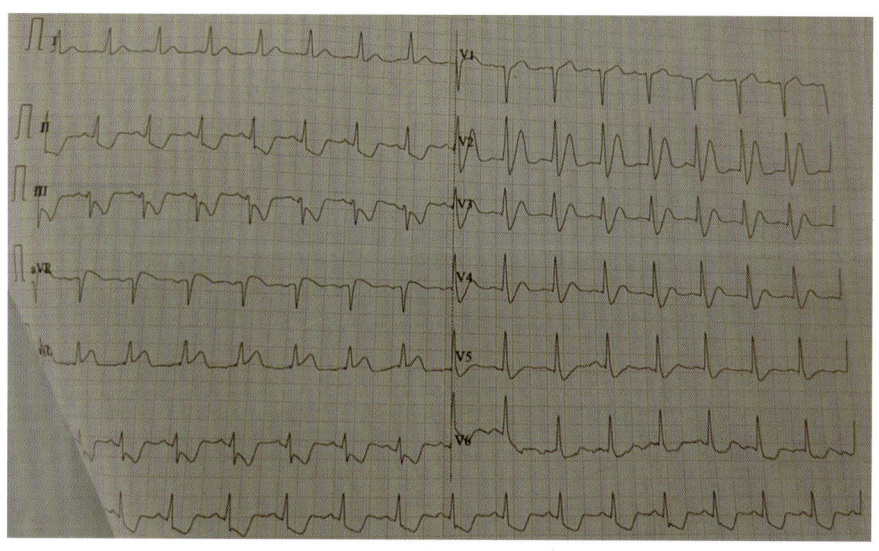

病例21图1　心肺复苏后首份心电图

窦性心律，$V_2 \sim V_4$ 导联 ST 段上斜行压低，J 点下移，T 波直立高尖

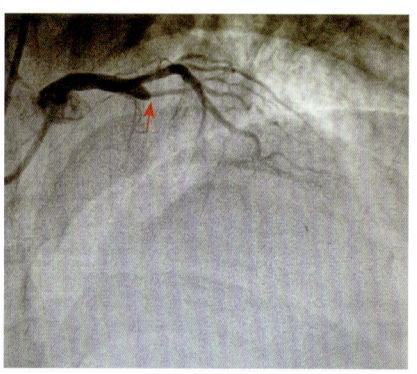

病例21图2　急诊冠状动脉造影提示左前降支近段完全闭塞（红色箭头指示处），TIMI血流0级

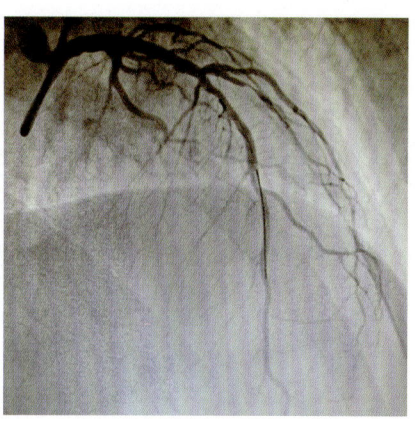

病例21图3　急诊PCI后左前降支恢复TIMI血流3级

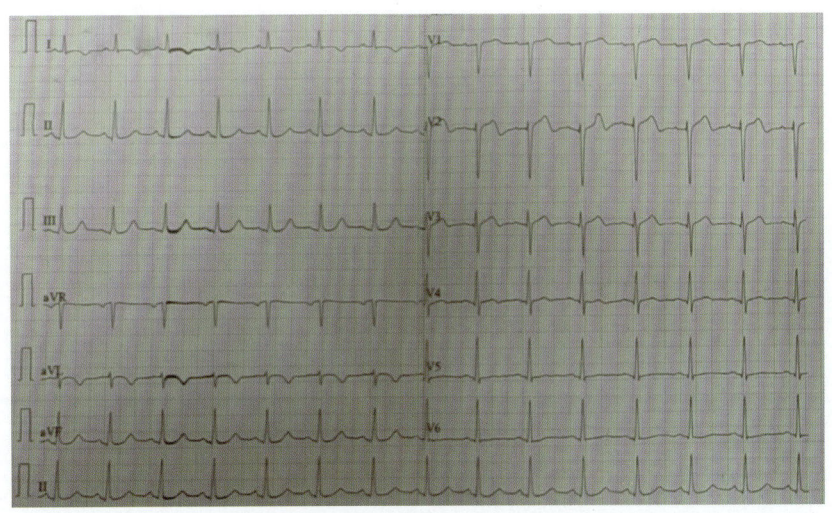

病例21图4　急诊PCI后心电图

窦性心律，$V_2 \sim V_4$ 导联 ST 段动态变化，基线水平，T 波双向

三、疾病介绍

1. de Winter综合征概述　2008年，de Winter等首次提出de Winter综合征。他们通过回顾性分析1 532例急性前壁心肌梗死患者的急性期心电图，发现30例患者的心电图未出现典型的胸前导联ST段弓背抬高表现，而呈ST段上斜型压低伴T波高尖，急诊冠状动脉造影提示梗死相关血管绝大多数为左前降支近段闭塞，将这种临床现象称为de Winter综合征。左前降支急性闭塞的心电图往往表现为胸前导联ST段弓背向上型抬高，很容易辨识，提示医护人员及时行冠状动脉再灌注治疗。而de Winter综合征心电图胸前导联ST段不抬高，而呈上斜型压低，容易被年轻医生所忽视，实际上，de Winter综合征亦提示左前降支急性闭塞，急需行再灌注治疗。

2. 发病机制　de Winter综合征的发病机制尚未统一，目前的主要观点：浦肯野纤维可能存在解剖上的变异，导致传导延迟，故仅部分患者出现特征性心电图改变；冠状动脉尚未完全闭塞，但心内膜缺血严重，细胞损伤导致心电图出现超急性期T波改变，而此时心外膜中部分缺血，心肌复极化延迟伴随跨膜动作电位的形成，导致ST段上斜型压低，电信号无法正常传导至心前区导联，而是传至AVR导联，使AVR导联轻度上抬。胸导联ST段不抬高的另一种可能是与细胞膜上ATP敏感性钾通道不能正常激活有关，其机制是心肌缺血使ATP大量被消耗和产生新的ATP不足。

3. de Winter综合征心电图表现

（1）胸前 $V_1 \sim V_6$ 导联J点压低1～3 mm，ST段呈上斜型下移，随后T波对称高尖。

（2）QRS波通常不宽或轻度增宽。

（3）部分患者胸前导联R波上升不良。

（4）多数患者aVR导联ST段轻度上抬。

4．de Winter综合征鉴别诊断

（1）急性心肌梗死的超急期ST-T改变相鉴别：超急期的心电图特征性改变为胸前导联T波高大，可以不对称，基底部宽。它是冠状动脉闭塞时的早期改变，随着心肌缺血损伤的加重，最终演变为ST段抬高型心肌梗死（ST elevation myocardial infarction，STEMI）。

（2）与心率增快时的ST段上斜型压低相鉴别：心率增快（如平板运动试验时）常常出现ST段上斜型压低，目前认为与心房复极有关，且并不存在心肌缺血。心电图上两者最简单、重要的鉴别点就是de Winter ST-T改变是在心率并不增快的时候出现。

（3）与高钾血症相鉴别：高钾血症患者主要表现为基底窄且对称、高尖的T波，但不伴有ST段上斜型压低的表现，结合患者胸痛症状、心肌损伤标志物检查，鉴别不难。

5．de Winter综合征临床特征　de Winter综合征提示前降支近段闭塞，与前壁STEMI患者相比，年纪更轻（平均年龄：52岁vs 61岁），男性比例更高（94% vs 72%），更常患有高脂血症（43% vs 20%）。de Winter综合征与超急性期心肌梗死表现类似，主要在于持续时间，超急性心肌梗死很快演变为STEMI，de Winter模式多为次全闭塞或完全闭塞伴侧支循环，梗死局限在心内膜下，表现为持续的ST段上斜型压低，de Winter报道的病例心电图记录时间距离症状发作平均1.5小时，第一次记录持续至造影术前记录心电图（30～50分钟）。若血供进一步变差（阻塞程度加重或侧支循环减少）和（或）需求增加，缺血损伤由局限于内膜下向透壁发展，de Winter模式将演变为STEMI。

四、病例点评

虽然de Winter综合征发生率低，病情凶险，但如早期识别、积极干预处理，预后仍相对较好。如果初始心电图没有抓到短暂的de Winter特征性表现，或是急诊医师没有早期诊断识别这一高危心电图，很有可能延误宝贵的急救时间，导致严重的后果。本案例中患者颈部疼痛起病，为急性冠状动脉综合征不典型症状，容易被非心内专科医生所忽视。后因颈部疼痛反复发作再次就诊，未来得及诊疗即出现恶性心律失常导致心搏骤停，所幸急诊科医生救治果断，以及心内科及时的冠状动脉介入治疗，才避免患者死亡的事件发生。所以要对症状不典型的急性冠状动脉综合征及de Winter综合征有充分的认识，及时识别其特征性心电图表现并联系心内科介入团队，避免延误早期冠状动脉介入治疗的最佳时机。因此，应提高医院急诊科医生对de Winter综合征心电图甄别能力，及早联合心内科介入团队救治尤为重要。

（病例提供者：周海珺 龚峥 柯俊 福州大学附属省立医院）

（点评专家：赵晓东 解放军总医院第四医学中心）

参考文献

[1]中华医学会心血管病学分会，中华心血管病杂志编辑委员会.急性ST段抬高型心肌梗死诊断和治疗指南（2019）[J].中华心血管病杂志，2019，47（10）：766-783.

[2]Chen CC，Cai BY，Qi XW.Uncommon culprit vessel of de winter electrocardiogram pattern[J].JAMA Internal Medicine，2023，183（4）：366.

[3]Verouden NJ，Koch KT，Peters RJ，et al.Persistent precordial "hyperacute" T-waves signify proximal left anterior descending artery occlusion[J].Heart，2009，95（20）：1701-1706.

[4]de Winter RJ，Verouden NJ，Wellens HJ，et al.A new ECG sign of proximal LAD occlusion[J].N Engl J Med，2008，359（19）：2071-2073.

[5]John TJ，Pecoraro A，Weich H，et al.The de Winter's pattern revisited：a case series[J].Eur Heart J Case Rep，2020，4（6）：1-5.

病例22 心肺脑复苏

一、病历摘要

（一）基本信息

患者女性，32岁，务农。

主诉：意识不清12小时。

现病史：患者于入院前12小时与家人吵架后前额碰到墙壁后摔倒在地，后脑勺着地，并出现意识不清，呼之不应，面色口唇发绀，无口吐白沫，无四肢抽搐，无双眼上翻，无大小便失禁，呼叫120，转运至当地县医院发现呼吸、心跳停止，立即予以胸外心脏按压、气管插管、球囊辅助通气、肾上腺素强心，持续心肺复苏约13分钟后恢复自主心律，后心率50~60次/分，血压80~110/50~70 mmHg［去甲肾上腺素0.5 μg/（kg·min）］，末梢血氧饱和度90%（球囊辅助通气），为进一步诊治转至我院抢救室。查血常规：白细胞计数10.3×10^9/L，中性粒细胞百分比91.2%，血红蛋白118 g/L，血小板计数207×10^9/L；凝血功能：凝血酶原时间11.9秒，部分活化凝血酶原时间24.2秒，纤维蛋白原1.6 g/L，D-二聚体2.5 mg/L；生化：白蛋白33 g/L，丙氨酸氨基转移酶114 U/L，天冬氨酸氨基转移酶189 U/L，肌酐70 μmol/L，钾4.1 mmol/L；肌钙蛋白I阴性；N端-B型钠尿肽前体84 ng/L；降钙素原阴性；血气分析（吸入氧浓度41%）：酸碱度7.367，二氧化碳分压38.4 mmHg，氧分压138 mmHg，乳酸1.4 mmol/L；床边心电图：窦性心律；查头部＋胸部＋腹部CT：脑实质肿胀；大脑半卵圆区少许低密度影；右枕部皮下软组织肿胀；双肺炎症，双侧胸腔积液；颈椎CT：颈椎退行性病变，未见明显骨折；枢椎后方小条片状稍高密度影，硬膜下血肿？予甘露醇、白蛋白、呋塞米利尿、脱水降颅压等治疗。现为进一步诊治，拟"呼吸心搏骤停、心肺复苏术后、头枕部外伤"收入重症监护病房。

既往史：既往体健，否认病毒性肝炎、肺结核病史，否认高血压、糖尿病、高血脂病史，否认脑血管疾病、心脏病史，否认精神病史、地方病史、职业病史，否认输血、中毒、手术史，否认药物、食物过敏史。

（二）体格检查

体温36.5 ℃，脉搏78次/分，呼吸16次/分（呼吸机辅助呼吸，模式PC，参数：PC 15 cmH$_2$O，PEEP 5 cmH$_2$O，呼吸15次/分，吸入氧浓度50%），血压128/68 mmHg［去甲

肾上腺素2.0μg/(kg·min)]，血氧饱和度99%。神志深昏迷，查体无法配合。全身皮肤黏膜无黄染、发绀，无皮疹、皮下出血。枕部局部软组织肿胀，见一长约4 cm横向皮肤破口。双侧眼睑无水肿及下垂，结膜无充血、水肿，双眼上翻，眼球运动无法配合检查，双侧巩膜无黄染，双侧瞳孔等大等圆，大小约2.5 mm，对光反射消失。口唇无发绀、苍白，口腔见白色泡沫，口角见不自主抽动，颈部对称，无抵抗。胸廓无畸形，双肺呼吸音清，无干湿性啰音。心率78次/分，心律齐，A2＜P2，各瓣膜听诊区未闻及杂音。腹壁柔软，全腹压痛、反跳痛无法配合，未触及包块，肝脏肋下未触及，脾脏肋下未触及，墨菲征阴性，肠鸣音4次/分。双下肢无水肿。四肢肌力无法配合，肌张力正常，腹壁反射存在。双侧肱二、三头肌腱反射正常对称，双侧膝反射、跟腱反射未引出。双侧霍夫曼征阴性，双侧巴宾斯基征阴性，克尼格征、布鲁津斯基征阴性，因颈椎损伤未检。

（三）辅助检查

血常规：白细胞计数10.3×10^9/L，中性粒细胞百分比91.2%，血红蛋白118 g/L，血小板计数207×10^9/L。

凝血功能：凝血酶原时间11.9秒，部分活化凝血酶原时间24.2秒，纤维蛋白原1.6 g/L，D-二聚体2.5 mg/L。

生化：白蛋白33 g/L，丙氨酸氨基转移酶114 U/L，天冬氨酸氨基转移酶189 U/L，肌酐70μmol/L，钾4.1 mmol/L。

肌钙蛋白I阴性。

N端-B型钠尿肽前体84 ng/L。

降钙素原：阴性。

血气分析（吸入氧浓度41%）：酸碱度7.367，二氧化碳分压38.4 mmHg，氧分压138 mmHg，乳酸1.4 mmol/L。

头部CT：脑实质肿胀；大脑半卵圆区少许低密度影；右枕部皮下软组织肿胀（病例22图1）。

颈椎CT：颈2椎体可疑骨折，枢椎后方硬膜下血肿（病例22图2）。超声测双侧视神经鞘直径均＞5 mm（病例22图3）。

第四章 | 急诊系统性疾病

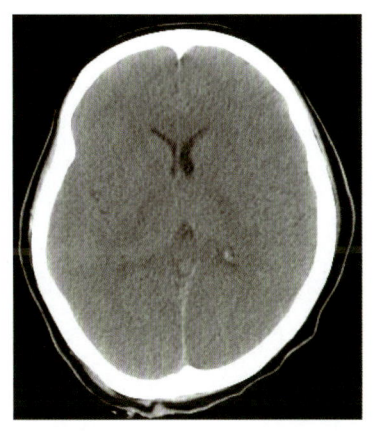

病例22图1　急诊头颅CT

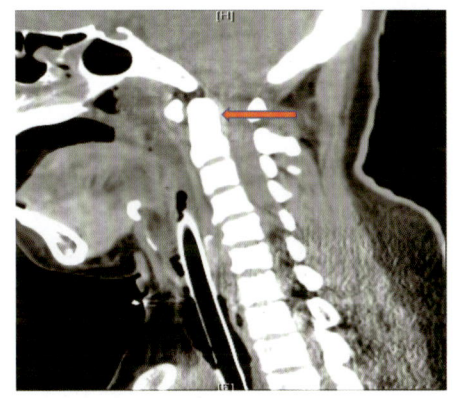

病例22图2　急诊颈椎CT

箭头指示处为颈2椎体骨折

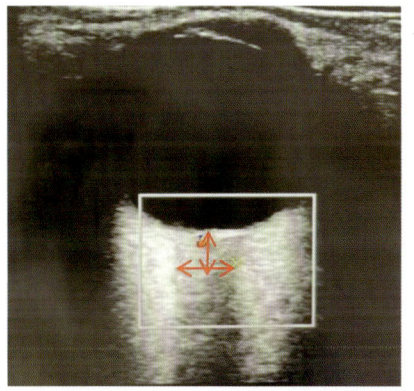

病例22图3　双侧视神经鞘直径

箭头指示处为视神经鞘直径

（四）诊断

1. 外伤致心跳呼吸骤停

    心肺复苏术后

    心搏骤停后综合征

2. 头枕部外伤

    枢椎后方硬膜下血肿

    蛛网膜下腔出血待排

3. 肺部感染

    双侧胸腔积液

4. 肝功能异常

5. 低蛋白血症

6. 房性期前收缩
7. 颈椎退行性病变

二、诊疗经过

患者入院后给予低温脑保护、呼吸机辅助通气（模式PCV，参数：PC 15 cmH$_2$O，PEEP 5 cmH$_2$O，呼吸15次/分，吸入氧浓度50%）、维持血压［去甲肾上腺素1.0μg/（kg·min）］、脱水降颅压［呋塞米20 mg（每8小时1次）+甘露醇125 mL（每6小时1次）+白蛋白10 g（每8小时1次）］、大剂量糖皮质激素（甲强龙500mg，每日1次，3天；之后240 mg，每日1次，3天；再后80 mg，每日1次，3天）减轻脑水肿及颈髓水肿、头孢他啶抗感染、肠内营养支持、奥美拉唑预防应激性溃疡、维持水、电解质及酸碱平衡稳定等治疗。

入院后评估需大剂量血管活性药物以维持MAP>70 mmHg，完善动脉及混合静脉血气分析后提示乳酸4.4 mmol/L且进行性升高，最高达12 mmol/L。此外，中心性静脉血氧饱和度85.4%，中心静脉压8 mmHg，阴离子间隙0.4 mmHg；床旁心脏彩超：EF 55%，VTI正常。有创血流动力学PICCO提示：心输出指数（cardiac index，CI）3.19 L/（min·cm^2），外周血管阻力（systemic vascular resistance index，SVRI）1 255 DSm^2/cm^5，全心舒张末容积（global end-diastolic volume index，GEDVI）1 165 ml/m^2，血管外肺水指数（extravascular lung water index，EVLWI）23.7 mL/kg。

入院后完善神经多模态监测，经颅多普勒结果显示右侧大脑中动脉收缩期尚可，但血流搏动指数下降，提示存在脑血管收缩舒张障碍（病例22图4）；脑电图提示全脑抑制脑电（病例22图5）。因考虑患者存在脑血管收缩异常及脑电严重受损，治疗上给予"幽灵帽子"（GHOST-cap）原则脑保护策略。

经给予GHOST-cap原则脑保护措施，并继续脱水降颅压等治疗后，3天后复查患者床旁TCD提示脑血流较前有所恢复（病例22图6），EEG脑电波动幅度较前增加（病例22图7）。这提示脑水肿较前有所减轻。遂继续脑保护治疗，辅以维持循环、器官保护、营养支持等措施。

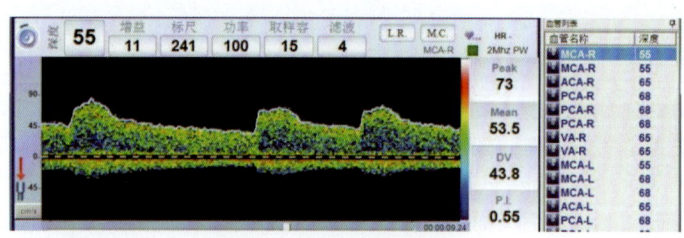

病例22图4　经颅多普勒

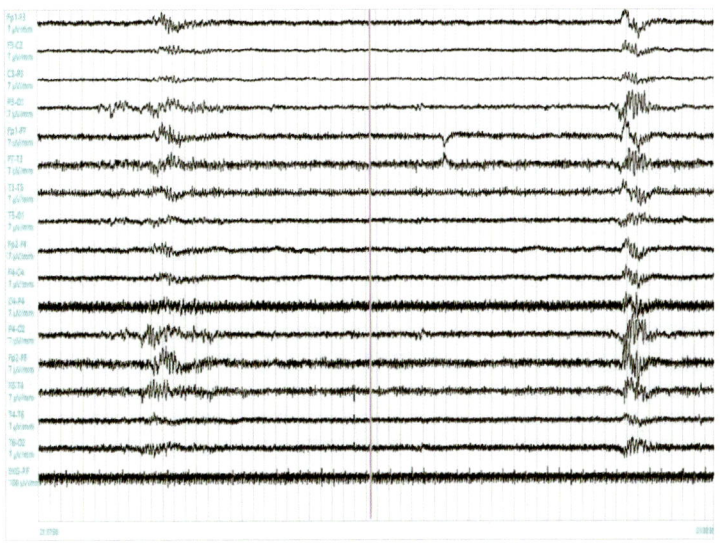

病例22图5　脑电图

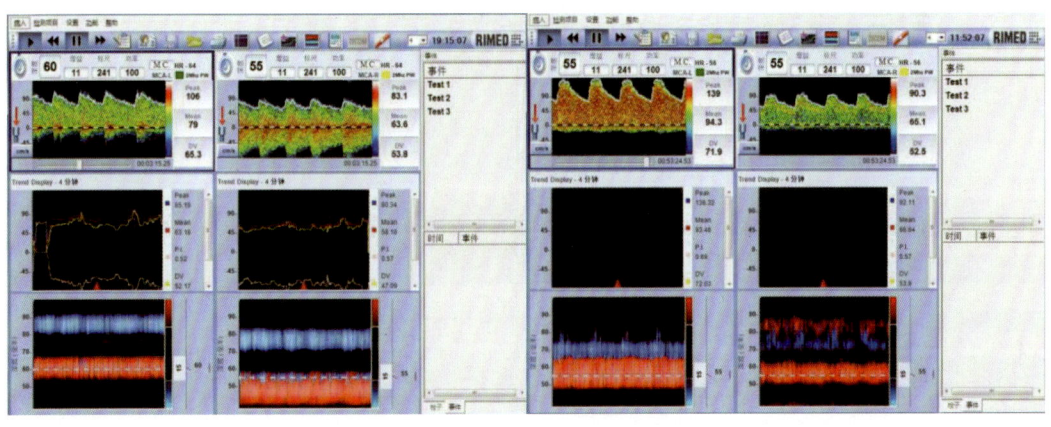

病例22图6　复查经颅多普勒

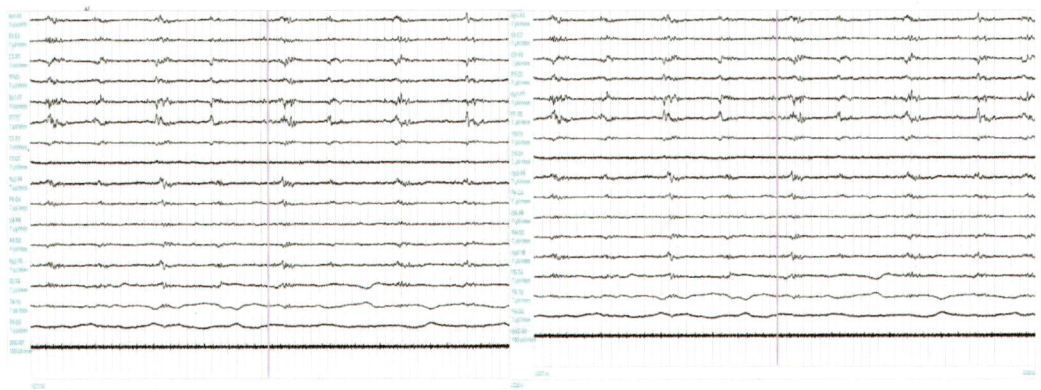

病例22图7　复测脑电图

转归：实施目标温度管理（targeted temperature management，TTM）1周后，逐步复温至36 ℃后，患者自主呼吸无法恢复，复查经颅多普勒提示出现"钉子波"（病例22图8），脑电图提示弥漫低平脑电波（波幅<2μV）（病例22图9），考虑出现脑死亡，与家属沟通病情后，最终决定自动出院。

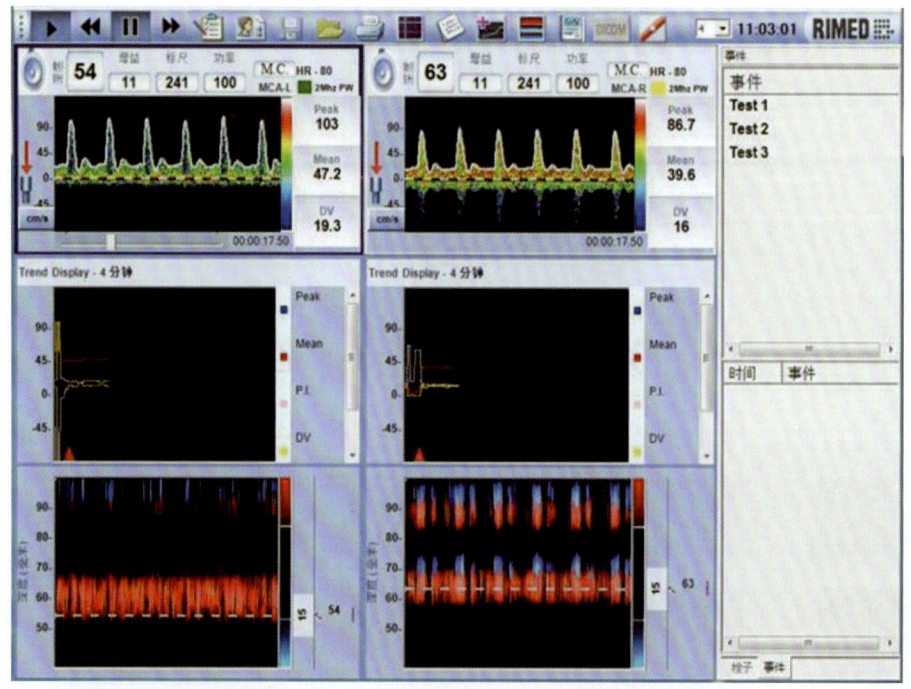

病例22图8　经颅多普勒出现"钉子波"

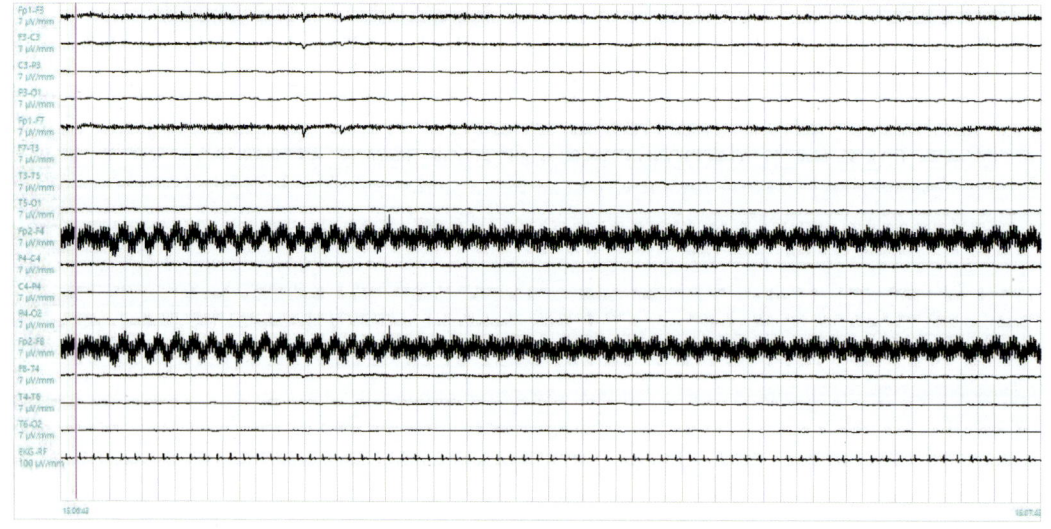

病例22图9　脑电图检查示弥漫低平脑电波

三、疾病介绍

心肺脑复苏（cardiopulmonary cerebral resuscitation，CPCR）是一项针对心搏和呼吸停止患者所采取的紧急医疗救治措施，旨在通过一系列综合性的复苏手段来恢复患者的生命体征，尤其是呼吸和循环功能，同时尽可能减轻或防止因缺氧对大脑等重要器官造成的损伤。这一过程大致可分为初期复苏、后期复苏和复苏后处理三个阶段。初期复苏是CPR的首要阶段，包括迅速评估现场环境安全、判断患者意识和呼吸情况、呼救（拨打120）、进行胸外按压和人工呼吸。在这一阶段，关键是立即识别出心搏骤停并立即启动CPR。后期复苏是初期复苏的延续和深化，利用专有的医疗设备和技术进一步稳定患者生命体征。这一阶段包括心电监测以诊断和治疗心律失常、除颤和转复、静脉输液与治疗以维持体液酸碱平衡和电解质代谢、防治脑缺氧和脑水肿（如通过降温脱水、高压氧治疗等手段）、及时发现和纠正水、电解质紊乱和酸碱失衡，以及防治继发感染等。在这一阶段，需要密切监测患者的病情变化，并根据需要及时调整救治方案。复苏后处理是指在患者生命体征相对稳定后，采取的一系列巩固和恢复措施。这包括持续监测患者的生命体征、进行必要的药物治疗和支持性治疗、预防并发症的发生，以及开展早期康复训练等。复苏后处理的目的是最大限度地减轻因缺氧和缺血再灌注损伤对患者器官造成的损害，促进患者功能的全面恢复。心肺脑复苏患者诊治过程中主要存在几个重要关注点。

1. 筛查患者发生心搏骤停的原因　《2020年美国心脏学会心肺复苏和心血管急救指南》指出，成人心搏骤停的原因可归纳为5H5T，分别为5H：Hypoxia（低氧）、Hypovolemia（低血容量）、Hypo/hyperkalemia（低/高血钾）、Hypo/hyperthemia（低/高体温）、Hypo/hyperglycemia（低/高血糖）；5T：Thrombosis-coronary（心肌梗死）、Thrombosis-pulmonary（肺栓塞）、Tension pneumothorax（张力性气胸）、Tamponade-cardiac（心包压塞）、Toxins/Tablets（中毒/药物）。2021年，在原有5H5T基础上，又新增加了5C：Cerebral cause（SAH）（颅脑病因）、Cardiomyopathy（心肌病）、Conduction abnormality（传导异常）、Congenital（先天性异常）、Commotiocordis（traumatic）（心脏震荡）。该患者既往体健，否认慢性心脑血管基础病史，否认先天性心脏病史，近期无发热、低体温、电解质及血糖紊乱，无胸痛、气促等不适，发病前有明确颈部外伤史，颈部CT提示寰枢椎存在病变，阅片后考虑骨折后继发颈髓血肿可能性大，头颅CT提示全脑肿胀，双重视神经鞘评估亦提示脑水肿。根据"5H5T5C"原则，确定患者心搏骤停与颈部骨折后血肿压迫延髓有关，心搏骤停后出现缺血缺氧性脑病，进而继发脑水肿。

2. 评估患者休克类型　休克根据发生机制可分为四大类。①低血容量性休克：主要为液体摄入不足或丢失过多引起，如进食困难、严重出血、严重胃肠道液体丢失、大量出汗、利尿剂使用等。通过病史采集未发现该患者有血容量休克的相关病因线索。②心源性休克：主要由心脏泵功能衰竭引起，如冠心病、扩张性心肌病、爆发性心肌炎等引起的严重心功能不全。心脏超声可提示心脏收缩功能下降。该患者床边心脏彩超提示心脏收缩功能良好，可排除心源性休克。③梗阻性休克：主要由循环系统血流受阻引起的休克，常见于高危肺栓塞、心包压塞、严重瓣膜狭窄等，该患者心脏彩超、B超及CT检查未见上述疾病征象，证据不支持梗阻性休克诊断。④分布性休克：由于循环系统血管大量扩张、血管阻力下降导致体循环有效血容量不足和器官灌注减少，主要见于严重的全身感染、中毒等。

如前分析，本病例患者心脏超声提示心脏收缩能力正常，每搏输出量正常，舒张功能E/e'小于18，无心源性休克表现；无右心增大、下腔静脉增宽、左室短轴"D"字征、左心室动态流出道梗阻等梗阻性休克表现；无下腔静脉塌陷、左心室乳头肌"亲吻征"等低血容量性休克表现。有创血流动力学PICCO提示高心输出量、低外周血管阻力，因此考虑分布性休克可能性较大。本患者就诊时白细胞计数、C反应蛋白及降钙素原等感染指标未见明显升高，影像学亦未发现明显的感染灶，因此感染性休克可能性较小，结合颈部外伤后继发脑水肿等表现，考虑中枢因素导致分布性休克。

3. 筛查乳酸增高原因　高乳酸血症的原因包括生成增多或（和）清除减少。体内乳酸主要由丙酮酸在乳酸脱氢酶作用下转化生成。葡萄糖经糖酵解途径产生丙酮酸，在氧供充分情况下丙酮酸进入线粒体通过三羧酸循环分解供能；在缺氧或氧利用障碍情况下机体主要通过无氧酵解途径供能，丙酮酸无法进入三羧酸循环导致丙酮酸大量堆积和向乳酸途径转化，乳酸生成增多。乳酸清除和利用主要依赖肝内糖异生，乳酸生成和糖异生再利用构成乳酸循环（即Cori循环），维持血中乳酸水平稳定。如体内乳酸大量生成或清除障碍可导致乳酸大量堆积，血液酸碱度下降，当酸碱度<7.35时引起乳酸酸中毒[1]。过去根据发病机制的差异，可将乳酸酸中毒分为A型乳酸酸中毒和B型乳酸酸中毒[2]。由于氧输送障碍所致组织缺氧引起的乳酸酸中毒为A型乳酸酸中毒，此类型最为常见；缺少组织缺氧证据，其他原因所致乳酸酸中毒为B型乳酸酸中毒。A型乳酸酸中毒见于各种原因休克、局部灌注不足及引起组织缺氧的其他原因（如严重贫血、低氧血症、一氧化碳中毒等）。B型乳酸酸中毒主要与潜在疾病（肝功能不全、肿瘤、血液病、硫胺素缺乏等）、药物相关（二甲双胍、有机醇类中毒等），以及遗传代谢性疾病（如线

粒体脑肌病等）。现有观念认为，临床实践中高乳酸血症常难以明确区分A、B型乳酸增高，A型乳酸增高患者常合并B型乳酸增高，而B型乳酸增高可单独存在。该患者无明显组织灌注不足表现，但因中枢分布性休克需大剂量去甲肾上腺素，故考虑患者乳酸增高为B型乳酸增高为主。

4．进行神经多模态脑监护　目前神经功能监测的技术方法包括脑电图（electroencephalography，EEG）、颅内压监测、近红外光谱（near-infrared spectroscopy，NIRS）、脑组织氧分压（partial pressure of brain tissue oxygen，$PbtO_2$）、经颅多普勒（transcranial Doppler，TCD）。本病例患者采用了EEG、TCD监护措施。

（1）脑电图：自主循环恢复（return of spontaneous circulation，ROSC）后，EEG振幅通常明显降低或不连续，抑制（振幅低于10μV）或爆发抑制（抑制时间占比超过50%）是严重脑损伤标志。如神经功能能逐步恢复，则动态监测脑电图可表现为脑电活动连续、振幅逐步改善。

ROSC后脑电背景亦可出现癫痫样放电，偶发癫痫波对预后判断影响较小，早期大量周期规律出现之癫痫放电波提示预后不良，故早期脑电监测发现此类癫痫波形建议早期足量使用抗癫痫药物（antiepileptic drug，AED）。

该患者治疗过程中，监测EEG未见明显癫痫样放电波，但呈现全脑抑制脑电，属于恶性脑电其中一种，提示患者预后不良。

（2）脑血流：ROSC后，最初可短暂出现脑血流过度灌注，随后很快出现脑血流明显降低，脑血流状态目前暂无法直接评估，TCD则可通过间接无创监测脑血流速度反映脑血流状态。该患者实施TTM方案后大脑中动脉血流曾短暂保持灌注状态，但结束TTM治疗后很快就提示严重脑水肿。

5．制订脑保护治疗策略　GHOST-cap脑保护原则由国际重症知名专家Fabio Silvio Taccone于2020年*Critical Care*杂志上首先提出。此原则以各治疗措施英文首字母缩写组成，包括以下内容。

G（glucose，血糖）：葡萄糖是神经元的主要能量来源。低血糖（≤80 mg/dL，4.4 mmol/L）会影响大脑代谢，而高血糖（≥180 mg/dL，10 mmol/L）也和不良预后相关。对于急性颅脑损伤的患者，严格的血糖控制并不能够显著改善患者预后并能够增加低血糖的风险。合理的范围为8~10 mmol/L。

H（hemoglobin，血红蛋白）：血红蛋白是氧输送重要的决定因素。大脑对于脑血流（cerebral blood flow，CBF）降低具有足够的生理储备。血红蛋白水平降低可导致大脑缺氧，细胞能量障碍和不良预后。目前认为7~9 g/dL的阈值是相对合理的。

O（oxygen，氧气）：氧气是决定预后的另一项重要因素。低氧血症对于损伤的颅脑是有害的，但同时高氧血症也会产生兴奋毒性作用，和不良预后相关。最近一项RCT研究显示，在急性颅脑损伤患者的亚组分析中，策略性限制氧气浓度（如将目标定为90%~97%）并不比标准治疗的预后更差。合理的范围设定为94%~97%。

S（sodium，血钠）：钠离子水平能够影响大脑的体积，由于高渗盐水治疗、尿崩症、水潴留、尿钠排泄增加和（或）急性肾损伤（acute kidney injury，AKI）的发生，急性颅脑损伤患者经常发生血钠水平变化。高钠血症和低钠血症和患者的不良预后均独立相关，同时低钠血症（血钠<135 mEq/L）能造成脑体积增大和颅内高压。高钠血症可能是颅内压（intracranial pressure，ICP）导向性治疗的结果，在这种情况下可容忍的上限为155 mEq/L。

T（temperature，体温）：TTM可优化细胞功能。高热是急性颅脑损伤后全身炎症反应的一种表现，并不一定和感染相关。高热可导致ICP升高、大脑缺氧、代谢应激和不良预后。发热是否为预后因素或是病情严重程度的标志目前尚不明确，但是应该避免核心温度>38 ℃，特别是对于神经系统恶化或是大脑内环境变化的患者。

C（comfort，舒适）：患者舒适度包括控制疼痛、烦躁、焦虑和寒战，是一项脑保护策略重要目标，以避免患者身体和精神上的应激、大脑过度刺激、ICP升高及二次组织缺氧。主要目标是保持患者安静、舒适并且能够合作。在某些特定的场合，如ICP升高，难治性癫痫持续状态及严重寒战的情况下，可采用深镇静策略。

A（arterial pressure，动脉血压）：动脉血压是CBF的主要决定因素。在病理状态下，如大脑自身调节功能障碍、ICP升高、脑水肿和（或）微循环功能障碍等情况下，即使是轻度低血压，均能够造成脑灌注降低。达到"最佳"脑灌注压力（cerebral perfusion pressure，CPP）十分重要，但是监测脑循环/自身调节的临床获益需要进一步的前瞻性研究证实。对于意识昏迷患者维持MAP≥80 mmHg和CPP≥60 mmHg是合理的范围；而对于清醒患者，要根据反复的神经系统检查来滴定MAP的目标。

P（partial pressure of carbon dioxide，二氧化碳分压）：急性的改变能够相应的改变CBF（每改变1 mmHg，CBF改变4%）。如果颅脑的顺应性降低，任何CBF的增加均能导致脑血流量和ICP的增加。另外，过度通气可导致大脑缺血，应当避免二氧化碳分压<35 mmHg。

该患者具体GHOST-cap实施策略包括控制血糖10~12 mmol/L，血红蛋白>80 g/L，动脉氧分压80~100 mmHg，血钠150 mmol/L，体温34 ℃，平均动脉压>80 mmHg，动脉二氧化碳分压35~45 mmHg，丙泊酚+芬太尼维持里士满躁动-镇静量表（richmond agitation-sedation scale，RASS）0~-2分，重症监护疼痛观察工具（critical-care pain observation tool，CPOT）评分0分。

6. 指定目标温度管理治疗具体策略　TTM又称为治疗性低温，是一种有意降低患者体温至特定目标范围并维持一段时间的医学干预。这个过程通常用于特定的急性神经系统疾病或情况，旨在减缓患者对缺氧或缺血引起的损伤反应，尤其是在心搏骤停后的复苏阶段。目标温度管理中可能涉及的一些关键方面。

（1）适应证：TTM通常应用于心搏骤停后的复苏、缺血性脑损伤、重症颅脑损伤、新生儿缺氧缺血性脑损伤等情况。临床医生会根据患者的具体情况和疾病特点来判断是否使用目标温度管理。

（2）降温阶段：患者的体温被有意降低到特定的目标范围，一般在32~36 ℃，这一阶段通常持续一定的时间，如24小时。

（3）药物管理：使用药物来帮助控制患者的体温。这可能包括镇静剂和肌肉松弛剂，以减少患者的不适和防止寒战。

（4）监测：患者在降温和维持期间需要受到密切的监测，包括心电图监测、体温监测和其他生命体征的监测。

（5）复温阶段：在降温期结束后，患者会逐渐进行复温。这个过程需要小心进行，以防止患者过快地回到正常体温。

（6）临床评估：医生会根据患者的病情和临床反应来调整治疗计划。这可能包括进一步的影像学检查和其他诊断测试。

目标温度管理的具体实施过程：①镇静剂和镇痛药。接受TTM的患者通常会服用镇静剂，以防止颤抖和不适。常用的药物包括异丙酚、咪达唑仑或其他镇静剂。②神经肌肉阻滞剂。为了防止颤抖（会干扰温度控制），可以使用神经肌肉阻滞剂，如维库溴铵或罗库溴铵。③降温技术。可采用多种方法来降低体温，包括冷静脉输液、降温毯和专门的降温装置。这些技术通常在院前开始或在患者到达医院后尽快开始。④温度监测设备。在TTM期间准确监测患者体温至关重要。食管、膀胱或直肠温度探头通常用于连续监测。⑤复温方案。在完成既定的冷却时段后，启动受控复温阶段。这通常是在密切监督下缓慢完成的，以避免并发症。

该患者实施TTM方案为体外降温系统（arctic sun），快速控制体温至34 ℃并保持，同时使用丙泊酚、芬太尼充分镇静、镇痛，1周后开始缓慢复温（1天内缓慢恢复体温至36 ℃）。

四、病例点评

心搏骤停复苏后入住ICU的患者，很大一部分死于缺血缺氧性脑损伤（hypoxic-ischemic brain injury，HIBI）。缺氧缺血性脑损伤最常由心搏骤停、血管重症、中毒（如一氧化碳中毒或药物过量）或头部创伤等损害引起。神经功能监测对改善该类患者预后有实际意义。其中脑电图类别可大致分为恶性和良性。前者包括完全或近乎完全抑制、爆发抑制、广泛周期性复合波、低电压输出模式（≤10μV）、间歇性或持续性癫痫发作、对刺激缺乏反应和α-θ模式波。一项病例系列研究发现，和良性脑电图结果的患者相比，存在恶性脑电图的患者死亡率更高（91% vs 54%）。而恶性脑电图中，完全抑制对结局不良的特异性最高；其他模式的预后可靠性较低。对于所有缺血缺氧性脑病患者，正常体温期间出现恶性脑电图结果均提示结局不良。

TTM治疗时程目前尚存争议，《新英格兰杂志》在2002年发表的系列文章指出，心搏骤停后昏迷患者的低温治疗有所改善，可能会使缺氧性脑损伤后的神经系统并发症发生率和死亡率进一步降低。目前国内外指南一般推荐3~7天，超长时程TTM对患者预后是否存在影响目前证据不足。本病例患者TTM过程中脑水肿曾有一过性改善，但结束TTM复温后很快出现"脑死亡"表现，更长时程的TTM是否具有更好的临床结局有待后续进一步验证。

针对缺血缺氧性脑损伤的综合诊治措施包括神经功能监测（脑电图及诱发电位、TCD、颅脑影像学检查）、TTM和支持治疗（呼吸支持、血流动力学评估与支持、营养支持、预防深静脉血栓及应激性溃疡）。

（病例提供者：廖 星 郑晓春 福州大学附属省立医院）

（点评专家：徐 峰 山东大学齐鲁医院）

参考文献

[1] Hypothermia after Cardiac Arrest Study Group.Mild therapeutic hypothermia to improve the neurologic outcome after cardiac arrest[J].N Engl J Med，2002，346（8）：549-556.

[2] Lascarrou JB，Merdji H，Le Gouge A，et al.Targeted temperature management for cardiac arrest with nonshockable rhythm[J].N Engl J Med，2019，381（24）：2327-2337.

[3] Callaway CW，Tadler SC，Katz LM，et al.Feasibility of external cranial cooling during out-of-hospital cardiac arrest[J].Resuscitation，2002，52（2）：159-165.

病例23　心搏骤停

一、病历摘要

（一）基本信息

患者女性，68岁，退休。

主诉：突发恶心、呕吐，随后人事不省6小时。

现病史：患者入院前6小时于外院因右侧胸背痛行"封闭治疗"，注射少量"利多卡因"后（具体量不详）突发恶心、呕吐，随后立即出现人事不省，呼之无反应，无自主呼吸，无法触及颈动脉搏动，血压无法测出，考虑突发"心跳呼吸骤停"，立即予以胸外心脏按压、地塞米松抗炎、肾上腺素及多巴胺强心升压、呼吸球囊辅助通气、气管插管后接呼吸机辅助通气等抢救处理。约10分钟后恢复自主心律，继续扩容、升压等处理后血压趋于平稳，加强监护观察近3个小时后仍未恢复意识，期间多次出现呕吐，肢体强直抽搐。为进一步诊治转诊我院，查肌钙蛋白I 0.18μg/L，N端-B型钠尿肽前体3 002 ng/L，血气分析：酸碱度7.321，二氧化碳分压27.9 mmHg，氧分压245 mmHg，钾3.1 mmol/L，乳酸9.0 mmol/L，碱剩余-11.7 mmol/L；全腹彩超未见明显异常。急查头颅CT显示轻度腔隙性脑梗死，脑实质肿胀（病例23图1）。胸部CT显示双肺渗出性病变，双侧胸腔少量积液，双侧肋骨多发骨折（病例23图2）。急诊予呼吸机辅助通气［模式：SIMV（PC+PSV）］、制酸、补钾等处理。患者神志仍未改善，自主呼吸急促，并反复出现"痫性发作"伴血压升高，予"镇静、控制血压、利尿等处理后"症状缓解。为求进一步诊治，急诊拟"心跳呼吸骤停原因待查"收住入院。

既往史：2型糖尿病4年，平素规律服用"二甲双胍、瑞格列奈"控制血糖。右肺叶肿物切除术后4年，病理提示良性病变。

（二）体格检查

体温37.0 ℃，脉搏130次/分，呼吸30次/分（呼吸机辅助通气），血压141/80 mmHg［去甲肾上腺素0.3μg/（kg·min）］，血氧饱和度（吸入氧浓度30%）100%。神志深昏迷，格拉斯哥昏迷量表（Glasgow coma scale，GCS）2T。双侧瞳孔不等大，左侧直径0.35 cm，右侧直径0.20 cm，对光反射迟钝。口腔见气管插管，颈静脉无怒张，呼吸急促。双肺呼吸音粗，双上肺可闻及散在湿性啰音，无胸膜摩擦音。心率130次/分，心律齐，各瓣膜听诊区未闻及杂音，无心包摩擦音。全腹平软，无压痛反应，肝脾肋下未触及肿大，未触及包块。肠鸣音3~4次/分。双侧病理征阴性。

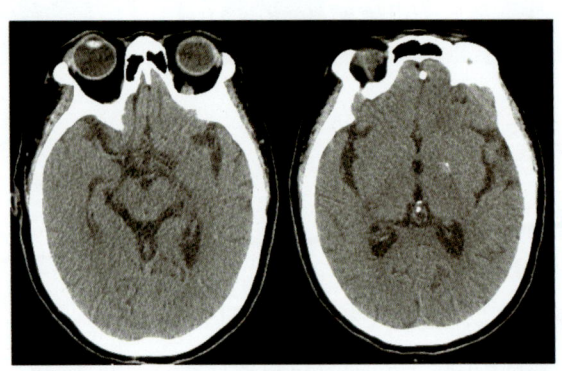

病例23图1　心肺复苏后脑实质肿胀

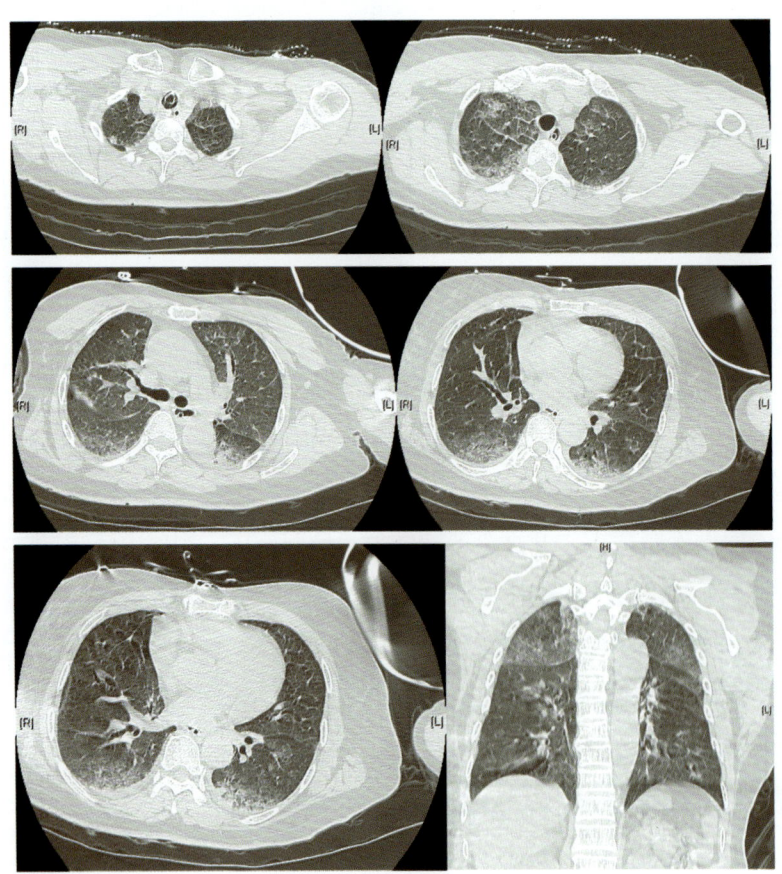

病例23图2　心肺复苏后双肺渗出明显

（三）辅助检查

血常规：白细胞计数$20.0×10^9$/L，中性粒细胞百分比88.7%，血红蛋白89 g/L，血小板计数$151×10^9$/L。

生化：白蛋白35 g/L，丙氨酸氨基转移酶58 U/L，谷氨酰转移酶26 U/L，尿素氮7.7 mmol/L，肌酐66 μmol/L，钾4.1 mmol/L，钠146 mmol/L，氯111 mmol/L。降钙素原4.10 ng/mL。

凝血功能：凝血酶原时间12.0秒，活化部分凝血活酶时间28.8秒，纤维蛋白（原）降解产物29.6 μg/mL，D-二聚体11.55 mg/L。

糖化血红蛋白8.7%。

床边心脏彩超提示室壁运动减弱，EF值45%。

（四）诊断

1. 心跳呼吸骤停，心肺复苏术后
2. 过敏性休克（利多卡因）
3. 复苏后综合征
4. 缺血缺氧性脑病
5. 症状性癫痫
6. 肺部感染
7. 2型糖尿病
8. 右肺肿物切除术后

二、诊疗经过

患者入院当天即自主循环恢复后8小时内开始TTM：33℃维持24小时，治疗辅以脱水降颅压（白蛋白10 g，每12小时1次）、控制抽搐（咪达唑仑12 mg/h，丙泊酚60 mg/h）、抗感染（头孢哌酮舒巴坦3 g，每8小时1次）、利尿（呋塞米20 mg，每12小时1次）、增强心肌收缩力［多巴酚丁胺0.2 μg/（kg·min）］等处理，亚低温治疗期间密切监测循环呼吸、血流动力学、脑血流动力学、脑代谢及全身感染情况。入院第3天亚低温结束开始复温，无抽搐。入院第5天患者意识改善，呼之可睁眼，随后神志状况逐步改善，GCS逐步改善（入院时GCS 2T、入院第3天镇静无法评分、第5天的GCS 8T），但是复查降钙素原4.77 ng/mL。白细胞计数$23.1×10^9$/L，中性粒细胞百分比94.0%，血红蛋白94 g/L，血小板计数$132×10^9$/L。凝血酶原时间11.9秒，活化部分凝血活酶时间26.2秒，纤维蛋白（原）降解产物7.6 μg/mL，D-二聚体2.03 mg/L。肌钙蛋白I

3.26 ng/mL。患者出现发热、血压下降、心率增快、炎症指标上升、痰多黄色，提示肺部感染加重，予加强抗感染（亚胺培南西司他丁1 g，每8小时1次）、增加血管活性药物用量［去甲肾上腺素0.5 μg/（kg·min）］、支气管镜下吸痰等处理后，监测患者血压、心输出指数（cardiac index，CI）值逐步上升，体温下降、血常规、降钙素原逐步下降。入院第7天患者对答切题，拔除气管插管。入院第8天患者排黑便，监测血红蛋白降低，予加强制酸保胃、输注红细胞等处理。入院第11天患者无再发热、寒战，多次复查血红蛋白无进行性下降，黑便较前缓解。复查血常规：白细胞计数$9.1×10^9$/L，中性分叶核粒细胞百分比73.0%，血红蛋白82 g/L，血小板计数$246×10^9$/L。生化：白蛋白36 g/L，丙氨酸氨基转移酶33 U/L，天冬氨酸氨基转移酶28 U/L，尿素氮7.7 mmol/L，肌酐51 μmol/L。凝血功能：凝血酶原时间16.1秒，国际标准化比值1.43，活化部分凝血活酶时间26.6秒。D-二聚体1.03 mg/L。肌钙蛋白I 0.32 ng/mL。N端-B型钠尿肽前体4 155.00 pg/mL。降钙素原0.10 ng/mL。胸部CT：双肺少量炎症。心脏彩超：①主动脉瓣回声增强伴反流；②左室舒张功能减退（EF约50%）。入院第16天患者未再排黑便，无发热，复查白细胞计数$8.7×10^9$/L，中性分叶核粒细胞百分比71.5%，血红蛋白88 g/L，血小板计数$437×10^9$/L。生化：尿素氮4.6 mmol/L，钾4.6 mmol/L，钠137 mmol/L。凝血酶原时间13.9秒，国际标准化比值1.22，纤维蛋白原4.82 g/L。降钙素原<0.05 ng/mL。转普通病房继续抗感染及康复锻炼等综合治疗1周，入院第23天患者基本康复出院。出院时患者言语清晰，正常交流，无发热，无腹痛，无胸闷、气促，大便正常。体温36.8 ℃，心率91次/分，呼吸21次/分，血压134/73 mmHg，血氧饱和度100%（吸空气）。神志清楚，对答切题，计算力正常，查体配合。双下肺可闻及少许干性啰音。心率91次/分，心律齐，未闻及杂音。全腹平软，全腹无压痛、反跳痛，肠鸣音3次/分。四肢肌力4+级，双侧病理征阴性。

三、疾病介绍

心搏骤停的典型临床表现为患者失去意识，无自主呼吸和脉搏，伴大小便失禁，双侧瞳孔散大固定。急诊评估心搏骤停患者首先判断意识状态，可以通过呼喊患者或轻拍患者肩部，然后迅速判断（不超过10秒）呼吸和脉搏，一旦明确心搏骤停，立即开始心肺复苏。患者自主循环恢复（return of spontaneous circulation，ROSC）后，需要进行床边12导联心电图、心脏彩超和胸片的检查，以明确心搏骤停的病因并针对病因治疗。心肺复苏期间及自主循环恢复后，需要重点监测患者的生命体征和内环境等。

心搏骤停急诊治疗原则：早期识别心搏骤停并启动应急反应系统，早期高质量心肺复苏，早除颤，高级心肺复苏，ROSC后综合治疗及后期的康复。积极处理复苏后心功能不全、急性肾损伤、肝功能不全和凝血功能障碍，防治消化道出血、肺部感染，早期脑功能保护。

心搏骤停成功心肺复苏预后与患者年龄、基础疾病、心搏骤停的病因、心搏骤停的时间、心肺复苏持续时间等密切相关。2020年全国不同地区城市急救医疗服务体系（emergency medical service system，EMSS）救治的院外心搏骤停患者存活30天的出院率仅为1.3%，院内心搏骤停患者为9.1%~20.3%。与国外发达国家仍存在较大差距，救治水平仍有较大上升空间。后期风险评估重点：评估心搏骤停的病因、脏器功能及脑功能。

心搏骤停患者需强调"生存链"概念。美国心脏协会（American Heart Association，AHA）采用"生存链"表明对心搏骤停患者紧急抢救的时间紧迫性，2020年AHA指南更新，将康复加入到生存链，从而生存链增加到6环：①立即识别心搏骤停并启动EMSS；②尽早实施高质量心肺复苏术（cardiopulmonary resuscitation，CPR），即刻的心肺复苏能使心室颤动导致的心搏骤停患者存活机会提高2~3倍；③快速电击除颤，心搏骤停发生3~5分钟实施CPR同时电击除颤能把生存率提高到50%~75%；④有效的高级生命支持治疗；⑤心搏骤停ROSC后治疗；⑥康复治疗。

四、病例点评

这是一例成功心肺复苏后保留完整脑功能出院的院内心搏骤停患者，救治的成功关键在于院内心搏骤停尽早识别和早期实施高质量CPR，以及尽早实施脑保护治疗，早期TTM起了关键作用。实验研究证明，在CPR之后、延迟性脑能量衰竭之前实施TTM治疗能够最有效地减少缺血缺氧性脑损害。该患者在成功复苏后早期实施TTM，这可能是脑功能预后良好的关键因素之一。

（病例提供者：林庆明　陈锋　福州大学附属省立医院）

（点评专家：林兆奋　海军军医大学第二附属医院）

参考文献

[1] Virani SS, Alonso A, Benjamin EJ, et al. On behalf of the american heart association council on epidemiology and prevention statistics committee and stroke statistics subcommittee.heart

disease and stroke statistics-2020 update: a report from the american heart association[J]. Circulation, 2020, 141(9): e139-e596.

[2] Nallamothu BK, Guetterman TC, Harrod M, et al.How do resuscitation teams at top-performing hospitals for in-hospital cardiac arrest succeed? a qualitative study[J]. Circulation, 2018, 138(2): 154-163.

[3] Shao F, Li CS, Liang LR, et al.Outcome of out-of-hospital cardiac arrests in beijing, china[J].Resuscitation, 2014, 85(11): 1411-1417.

[4] Zheng J, Lv C, Zheng W, et al.BASIC-OHCA coordinators and investigators.incidence, process of care, and outcomes of out-of-hospital cardiac arrest in china: a prospective study of the BASIC-OHCA registry[J].Lancet Public Health, 2023, 8(12): e923-e932.

[5] Merchant RM, Topjian AA, Panchal AR, et al.Part 1: Executive summary: 2020 american heart association guidelines for cardiopulmonary resuscitation and emergency cardiovascular care[J].Circulation, 2020, 142(16 suppl 2): S337-S357.

病例24　肝硬化合并食管胃底静脉曲张破裂出血

一、病历摘要

（一）基本信息

患者男性，50岁，职员。

主诉：反复呕血、黑便3天，头晕、胸闷1天。

现病史：患者于入院3天前无明显诱因出现呕血，为暗红色血性胃内容物，非喷射性，每日5~6次，量每日共600~800 mL，伴排柏油样黑便，每日4~5次，量每日800~1 000 mL，伴乏力，无发热，无头晕、头痛，无胸闷、胸痛，无腹痛，未重视，未诊治。1天前出现头晕、胸闷，自测血压70/50 mmHg，自服速效救心丸症状无好转，遂就诊于当地医院。查血常规：白细胞计数16.44×10⁹/L，中性粒细胞百分比86%，血红蛋白79 g/L，血小板计数61×10⁹/L。降钙素原0.89 μg/L。D-二聚体1.17 mg/L。肌钙蛋白I 0.53 ng/mL。N端-B型钠尿肽前体正常。全腹CT：①肝硬化改变，肝脂肪浸润；②前列腺钙化灶；③食管下段及贲门稍增厚，周围多发迂曲管状影，静脉曲张（病例24图1）？予补液、奥美拉唑制酸、生长抑素减少内脏血流、去甲肾上腺素升压、凝血酶原补充凝血因子及营养支持治疗，仍反复呕血、黑便，因病情危重，转入我院急诊抢救室进一步诊治。急诊测血压70/40 mmHg，心率120次/分，查血气分析（吸入氧浓度37%）：酸碱度7.2，二氧化碳分压15 mmHg，氧分压158 mmHg，乳酸22 mmol/L，碱剩余-20.2 mmol/L，氧合指数280 mmHg。血常规：白细胞计数16.9×10⁹/L，中性粒细胞百分比89%，血红蛋白66 g/L，血小板计数63×10⁹/L。降钙素原0.9 μg/L。生化：白蛋白27 g/L，总胆红素77.21 μmol/L，丙氨酸氨基转移酶671 U/L，天冬氨酸氨基转移酶3 106 U/L，谷氨酰转肽酶846 U/L，尿素氮18.0 mmol/L，肌酐196 μmol/L，钾5.0 mmol/L，钠137 mmol/L，氯96 mmol/L，钙1.74 mmol/L，镁0.73 mmol/L。凝血功能：凝血酶原时间37.8秒，活化凝血酶原时间44.2秒，国际标准化比值2.44，纤维蛋白原1.26 g/L，D-二聚体1.03 mg/L。肌钙蛋白I 0.14 ng/mL（参考范围0~0.023 ng/mL）。N端-B型钠尿肽前体147 pg/mL。心电图：窦性心动过速。予"交叉配血、输注同型浓缩红细胞、血浆及补液扩容，奥美拉唑抑酸保胃，生长抑素、特利加压素减少内脏血流，去甲肾上腺素[0.4 μg/（kg·min）]维持血压，酚磺乙胺止血，碳酸氢钠纠酸"等治疗，治疗期间仍反复呕吐咖啡色胃内容物，量共约600 mL，急诊抢救室拟"上消化道大出血，失血性休克"收入我院急诊ICU。

既往史：10余年前因长期大量酗酒后出现腹胀、乏力、肝功能异常（具体不详）于外院诊断为酒精性肝硬化，平素未服保肝药物治疗。气胸行胸腔闭式引流术后10余年，术后恢复良好，未再复发。痛风时间不详，发作时偶有口服"止痛药"（具体不详）。间断胸闷、气促数年，未诊治。

个人史及婚育史：久居当地，无疫源接触史；无粉尘及毒化学物品接触史；吸烟30年余，20支/日；嗜酒，饮酒30年余，饮酒量约3斤白酒/日；无冶游史；已婚已育，育有1女，配偶子女均健康。

家族史：否认家族遗传病史。

（二）体格检查

体温36.5 ℃，脉搏113次/分，呼吸29次/分，血压119/50 mmHg［去甲肾上腺素0.4 μg/（kg·min）持续静脉泵入］。神志清楚，查体合作。贫血貌，双侧瞳孔等大正圆，对光反射灵敏，口唇颜色苍白，无发绀，全身皮肤及巩膜黄染，可见肝掌及蜘蛛痣，颈静脉无怒张，呼吸稍促。双肺呼吸音粗，未闻及明显干湿性啰音。心率113次/分，心律齐，心脏各瓣膜区未闻及病理性杂音。腹部外形膨隆，无腹壁静脉曲张，腹壁软，肝脾未触及肿大，全腹无压痛、反跳痛，无肌紧张，移动性浊音阴性。双下肢无水肿，病理征未引出。

（三）辅助检查

详见现病史。

（四）诊断

1. 上消化道大出血

　　食管胃底静脉曲张出破裂出血可能

　　门脉高压性胃病可能

　　中度失血性贫血

　　失血性休克

2. 酒精性肝硬化失代偿期（Child分级 C级）

　　低蛋白血症

　　高胆红素血症

　　凝血功能障碍

3. 急性心肌损害

4. 急性肾损伤

二、诊疗经过

患者入院后GBS评分为17分，考虑危险性上消化道出血，并根据《2021年欧洲胃肠道内镜学会非静脉曲张性上消化道出血的内镜诊断和治疗指南》：在血流动力学稳定的情况下，强烈建议入院24小时内行早期上消化道内镜检查。患者入住ICU后去甲肾上腺素仍维持0.4μg/（kg·min），较前未进一步加量，血流动力学相对稳定，故于入院6小时后行急诊胃镜：食管静脉曲张（重度）（Lei，D1.5，Rf2），部分静脉表面糜烂、薄苔附着，可见红色征，未见明显活动性出血；胃黏膜均见咖啡色物附着，未见明显活动性出血。予Optiflow高流量给氧、生长抑素、特利加压素减少内脏血流、奥美拉唑制酸、膜固思达保护胃黏膜、去甲肾上腺素维持血压［去甲肾上腺素减量至0.3μg/（kg·min）］，输悬浮红细胞2 U纠正贫血，输血浆400 mL及冷沉淀1个治疗量补充凝血因子、极化液营养心肌等对症支持治疗。患者入我科后未再呕血，排糊状柏油样黑便约850 g，血压升至92/46 mmHg［去甲肾上腺素减量至0.2μg/（kg·min）］，心率降至99次/分。18小时后复查血常规：白细胞计数13.5×10^9/L，中性分叶核粒细胞百分比87.2%，血红蛋白69 g/L，血小板计数52×10^9/L。凝血功能：凝血酶原时间27.1秒，国际标准化比值2.55，活化部分凝血活酶时间41.0秒，凝血酶时间29.1秒，纤维蛋白原1.13 g/L，抗凝血酶Ⅲ 30.8%，纤维蛋白（原）降解产物5.2μg/mL，D-二聚体1.78 mg/L。生化：总蛋白53 g/L，白蛋白25 g/L，总胆红素76.56μmol/L，直接胆红素44.6μmol/L，间接胆红素32.0μmol/L，丙氨酸氨基转移酶1 274 U/L，天冬氨酸氨基转移酶10 290 U/L，γ-谷氨酰转移酶755 U/L，尿素氮18.2 mmol/L，肌酐216μmol/L，钾3.9 mmol/L，钠140 mmol/L，氯102 mmol/L，钙1.57 mmol/L，镁0.64 mmol/L，无机磷酸盐1.60 mmol/L。患者血压上升，心率下降，且抽血化验提示血红蛋白无明显下降、凝血功能改善、尿素氮未见明显升高，故考虑无活动性出血，药物止血效果佳。

然而入院第2天患者又出现浅昏迷，查血氨明显升高达230μmol/L，考虑酒精性肝硬化失代偿期合并上消化道大出血诱发肝性脑病，予盐酸精氨酸、门冬氨酸鸟氨酸降低血氨，米醋灌肠以酸化肠道。入院第4天神志转清，血氨降至正常。

可是病情一波三折，入院第5天患者出现腹胀、乏力明显，胆红素进行性升高，并有胆酶分离现象。入院第6天查血常规：白细胞计数6.9×10^9/L，中性分叶核粒细胞百分比69.4%，血红蛋白70 g/L，血小板计数34×10^9/L。凝血功能：凝血酶原时间23.9秒，国际标准化比值2.22，活化部分凝血活酶时间69.3秒。生化：总蛋白58 g/L，γ-谷氨酰转移酶470 U/L，碱性磷酸酶72.3 U/L，白蛋白31 g/L，总胆红素302.45μmol/L，直接胆红素170.7μmol/L，间接胆红素131.8μmol/L，丙氨酸氨基转移酶214 U/L，天冬氨酸氨基转移酶267 U/L。消化系统彩超提示：中等量腹水。考虑并发肝衰竭，故于入院第6天至第10天行5次非生物型人工肝（DPMAS模式）（病例24图2）治疗，辅以腺苷蛋氨酸、熊去氧胆酸退黄，谷胱甘肽保肝治疗。入院第11天复查血常规：白细胞计数$9.3×10^9$/L，中性分叶核粒细胞百分比80.9%，血红蛋白81 g/L，血小板计数$83×10^9$/L。凝血功能：凝血酶原时间19.9秒，国际标准化比值1.82，活化部分凝血活酶时间42.8秒，纤维蛋白原1.53 g/L，D-二聚体7.43 mg/L。生化：白蛋白30 g/L，总胆红素204.39μmol/L，直接胆红素113.6μmol/L，间接胆红素90.8μmol/L，天冬氨酸氨基转移酶94 U/L。患者上消化道出血已止血，肝性脑病治愈，肝衰竭好转，考虑病情稳定，予转消化内科普通病房进一步诊治。

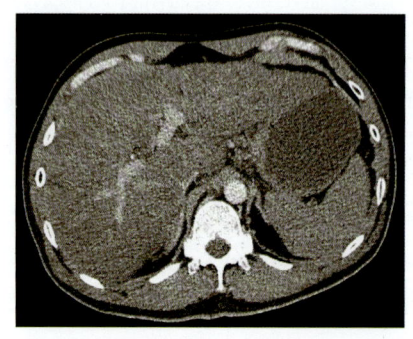

病例24图1　腹部CT

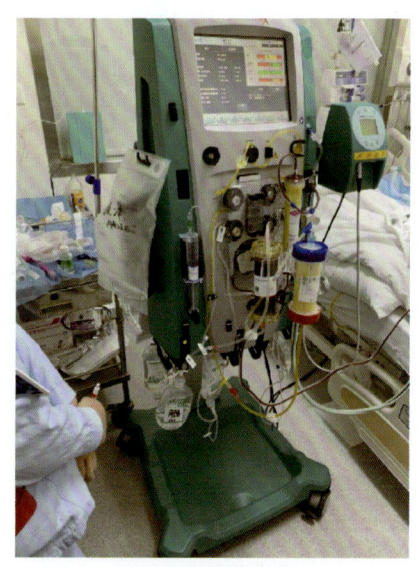

病例24图2　非生物型人工肝（DPMAS模式）

三、疾病介绍

1. **急性上消化道出血**　系指屈氏韧带以上的消化道，包括食管、胃、十二指肠、胆管和胰管等病变引起的出血。是急诊常见的急危重症之一，成年人每年发病率为（100～180）/10万，病死率为2%～15%。急性上消化道出血临床上分为静脉曲张性上消化道出血及非静脉曲张性上消化道出血。急性危险性上消化道出血：24小时内上消化道大量出血致血流动力学紊乱、器官功能障碍。急性上消化道出血急诊诊治流程如病例24图3。

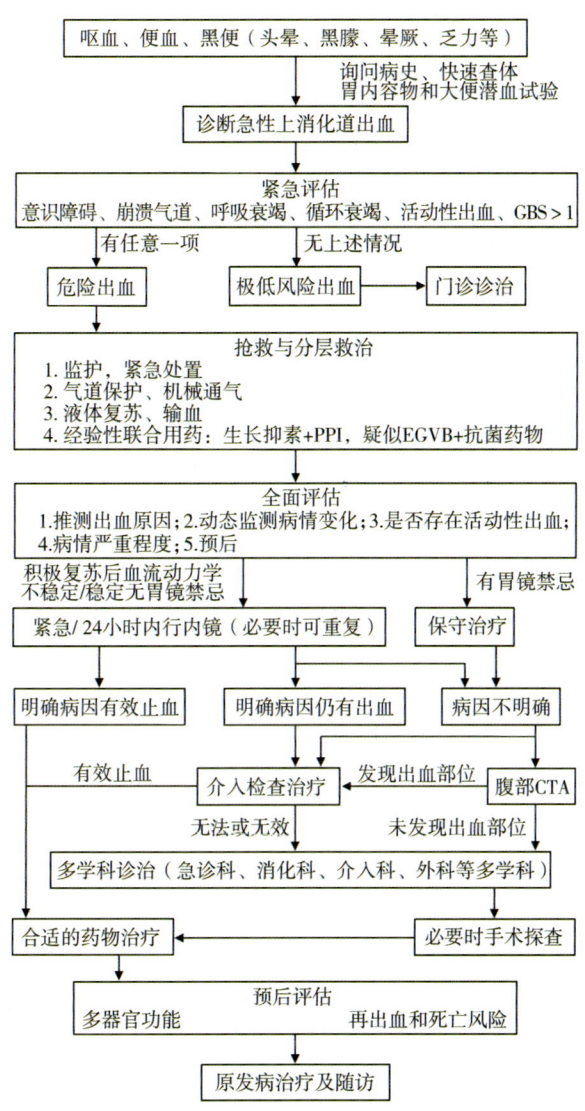

病例24图3　急性上消化道出血急诊诊治流程

GBS：Glasgow Blatchford score，格拉斯哥-布拉奇福德评分；PPI：proton pump inhibitor，质子泵抑制剂；EGVB：esophageal-gastric variceal bleeding，食管胃底静脉曲张破裂出血；CTA：com-puted tomogrphy angiography，计算机断层扫描血管造影术

引自2021年《中国急救医学》发表的《急性上消化道出血急诊诊治流程专家共识》。

食管胃底静脉曲张破裂出血（esophageal-gastric variceal bleeding，EGVB）为急性上消化道出血的重要病因，若不及时抢救，死亡率高。其治疗原则如下：①限制性液体复苏策略。对于门脉高压食管静脉曲张破裂出血的患者，血容量的恢复要谨慎，过度输血或输液可能导致继续或再出血。在液体复苏过程中，要避免仅用生理盐水扩容，以免加重或加速腹水或其他血管外液体的蓄积。必要时根据患者具体情况补充新鲜冷冻血浆、血小板、冷沉淀（富含凝血因子）等。对高龄、伴心肺肾疾病的患者，应防止输液量过多，引起急性肺水肿。对急性大量出血患者，应尽可能施行中心静脉压监测，以指导液体的输入量。②血红蛋白<70 g/L是输注浓缩红细胞的阈值，但要结合患者的合并症、年龄、血流动力学情况和出血情况。③EGVB患者应用血管活性药物，推荐使用抑酸药物（质子泵抑制剂、H_2受体拮抗剂）、生长抑素联合治疗5天。④预防性应用广谱抗菌药物。⑤入院后尽早进行上消化道内镜（12小时内）检查及内镜下止血。⑥对治疗失败的高危患者，可以考虑介入治疗：包括经导管血管栓塞术（transcatheter arterial embolization，TAE）、经颈静脉肝内门-体静脉支架分流术（transjugular intrahepatic portosystemic shunt，TIPS）。⑦三腔二囊管压迫止血。⑧外科手术治疗。

2．酒精性肝硬化诊断　目前酒精性肝病临床诊断标准：①有长期饮酒史，一般超过5年，折合酒精量男性≥40 g/d，女性≥20 g/d；或2周有大量饮酒史，折合酒精量>80 g/d。但应注意性别、遗传易感性等因素的影响。酒精量换算公式：g=饮酒量（mL）×酒精含量（%）×0.8。②临床症状为非特异性，可无症状，或有右上腹胀痛、食欲缺乏、乏力、体重减轻、黄疸等；随着病情加重，可有神经精神、蜘蛛痣、肝掌等症状和体征。③血清天冬氨酸氨基转移酶（AST）、丙氨酸氨基转移酶（ALT）、谷氨酰转肽酶（GGT）、总胆红素、凝血酶原时间和平均红细胞容积（MCV）等指标升高，禁酒后这些指标可明显下降，通常4周基本恢复正常，AST/ALT>2，有助于诊断。④肝脏B超或CT检查有典型表现。⑤排除嗜肝病毒的感染、药物和中毒性肝损伤等。

符合①、②、③和⑤条或①、②、④和⑤条可诊断酒精性肝病；仅符合①、②和⑤条可疑诊酒精性肝病。

酒精性肝硬化：在酒精性肝病基础上有肝硬化的临床表现和血清生物化学指标的改变。

3．肝性脑病（hepatic encephalopathy，HE）　由急、慢性肝功能严重障碍或各种门静脉-体循环分流（以下简称"门-体分流"）异常所致的、以代谢紊乱为基础、轻重程度不同的神经精神异常综合征。肝性脑病诊断要点：①有引起HE的基础疾病，严重肝病和（或）广泛门体侧支循环分流；②有临床可识别的神经精神症状及体征；③排除其他导致神经精神异常的疾病，如代谢性脑病、中毒性脑病、神经系统疾病（如颅内出血、颅内感染及颅内占位）、精神疾病等情况；④特别注意寻找引起HE（C型、B型）的诱因，如感染、上消化道出血、大量放腹水等；⑤血氨升高。该患者有10年余的酒精性肝硬化病史，且胃镜及全腹CT均提示食管胃底静脉曲张，为门体侧支循环分流的标志，有上消化道大出血诱因，有昏迷临床表现，血氨明显升高，故肝性脑病诊断明确。肝性脑病诊治流程如病例24图4。

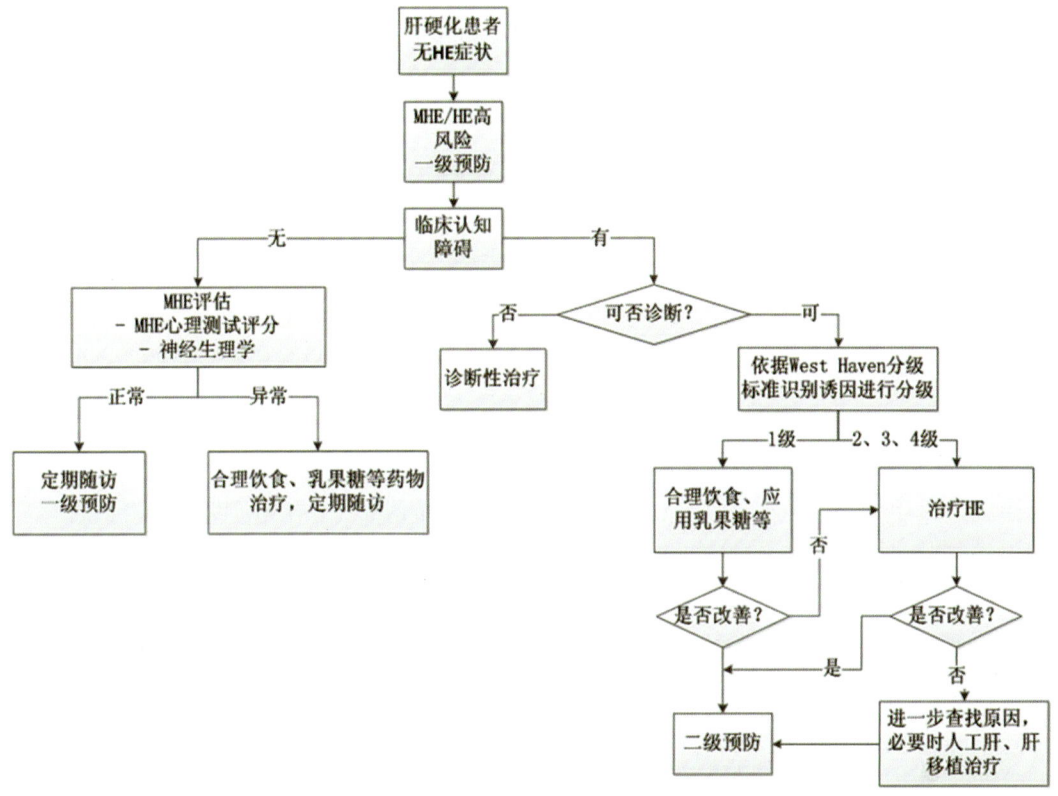

病例24图4　肝硬化肝性脑病临床诊治流程

MHE，minimal hepatic encephalopathy，轻微型肝性脑病。
引自《中华胃肠内镜电子杂志》2018年发表的《肝硬化肝性脑病诊疗指南（2018年，北京）》。

根据流程，该患者明确肝性脑病后，依据West Haven分级，为4级，故先予药物治疗（及时止血以去除肝性脑病诱因，盐酸精氨酸、门冬氨酸鸟氨酸降氨，米醋灌肠以酸化肠道），经规范治疗2天后，患者神志转清，效果明显。

4. 肝衰竭及人工肝治疗　肝衰竭是多种因素引起的严重肝脏损害，导致其合成、解毒、排泄和生物转化等功能发生严重障碍或失代偿，出现以凝血功能障碍、黄疸、肝性脑病、腹水等为主要表现的一组临床综合征。肝衰竭的早期主要表现：①极度乏力，并有明显厌食、呕吐和腹胀等严重消化道症状；②丙氨酸氨基转移酶和（或）天冬氨酸氨基转移酶继续大幅升高，黄疸进行性加深（总胆红素≥171μmol/L或每日上升

≥17.1μmol/L）；③有出血倾向，1.5≤国际标准化比值<1.9；④无并发症及其他肝外器官衰竭。肝衰竭中期：在肝衰竭早期表现基础上，病情进一步发展，丙氨酸氨基转移酶和（或）天冬氨酸氨基转移酶快速下降，总胆红素持续上升，出血表现明显（出血点或瘀斑），1.9≤国际标准化比值<2.6，伴有1项并发症和（或）1个肝外器官功能衰竭。肝衰竭晚期：在肝衰竭中期表现基础上，病情进一步加重，有严重出血倾向（注射部位瘀斑等），国际标准化比值≥2.6，并出现2个以上并发症和（或）2个以上肝外器官功能衰竭。该患者有腹胀、乏力症状，黄疸进行性加深，1.9≤国际标准化比值<2.6，伴有肝性脑病并发症，故肝衰竭亦诊断明确。《肝衰竭诊治指南（2018年版）》指出：肝衰竭合并肝性脑病时，在内科治疗基础上，可针对肝性脑病采取一些可改善肝性脑病的人工肝模式，能在一定程度上清除部分炎症因子、内毒素、血氨、胆红素等。常用于改善肝性脑病的人工肝模式有血液灌流、血液滤过、血浆滤过透析、分子吸附再循环系统（molecular absorbent recirculating system，MARS）、双重血浆分子吸附系统（double plasma molecular adsorption system，DPMAS）或血浆置换联合、血液灌流等。本病例患者采用的DPMAS治疗模式是采用中性大孔树脂（HA330-Ⅱ）和离子交换树脂（BS330）两种吸附剂联合进行血浆吸附治疗，其中HA330-Ⅱ血液灌流器中的树脂是相对广谱性的吸附剂，具有大孔结构和极大的比表面积，依靠范德华力及骨架分子筛作用吸附中大分子毒素，如炎性介质、肿瘤坏死因子-α、白介素-6等；BS330胆红素吸附器内的树脂是针对胆红素的特异性吸附剂，依靠静电作用力及亲脂结合性特异性吸附胆红素、胆汁酸。两种吸附剂的组合应用双管齐下，迅速改善黄疸症状的同时清除炎性介质等有害物质，从而达到标本兼治的效果，提高救治成功率，改善患者预后。操作流程如病例24图5所示。

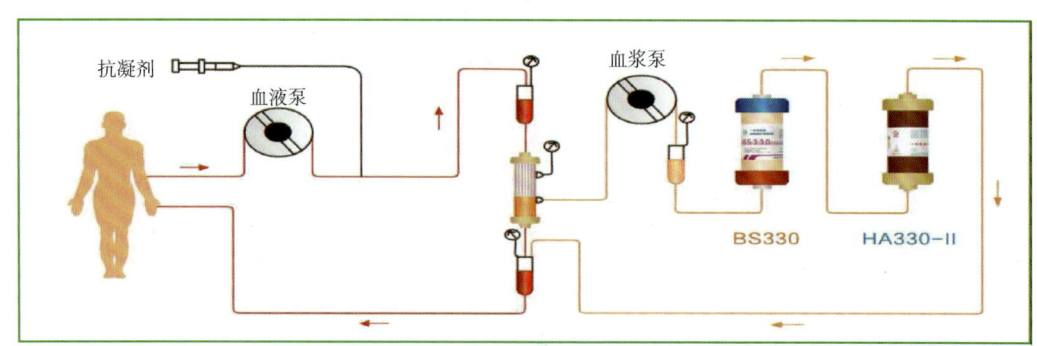

病例24图5　双重血浆分子吸附系统示意图

该患者于入院第6天至第10天行5次非生物型人工肝（DPMAS模式）治疗，辅以腺苷蛋氨酸、熊去氧胆酸退黄，谷胱甘肽保肝等内科治疗，腹胀、乏力好转，肝衰竭各项生化指标好转，疗效立竿见影。

四、病例点评

肝硬化合并食管胃底静脉曲张破裂出血疾病凶险，并发症多，死亡率高。本病例按照2021年《急性上消化道出血急诊诊治流程专家共识》规范流程及《2021年欧洲胃肠道内镜会协会非静脉曲张性上消化道出血的内镜诊断和治疗指南》，及时评估为危险性上消化道出血，并于12小时内行急诊胃镜发现出血病因并予规范的药物治疗止血，止血效果佳。但该患者诊断酒精性肝硬化10年余，发病后仍长期酗酒，肝功能差，上消化道大出血为肝硬化患者肝性脑病的诱因之一，肝性脑病多好发于上消化道出血期间及止血后数天内，故该患者肝性脑病不可避免的接踵而至，好在及时发现并规范使用药物治疗，患者神志转清。后患者在肝硬化失代偿期基础上出现上消化道出血、失血性休克、肝性脑病等并发症，并使用大量药物抢救，这些因素对肝脏来说是雪上加霜，出现多米诺骨牌效应，又并发肝衰竭的严重并发症。作为临床医师，我们面对接二连三的险情，排除万难，及时发现并处理上述严重并发症，采用先进的非生物型人工肝模式，结合传统药物治疗，"挽狂澜于既倒，扶大厦之将倾"，有效地控制了病情，挽救了患者，获得了良好的社会效益。

（病例提供者：朱日进 卓秀明 福州大学附属省立医院

肖章武 福建中医药大学附属第二人民医院）

（点评专家：徐峰 山东大学齐鲁医院）

参考文献

[1]中国医师协会急诊医师分会，中华医学会急诊医学分会，全军急救医学专业委员会，等.急性上消化道出血急诊诊治流程专家共识[J].中国急救医学，2021，41（1）：1-10.

[2]Blatchfordl O，Murray WR，Blatchford M.A risk score to predict need for treatment for upper-gastrointestinal haemorrhage[J].Lancet，2000，356（9238）：1318-1321.

[3]中华医学会肝病学分会.肝硬化肝性脑病诊疗指南（2018年，北京）[J].中华胃肠内镜电子杂志，2018，5（3）：97-113.

[4]Gralnek IM，Stanley AJ，Morris AJ，et al.Endoscopic diagnosis and management of nonvariceal upper gastrointestinal hemorrhage（NVUGIH）：european society of

gastrointestinal endoscopy（ESGE）guideline-update 2021[J].Endoscopy，2021，53（3）：300-332.

[5]陈佳佳，范林骁，李兰娟.《肝衰竭诊治指南（2018版）》指南解读[J].中国临床医生杂志，2020，48（11）：1279-1282.

病例25 高甘油三酯血症性急性重症胰腺炎

一、病历摘要

（一）基本信息

患者男性，36岁，餐饮店老板。

主诉：左上腹痛15小时。

现病史：患者于入院前15小时无明显诱因出现左上腹痛，呈持续性闷痛，向左侧腰背部放射，伴腹胀、里急后重感，排黄色稀便4~5次，每次量少，无恶心、呕吐，无眼黄、尿黄，无尿频、尿急，无畏冷、发热，无咳嗽、咳痰、心悸、气喘等症状，腹痛持续不能缓解，遂就诊当地中医院。查血常规：白细胞计数15.01×10^9/L，中性粒细胞百分比11.93%，血红蛋白203 g/L，血小板计数241×10^9/L；降钙素原0.13 ng/mL；甘油三酯147.61 mmol/L，胆固醇37.9 mmol/L，血淀粉酶35 U/L，脂肪酶18.2 U/L。消化系统彩超：胰腺体尾部稍增厚，炎性改变可能，脂肪肝；泌尿系彩超：双肾、膀胱、前列腺未见明显异常。考虑"急性胰腺炎"，予以抗感染、抑酸、补液支持等治疗，腹痛无明显改善，遂转至我院急诊科就诊。

既往史：2年前发现糖尿病，不规律应用胰岛素及其他口服药物（具体不详），未规律监测血糖。

（二）体格检查

体温36.9 ℃，脉搏119次/分，呼吸25次/分，血压117/78 mmHg。神志清楚，肥胖体型。全身皮肤黏膜无苍白、黄染，颈软，颈静脉未见充盈怒张，浅表淋巴结未触及肿大。双肺呼吸音清，未闻及干湿性啰音及胸膜摩擦音。心率119次/分，心律齐，各瓣膜听诊区未闻及杂音及心包摩擦音。腹部膨隆，腹壁软，剑突下及左侧腹部压痛，轻度反跳痛，余腹无压痛、反跳痛，肝脾肋下未触及，墨菲征阴性，肝浊音界存在，无扩大或缩小，肝肾区无叩击痛，移动性浊音阴性，肠鸣音3~4次/分。

（三）辅助检查

血常规：白细胞计数11.73×10^9/L，中性粒细胞百分比77.3%，血红蛋白134 g/L，红细胞压积35.8%，血小板计数178×10^9/L。

炎症与感染指标：降钙素原<0.05 ng/mL，C反应蛋白146.04 mg/L。

生化：白蛋白44.5 g/L，谷氨酰转肽酶152 U/L，丙氨酸氨基转移酶85 U/L，天冬氨酸氨基转移酶20 U/L，肌酐81 μmol/L，钙1.65 mmol/L，血糖10.7 mmol/L，甘油三酯147.61 mmol/L，胆固醇37.9 mmol/L，血淀粉酶35 U/L，脂肪酶18.2 U/L。

血气分析：酸碱度7.429，氧分压75.0 mmHg，二氧化碳分压33.2 mmHg，乳酸1.40 mmol/L，血浆中碳酸氢盐浓度21.5 mmol/L，碱剩余-1.8 mmol/L，氧合指数355 mmHg。

凝血功能：纤维蛋白原4.4 g/L，余正常。

腹部CT（病例25图1）：胰腺稍肿胀，周围见片絮状渗出影，延及肝周、十二指肠周围及结肠肝曲周围脂肪间隙，考虑急性胰腺炎。

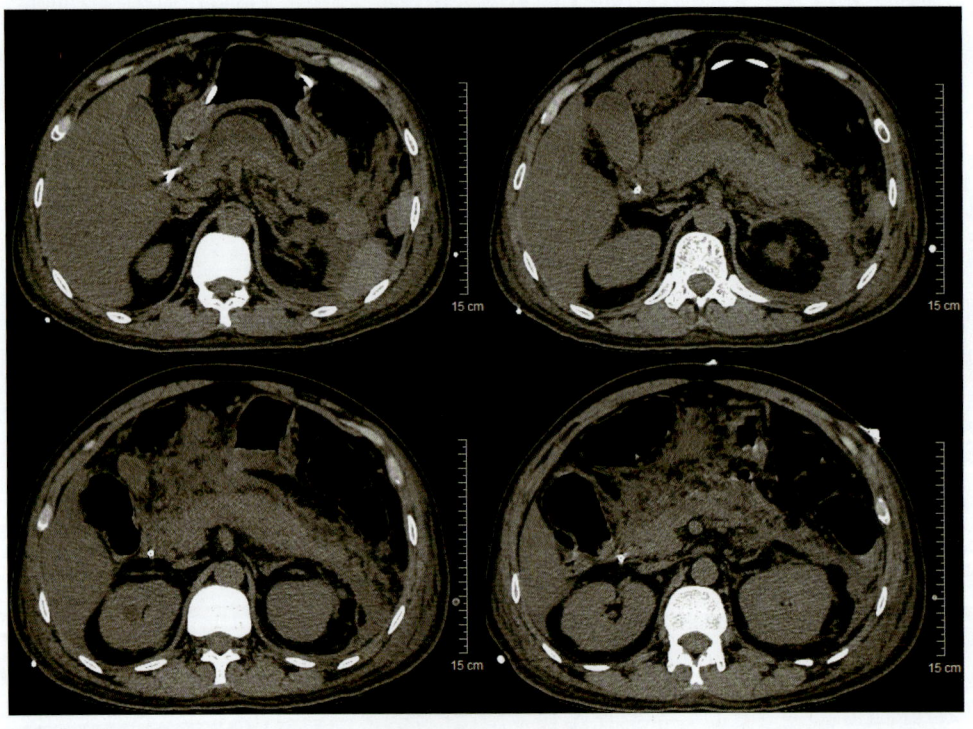

病例25图1　腹部CT

（四）诊断

1. 高甘油三酯血症性急性重症胰腺炎
2. 混合性高脂血症
3. 糖尿病

二、诊疗经过

患者入院后立即予以胰岛素降血脂血糖、抑制胰酶分泌、清除自由基、抑酸护胃、解痉止痛及补液等治疗。患者甘油三酯极重度升高，本病治疗关键是早期快速降低血甘油三酯至目标值5.65 mmol/L以下，考虑药物方法短时间内无法下降至目标值，取得患者及家属同意并签署知情同意书后，立即行右股静脉穿刺置管术+血液灌流治疗（HA330）。血液灌流治疗后第2天复查甘油三酯110.41 mmol/L，仍极重度升高，遂改行血浆置换（病例25图2）（模式为TPE，血浆置换总量3 000 mL），血浆置换2小时后复查甘油三酯32.49 mmol/L，此时患者仍持续腹痛、腹胀，查体腹部膨隆，腹肌紧张，全腹部压痛、反跳痛，肠鸣音1~2次/分，复查生化提示血钙下降至1.77 mmol/L，病情仍在快速进展。血清甘油三酯水平迅速降低至5.65 mmol/L以下是治疗高甘油三酯血症性急性重症胰腺炎的关键，给予继续行CRRT（CVVH模式）治疗进一步迅速清除血脂和炎症介质。入院第3天复查甘油三酯4.93 mmol/L，CRRT共治疗24小时后停止。经过上述组合血液净化治疗，患者腹痛症状明显缓解，心率、呼吸恢复正常，改用口服非诺贝特和阿托伐他汀钙降血脂、那曲肝素抗凝治疗。入院第5天血脂控制正常，复查腹部CT（病例25图3）提示胰腺肿胀改善，周围渗出明显吸收。入院14天后好转出院。

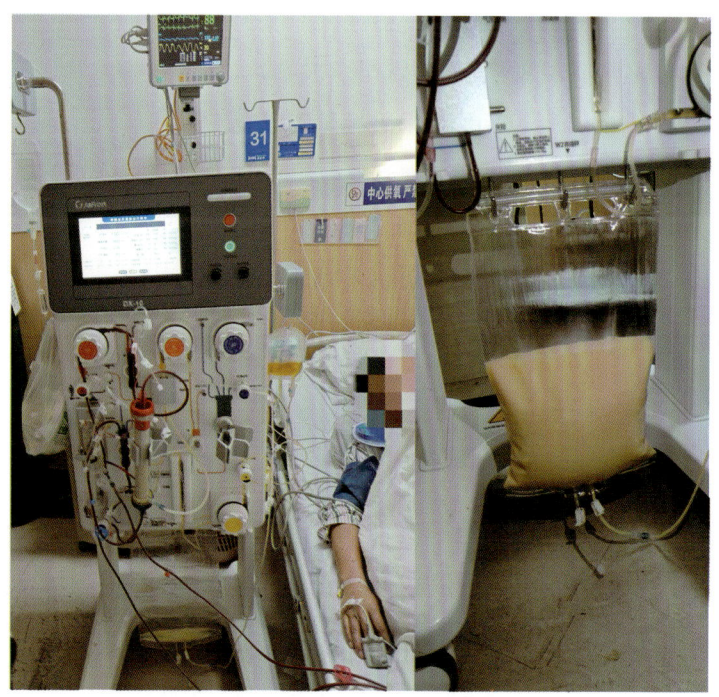

病例25图2　血浆置换

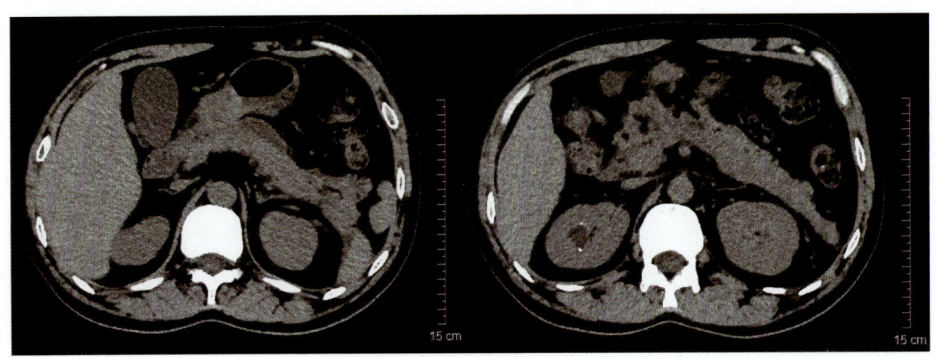

病例25图3　腹部CT

三、疾病介绍

自从1952年Klatskin等首次报道高脂血症与急性胰腺炎发病的关系，高脂血症已被公认为急性胰腺炎的病因之一。有研究显示高脂血症性胰腺炎与甘油三酯水平显著升高密切相关，故又称为高甘油三酯血症性急性胰腺炎（hypertriglyceridemic acute pancreatitis，HTG-AP）。近年来HTG-AP发病率不断升高，病情进展快、"重症化"倾向，早期极易被误诊，导致死亡率较高。早期识别并迅速降低甘油三酯是延缓疾病进展和降低死亡率的关键。

1．HTG-AP的诊断标准　①符合急性胰腺炎的诊断标准；②血清甘油三酯水平≥11.30 mmol/L，或血清甘油三酯水平为5.65～11.30 mmol/L但血清呈乳糜状；③排除胆道疾病、酒精、创伤、肿瘤等其他原因所致胰腺炎。

2．HTG-AP的病因和发病机制　血清甘油三酯水平显著升高是HTG-AP的诱发因素，病因包括家族性高脂血症和肥胖、糖尿病、甲状腺功能减退、酗酒、糖皮质激素等继发性血脂异常。HTG-AP确切发病机制尚不清楚，目前有以下几种假设：①游离脂肪酸假说。血浆中游离脂肪酸在胰腺聚集、造成胰腺微循环障碍及钙超载，而引起HTG-AP，目前比较支持该假说。②胰腺微循环障碍。因高甘油三酯血症患者的胰腺毛细血管床内沉积大量的游离脂肪酸和乳糜微粒导致毛细血管堵塞并诱发胰腺微循环障碍。③蛋白激酶C活化。胰腺腺泡细胞内存在大量、多种蛋白激酶C亚型，能被游离脂肪酸激活并损伤。④炎性反应。游离脂肪酸可诱导炎性递质释放，引起瀑布样炎性级联反应，造成胰腺腺泡细胞损伤甚至多器官功能衰竭。

3．HTG-AP的临床表现　HTG-AP患者多合并糖尿病、肥胖症等代谢性疾病，其首发表现与其他原因所致急性胰腺炎相似，均为持续的剧烈上腹疼痛、恶心和呕吐，约50%的HTG-AP患者血、尿淀粉酶水平无明显升高，且其诱因隐匿、发病年轻化，常导致延误诊断。故临床上确诊急性胰腺炎后需要详细询问有无引起甘油三酯升高的病因或诱因，其次及时完善血脂检查是否合并高甘油三酯血症（血清甘油三酯水平≥11.30 mmol/L，或血清甘油三酯水平5.65~11.30 mmol/L，但血清呈乳糜状）是确诊HTG-AP的重要依据。该病存在"重症化"倾向、复发率高的特点，需要引起急诊临床医生的高度重视。

4. HTG-AP的治疗 ①病因治疗：将血清甘油三酯水平迅速降低至5.65 mmol/L以下是治疗HTG-AP的关键。HTG-AP患者经确诊并完成严重程度评估后，在给予积极早期液体复苏的同时应尽早针对病因进行治疗。目前，降低血清甘油三酯水平的治疗措施分为无创和有创两大类，其中无创治疗措施包括使用常规降脂药物、肝素与低分子肝素、胰岛素等，有创治疗措施即血液净化。血液净化不仅可清除毒素、炎性因子等，还可纠正水、电解质及酸碱平衡紊乱，有利于维持内环境稳定。目前国内外血液净化治疗模式主要为血液滤过、血液灌流和血浆置换。血浆置换是降低HTG-AP患者血清甘油三酯水平的有效方法之一，重症型HTG-AP患者实施组合式血液净化。②常规治疗：采取禁食、胃肠减压及使用质子泵抑制剂、生长抑素及其类似物、乌司他丁等以减少胰液分泌、保护肠黏膜、降低腹内压、改善炎性反应失衡等。

四、病例点评

急性胰腺炎是急诊科常见的急腹症之一，可累及全身器官、系统并进展为病情凶险、病死率高的重症急性胰腺炎。在我国，胆源性因素仍是急性胰腺炎的主要病因，其次为高甘油三酯血症及过度饮酒，高甘油三酯血症性及酒精性急性胰腺炎更常发生于年轻男性患者。本案例患者入院后查甘油三酯极重度升高，与其既往有糖尿病、体型肥胖有关。由于胰岛素水平低或胰岛素抵抗，脂蛋白酯酶的活性下降，水解甘油三酯的能力同时下降，容易出现脂肪酸增多，尤其是肥胖的糖尿病患者该情况更为明显。甘油三酯水平迅速降至5.65 mmol/L以下是治疗HTG-AP的关键。目前胰岛素联合肝素是治疗HTG-AP的一线方案。但对于甘油三酯>56.5 mmol/L的患者、经胰岛素或联合低分子肝素治疗24~48小时后血清甘油三酯水平仍>11.3 mmol/L或降幅未达到入院时50%的患者，则需尽早实施血液净化治疗，以延缓疾病进展。该例患者入院查甘油三酯高达147.61 mmol/L，属于极重度升高，有早期实施血液净化指征，组合血液灌流、血浆置换、CRRT治疗后才最终将甘油三酯降至目标值，患者临床症状改善，从而阻止了病情进展。

（病例提供者：施增金 谢宝辉 宁德师范学院附属宁德市医院）

（点评专家：林兆奋 海军军医大学第二附属医院）

参考文献

[1]中华医学会消化病学分会胰腺疾病学组,《中华胰腺病杂志》编辑委员会,《中华消化杂志》编辑委员会.中国急性胰腺炎诊治指南(2019,沈阳)[J].中华胰腺病杂志,2019,19(5):321-331.

[2]《高甘油三酯血症性急性胰腺炎诊治急诊专家共识》专家组.高甘油三酯血症性急性胰腺炎诊治急诊专家共识[J].中国全科医学,2021,24(30):3781-3793.

[3]中华医学会外科学分会胰腺外科学组.中国急性胰腺炎诊治指南(2021)[J].中国实用外科杂志,2021,41(7):739-746.

[4]中华医学会急诊分会,京津冀急诊急救联盟,北京医学会急诊分会,等.急性胰腺炎急诊诊断与治疗专家共识[J].中华急救医学杂志,2021,30(2):161-172.

[5]李蕾,何文华,吕农华.高甘油三酯血症性胰腺炎的降脂治疗进展[J].中华医学杂志,2021,101(21):1619-1622.

第五章

急诊疑难病例

病例26　溴莫尼定致心搏骤停复苏

一、病历摘要

（一）基本信息

患者男性，12岁，学生。

主诉：被发现人事不省1小时。

现病史：患者于入院前1小时进食"外卖的意大利面"时出现人事不省，伴口唇青紫、小便失禁；无双眼上翻、牙关紧闭、大便失禁及肢体抽搐，无呕吐、发热、气促、无口鼻出血、肢体畸形，无明显跌倒外伤等。由家人载电动车送至我院急诊抢救室，当时患儿呼之不应，无自主呼吸，未触及颈动脉搏动，伴小便失禁，考虑呼吸心搏骤停，立即予以心肺复苏，2分钟后复苏成功，心率63次/分，血压122/69 mmHg，末梢血氧饱和度85%，随后再次呼吸暂停，血氧饱和度测不出，意识不清，予行气管插管+呼吸机辅助呼吸，复查血气分析（吸氧浓度50%）：酸碱度7.393，二氧化碳分压41.2 mmHg，氧分压229 mmHg，钠140 mmol/L，钾4.6 mmol/L，氯103 mmol/L，葡萄糖8.5 mmol/L，乳酸0.9 mmol/L，红细胞压积43.2%，血浆碳酸氢盐25.1 mmol/L。床边心电图：①窦性心律；②早期复极综合征。考虑病情危重，拟"呼吸心搏骤停，心肺复苏术后"收住重症医学科。

既往史：患儿入院前2天有发热，自测体温最高39.0 ℃，无咽痛、声音嘶哑，无心悸、胸闷，就诊当地诊所，服用"感冒灵、复方锌布颗粒"等药物，症状有所改善。1天前出现肛门瘙痒，自行服用阿苯达唑片，2片，驱虫。1小时余前再次出现肛门瘙痒，予"眼药水"（当时眼药水具体成分不详）滴肛门止痒处理。平素体健，否认病毒性肝炎、肺结核病史，否认高血压、糖尿病、高血脂病史，否认脑血管疾病、心脏病史，否认精神病史、地方病史、职业病史。否认外伤、输血、手术史，否认药物、食物过敏史，预防接种史不详。

（二）体格检查

体温36.0 ℃，脉搏59次/分，呼吸18次/分，血压104/68 mmHg，血氧饱和度100%［呼吸机辅助：A/C（PC）通气模式，吸入氧浓度50%］。神志浅昏迷，对答、查体不合作。双侧瞳孔等大等圆，直径1.5 mm，对光反射迟钝。口唇红润，气管插管状态，颈无抵抗。双肺呼吸音清，未闻及干湿性啰音。心率59次/分，心律齐，各心瓣膜听诊区未闻及杂音，无心包摩擦音。腹部平坦，腹肌软，压痛、反跳痛检查不合作，移动性浊音阴性，肠鸣音3次/分。双下肢无水肿。四肢肌力不配合，四肢肌张力正常，双侧巴宾斯基征未引出。

（三）辅助检查

床边血糖：8.5 mmol/L。

床边心电图（复苏成功后）：①窦性心律；②早期复极综合征（详见病例26图1）。

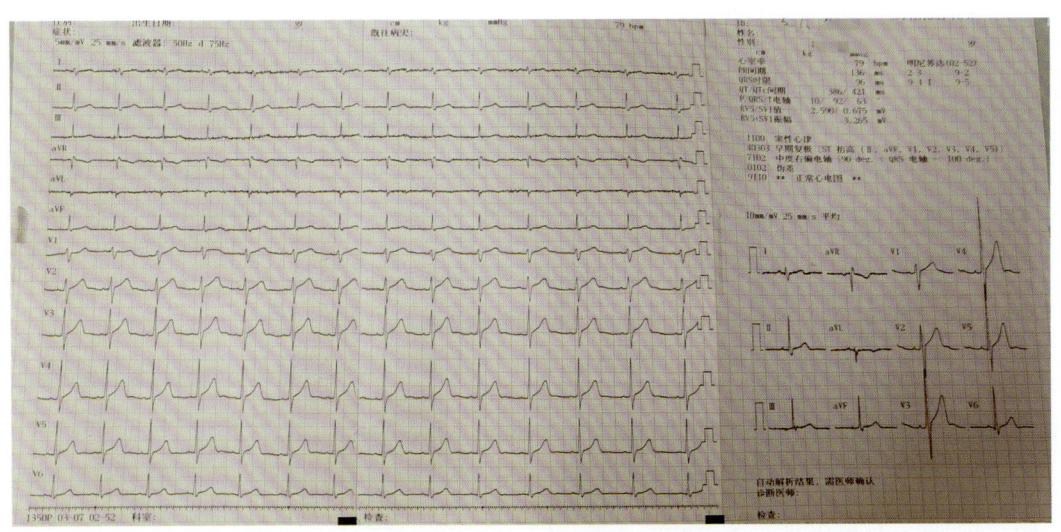

病例26图1　心肺复苏后心电图

动脉血气分析（吸氧浓度50%）：酸碱度7.393，二氧化碳分压41.2 mmHg，氧分压229 mmHg，钠140 mmol/L，钾4.6 mmol/L，氯103 mmol/L，葡萄糖8.5 mmol/L，乳酸0.9 mmol/L，红细胞压积43.2%，血浆碳酸氢盐25.1 mmol/L。

床旁检验：肌酸激酶同工酶1.8 ng/mL，肌红蛋白3.06 ng/mL，肌钙蛋白I 0.01 ng/mL，N端-B型钠尿肽前体18.76 pg/mL，降钙素原0.104 ng/mL。

血常规：白细胞计数$5.0×10^9$/L，中性粒细胞百分比34.1%，血红蛋白142.0 g/L，血小板计数$198×10^9$/L。

凝血功能：凝血酶原时间14.4秒，国际标准化比值1.23，活化部分凝血活酶时间35.0秒，纤维蛋白原3.91 g/L，凝血酶时间14.7秒，D-二聚体123.8 ng/mL。

生化：白蛋白43.6 g/L，血钾4.8 mmol/L，血钠137 mmol/L，谷氨酰转肽酶13 U/L，丙氨酸氨基转移酶14 U/L，天冬氨酸氨基转移酶28 U/L，肌酐65.5 μmol/L，淀粉酶68 U/L，胆碱酯酶8 800.4 U/L，未结合胆红素6.6 μmol/L，结合胆红素0，钙2.18 mmol/L，葡萄糖7.25 mmol/L。

颅脑＋肺部＋上腹部CT：均未见明显异常。

（四）诊断

1. 呼吸心搏骤停原因待查
2. 心肺复苏术后

二、诊疗经过

该患儿的病史特点：①男性青少年，急性发病，以意识改变、呼吸抑制、发绀为主要特点，随后出现呼吸心搏骤停；②有急性缺氧表现；③心肺复苏成功后再发呼吸暂停、心动过缓；④无过敏性皮疹、头面部及口唇血管性水肿的表现；⑤心肺复苏成功后查体可见瞳孔明显缩小，对光反射迟钝；⑥可视喉镜打开气道及气管插管过程中未发现会厌水肿及呼吸道异物；⑦复苏成功后床边心电图提示窦性心律、早期复极，床边心肌酶学、肌钙蛋白等心脏损伤标志物未见升高。据已有资料，患者呼吸心搏骤停可能的原因：①大气道异物误吸导致窒息可能。患者家属代诉患者在进食过程中出现意识改变、口唇发绀、呼吸抑制表现，随后自行电动车运送至医院过程中出现人事不省、呼吸心搏骤停，首先需要考虑有进食误吸导致大气道异物梗阻、窒息可能。②药物中毒可能。患者发病前有进食和应用药物（近期1~2天服用感冒灵、复方锌布颗粒、阿苯达唑片），发病前外用"眼药水"（当时眼药水具体成分不详）滴肛止痒处理，需要考虑药物中毒可能。③药物过敏导致喉头水肿或危重症支气管哮喘窒息。患者发病前有进食和应用药物，需考虑食物或药物导致过敏性喉头水肿或危重症支气管哮喘窒息进而呼吸心搏骤停。④暴发性心肌炎可能。患者入院前2天有发热（自测体温最高39.0 ℃），无咽痛、声音嘶哑，无心悸、胸闷，需考虑爆发性心肌炎可能。⑤脑膜炎、脑炎。可导致脑疝形成，间接引起呼吸中枢抑制，心动过缓、瞳孔改变等临床表现，且患者发病前有发热史，需完善腰椎穿刺行脑脊液压力及脑脊液常规检查、细菌培养。

患者入院后出现呼吸心搏骤停，心肺复苏成功后，予以呼吸机辅助呼吸、有创血流动力学监测、阿托品提高心率、亚低温脑保护、预防应激性溃疡、抗炎、化痰、镇静镇痛、维持电解质平衡、支持等治疗。病程中，应用可视喉镜打开气道及气管插管过程中未发现会厌水肿及呼吸道异物；复查高敏肌钙蛋白I、N端-B型钠尿肽前体、腰椎穿刺监测脑脊液压力及脑脊液常规检查、心电图、床旁心脏超声及颅脑CT均未见明显异常。后仔细询问患儿母亲，确认当时因为患儿肛门瘙痒，应用酒石酸溴莫尼定滴眼液4 mL为其滴肛门止痒处理。查阅酒石酸溴莫尼定滴眼液药品说明书及相关文献，提示"溴莫尼定"作为α肾上腺素能受体激动剂有导致儿童尤其是2岁以下婴儿呼吸暂停、心动过缓、低血压、昏迷、呼吸抑制的严重不良反应的报道。结合患者病史、临床表现、查体、辅助检查遂考虑患者系外用酒石酸溴莫尼定滴眼液滴肛门导致药物经直肠及局部黏膜吸收导致中毒。经对症支持及抢救患儿次日呼吸平稳，心率恢复正常，神志转清楚，予以脱离呼吸机及拔除气管导管，重症医学科观察1天后转急诊病房继续治疗，3天后治愈出院。

三、疾病介绍

患者外用酒石酸溴莫尼定滴眼液（病例26图2）导致中毒有相关报道，但最后导致呼吸心搏骤停尚少见文献报道。

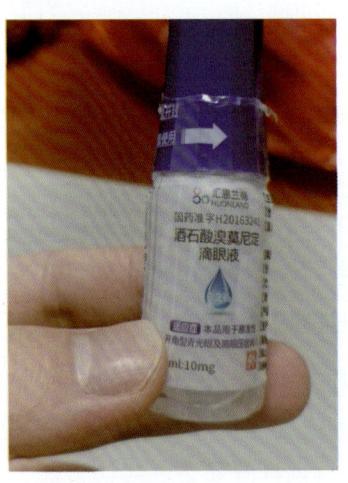

病例26图2　患者家属提供的溴莫尼定滴眼液药瓶

1. 作用机制　溴莫尼定用于治疗青光眼，是一种α_2肾上腺素能受体激动剂，含有咪唑啉衍生物，摄入或全身吸收少量这些药物后即可产生酷似可乐定引起的中毒综合征。

2. 临床表现与治疗　溴莫尼定过量使用可致嗜睡、昏迷、瞳孔缩小、心动过缓、低血压、一过性高血压和呼吸抑制。

（1）镇静：兴奋主要位于延髓头端腹外侧区的中枢性 α_2 肾上腺素能受体和咪唑啉受体，该效应能够减少中枢神经系统（central nervous system，CNS）传出的交感信号，降低血浆去甲肾上腺素水平和脑干蓝斑核去甲肾上腺素能神经元的活性，从而增加抑制性GABA神经元下游的活性，使其产生镇静作用。

（2）降低心率和血压：激活突触后 α_2 肾上腺素能受体抑制交感活性，降低心率和血压。其降压作用涉及咪唑啉-1受体，内皮衍生的一氧化氮也参与降压作用。儿童溴莫尼定等含有咪唑啉衍生物的药物中毒的显著表现是心动过缓和低血压。心律常为窦性心动过缓但已报道房室传导阻滞和窦性。

（3）缩小瞳孔：降低突触去甲肾上腺素的释放，从而减少经 α_1 受体通路引起的瞳孔开大肌收缩，从而导致瞳孔缩小，研究显示缩瞳效果明显，且至少持续8小时。即使只咽下一口溴莫尼定等含有咪唑啉衍生物药物的滴眼液也可导致儿童严重暴露。

溴莫尼定等含有咪唑啉衍生物的药物中毒的诊断有赖于详细的病史采集和体格检查，多数中毒征象通过及时的呼吸和循环支持治疗，几乎都能获得良好结局。如果患者无自杀企图，并且摄入药物后6小时仍无症状，只要确保密切观察并能确保及时返院接受救治，可出院随诊。

四、病例点评

该患者为男性青少年，急性发病、以意识改变、呼吸抑制、发绀为主要特点，随后出现呼吸心搏骤停。心肺复苏成功后查体可见瞳孔明显缩小，对光反射迟钝；可视喉镜打开气道及气管插管过程中未发现会厌水肿及呼吸道异物；复苏成功后床边心电图提示窦性心律、早期复极、床边心肌酶学、肌钙蛋白等心脏损伤标志物未见升高。需要考虑大气道异物误吸导致窒息、爆发性心肌炎、药物中毒、药物过敏导致喉头水肿，中枢神经系统疾病等可能，并进行相关检查排查病因。追问病史及完善相关检查后患者最终诊断为：外用溴莫尼定滴眼液中毒导致呼吸心搏骤停。经及时有效的生命支持后，脱机拔管最后治愈出院。

溴莫尼定用于治疗青光眼，是一种 α_2 肾上腺素能受体激动剂，含有咪唑啉衍生物，摄入或全身吸收少量这些药物后即可产生酷似可乐定引起的中毒综合征。即使摄入一片可乐定或咽下一口含溴莫尼定等含有咪唑啉衍生物的药物也可造成儿童出现危及生命的中毒，此患者为外用"溴莫尼定滴眼液"4 mL滴肛门后吸收导致中毒。类似的常用药物有可乐定（包括贴剂）、替扎尼定、右美托咪定等。此类药物中毒可表现为嗜睡、甚至昏迷，常常伴有瞳孔缩小、反射减退和肌张力低下。儿童中毒最显著表现是心动过缓和低血压、呼吸抑制，需要呼吸、循环支持。治疗上此类药物中毒无特效解毒药物，口服此类药物患者不主张洗胃、催吐及血液净化，短时间内（小于1小时）者可予以应用活性炭，其余予以生命支持及对症治疗。如果呼吸抑制或昏迷，试验纳洛酮、开放气道和呼吸支持。症状性心动过缓治疗可选用阿托品、异丙基肾上腺素。如遇低血压可予以晶体液扩容，必要时使用血管活性药物，如去甲肾上腺素或多巴胺。

（病例提供者：杨璟锋 顾凌 福建医科大学附属闽东医院）

（点评专家：文丹 福建中医药大学附属人民医院）

参考文献

[1] Gummin DD, Mowry JB, Beuhler MC, et al.2019 Annual report of the american association of poison control centers' national poison data system（NPDS）: 37th annual peport[J].Clin Toxicol（Phila）, 2020, 58（12）: 1360-1541.

[2] Beauchamp GA, Gi SL, Horowitz BZ, et al.Poisonings associated with intubation: US national poison data system exposures 2000-2013[J].J Med Toxicol, 2016, 12（2）: 157-164.

[3] Nguyen V, Tiemann D, Park E, et al.Alpha-2 agonists[J].Anesthesiol Clin, 2017, 35（2）: 233-245.

[4] Rangan C, Everson G, Cantrell FL.Central alpha-2 adrenergic eye drops: case series of 3 pediatric systemic poisonings[J].Pediatr Emerg Care, 2008, 24（3）: 167-169.

[5] Eddy O, Howell JM.Are one or two dangerous? Clonidine and topical imidazolines exposure in toddlers[J].J Emerg Med, 2003, 25（3）: 297-302.

[6] Al-Abri SA, Yang HS, Olson KR.Unintentional pediatric ophthalmic tetrahydrozoline ingestion: casees of the medical toxicology fellowship at the university of california, san francisco[J].J Med Toxicol, 2014, 10（4）: 388-391.

病例27　粪类圆线虫感染致蛋白丢失性胃肠病、抗利尿激素分泌失调综合征

一、病历摘要

（一）基本信息

患者男性，60岁，务农。

主诉：食欲缺乏伴乏力1个月余。

现病史：患者于入院前1个月余无明显诱因出现食欲缺乏，伴有上腹部不适，偶有腹泻，伴有恶心、反酸，无腹胀，无明显呕吐，伴全身乏力，无咳嗽、咳痰，无胸闷、胸痛、呼吸困难，无畏冷、寒战、发热，伴多饮、多尿，无午后低热，无头晕、头痛等不适，就诊我院消化内科门诊。胃肠镜检查：糜烂性胃炎，胆汁反流，十二指肠霜癍样溃疡。予以对症处理后症状稍缓解，后症状反复，食欲缺乏和乏力逐渐加重，伴有明显消瘦，为进一步诊治，急诊入院查颅脑CT＋胸部CT＋上腹CT：颅脑未见明显异常；双肺多发小结节，建议随访；双肺上叶少许陈旧性病灶；右肺中叶及左肺下叶索条灶；右肺尖肺大疱前纵隔结节影；少许心包积液；冠状动脉钙化；肝脏钙化灶；右肾结石；L_1椎体陈旧性骨折。肝肾功能：低钙、低钠、低氯、低磷，予补充电解质等处理后拟"食欲下降"收住入院。自此次发病以来，精神、睡眠一般，食欲欠佳，大便少，小便正常，体重约减少8 kg。

既往史：3年前因外伤致腰椎骨折，后行"L_1椎体骨折闭合复位椎弓螺钉内固定术"，1年后取出钢板。4个月前因膀胱结石在我院行"经尿道多发膀胱结石钬激光碎石取石术"；平素体质一般，否认病毒性肝炎、肺结核病史，否认高血压、糖尿病、高血脂病史，否认脑血管疾病、心脏病史，否认精神病史、地方病史、职业病史，否认输血、中毒史，否认药物、食物过敏史，预防接种史不详。

个人史：出生在福建省福安市，久居福建省，生活起居尚规律，无化学物质、放射物质、有毒物质接触史，无冶游、吸毒史，无吸烟、饮酒史。

（二）体格检查

体温36.5 ℃，脉搏75次/分，呼吸16次/分，血压76/43 mmHg。BMI 15.9。神志清

醒，发育无力型，营养差，慢性面容，全身皮肤黏膜色泽未见异常。双侧瞳孔等大等圆，直径3 mm，对光反射灵敏。胸廓正常，双肺呼吸音粗，未闻及明显干湿性啰音。心前区无隆起，心尖冲动位于左侧第5肋间锁骨中线内0.5 cm，触诊心尖冲动未及异常，心律齐，心音正常，A2＞P2，各心瓣膜听诊区未闻及杂音。背部见陈旧性手术瘢痕，愈合良好。腹平软，无压痛、反跳痛，肝、肾区无叩击痛，移动性浊音阴性，肠鸣音3次/分。四肢无畸形，双下肢无水肿。四肢肌力、肌张力正常，双侧膝腱、跟腱反射正常，克尼格征阴性，双侧巴宾斯基征未引出。

（三）辅助检查

血常规：白细胞计数$5.8×10^9$/L，中性粒细胞百分比54.1%，血红蛋白102 g/L，血小板计数$148×10^9$/L。

尿钠测定：33.864 mmol/L。

生化：总白蛋白40.8 g/L，白蛋白19.2 g/L，总胆红素20.7 μmol/L，未结合胆红素20.7 μmol/L，结合胆红素0.0 μmol/L，丙氨酸氨基转移酶30.0 U/L，天冬氨酸氨基转移酶44U/L，天冬氨酸氨基转移酶/丙氨酸氨基转移酶1.5，谷氨酰转肽酶17 U/L，钠124 mmol/L，氯95.0 mmol/L，血浆渗透压252 mOsm/kg，尿素氮2.7 mmol/L，肌酐59.4 μmol/L，尿酸195.6 μmol/L，葡萄糖5.4 mmol/L。

凝血功能：凝血酶原时间12.91秒，国际标准化比值1.20，活化部分凝血活酶时间36.1秒，纤维蛋白原1.81 g/L，凝血酶时间18.4秒。

胃镜：糜烂性胃炎；胆汁反流；十二指肠霜癍样溃疡；（"胃角"活检）浅表黏膜中度慢性炎症伴糜烂。

（四）初步诊断

1. 食欲缺乏原因待查
2. 电解质代谢紊乱（低钠、低氯、低钙、低磷）
3. 低白蛋白血症
4. 低血压（休克？）
5. 十二指肠溃疡
6. 中度糜烂性胃炎
7. 心包积液（少许）
8. L_1椎体骨折闭合复位椎弓螺钉内固定术后
9. 经尿道多发膀胱结石钬激光碎石取石术后

二、诊疗经过

入院后予积极补液、纠正电解质、补充白蛋白、营养支持等治疗，并积极筛查可能低蛋白血症、低钠血症的病因，查垂体功能、肾上腺皮质功能、醛固酮、皮质醇水平均正常。垂体MRI平扫＋增强：垂体增强扫描未见明显异常；肠镜镜检：大肠黑变病，回肠末端黏膜绒毛减少。入院第1天补充氯化钠8 g、人血白蛋白20 g，患者血压仍偏低，血乳酸水平1.4 mmol/L，复查血钠121 mmol/L，白蛋白17.7 g/L。入院第2天送检粪便常规报告：可见线虫似粪类圆线虫（病例27图1）、隐血阳性；予阿苯达唑片400 mg口服驱虫治疗，夜间出现发热（最高体温39.2 ℃）伴头晕、头痛、尿频、尿急，无气促、意识改变、血压下降，留取血培养，退热治疗。

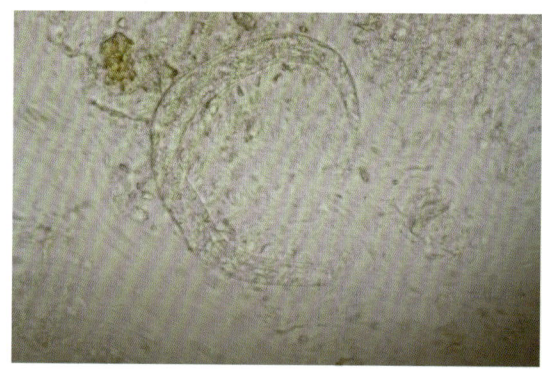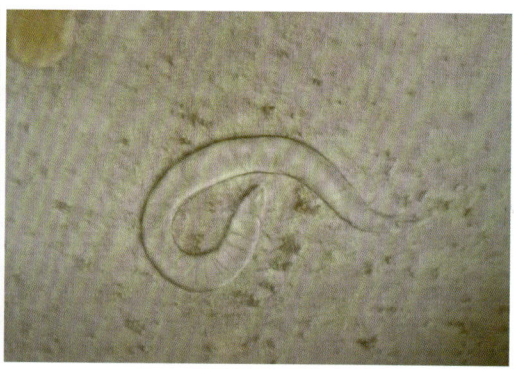

病例27图1　入院粪便镜检发现有活性粪类圆线虫

入院第2~4天继续积极补钠、营养支持等治疗，每日补充液体2 500~3 100 mL，补充白蛋白20 g/d，补充氯化钠8~12 g/d，患者血压波动于74~90/43~60 mmHg，体温波动于36.0~38.0 ℃；白蛋白及血钠水平无明显回升、精神状态较前差，不能进食。

住院第5天血培养药敏结果提示：粪肠球菌（D群），结合入院后治疗及病情演变，考虑患者感染症状系阿苯达唑驱虫治疗后出现发热等感染症状，评估考虑驱虫治疗后引起激惹，寄生虫携带细菌穿梭肠壁黏膜，带细菌入血，导致全身感染症状；低蛋白系感染后蛋白丢失性肠病继发低蛋白血症；低钠血症等电解质紊乱系感染寄生虫后抗利尿激素分泌失调综合征（syndrome of inappropriate secretion of antidiuretic hormone，SIADH）导致，根据药敏结果予青霉素治疗，并根据指南推荐的首选药物，建议患者使用伊维菌素进行驱虫及治疗。

住院第12天予以"伊维菌素"口服8 mg/d，治疗7天后，患者食欲明显改善，进食量与发病前相当，甚至更多。复查血钠、白蛋白明显升高。

期间复查粪常规见大量无活性粪类圆线虫幼虫（病例27图2），经伊维菌素驱虫治疗后第12天复查血红蛋白较前明显升高，白蛋白明显升至31.1 g/L，血钠142 mmol/L、血氯105.8 mmol/L。出院后1周及1个月随访患者精神好、食欲正常、体重增加3 kg，复查白蛋白、血电解质均正常。治疗1年后电话随访患者无明显不适症状。

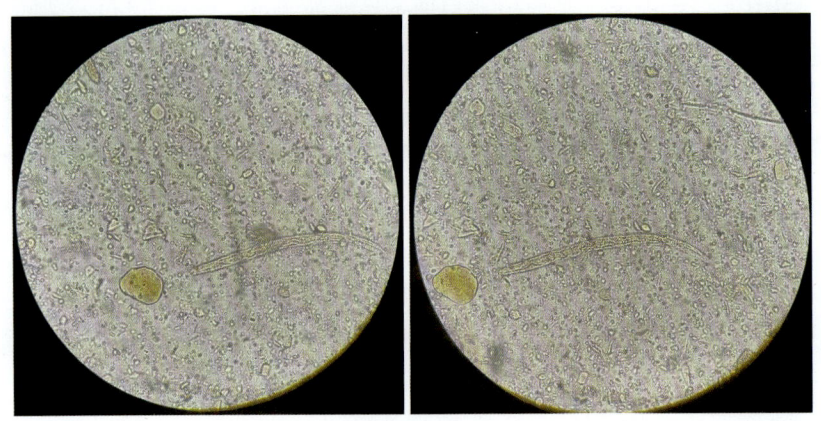

病例27图2　伊维菌素治疗后粪常规见大量无活性粪类圆线虫幼虫

出院诊断：

1. 人感染粪类圆线虫病（播散性重度感染）

2. 蛋白丢失性胃肠病，继发低蛋白血症

3. 抗利尿激素分泌不当综合征，电解质代谢紊乱（低钠、低钙、低氯、低磷、低镁、低钾）

4. 菌血症（粪肠球菌）

三、疾病介绍

1. 粪类圆线虫病（strongyloides stercoralis）　一种主要流行于热带、亚热带的寄生虫病。在温带和寒带地区呈散发感染，在我国主要流行于南部地区。人体感染粪类圆线虫后可表现出3类病型：第1类为轻度感染，由于有效的免疫应答，线虫可被清除，无临床症状出现；第2类持续存在慢性感染（可长达数十年）；第3类为播散性重度感染，幼虫可进入脑、肝、肺、肾等器官，导致弥漫性组织损伤，甚至因严重衰竭而死亡。重度感染和播散性感染的症状和体征的主要表现如下：①胃肠道表现为上腹痛，恶心，呕吐，腹泻，肠梗阻，肠道水肿，黏膜溃疡和继发性腹膜炎或细菌性败血症，肠道大出血等。②肺部表现为咳嗽，喘鸣，呼吸困难，声音嘶哑，肺炎，咯血，呼吸衰竭；胸部X线片显示弥漫性间质性浸润或融合成片。③神经系统表现为无菌性或者革兰阴性脑膜炎、脑脊液、脑膜血管、硬脑膜、硬膜外、硬膜下和蛛网膜下腔均可发现幼虫。④全身特点，蛋白丢失性肠病继发低蛋白血症引起的周围水肿和腹水，幼虫携带细菌穿过黏膜壁引起复发性革兰阴性菌血症/败血症、SIADH，外周血嗜酸性粒细胞通常不增加。⑤皮肤表现，由于反复自身感染，复发性斑丘疹或荨麻疹常见于臀部、会阴和大腿，也可在皮肤其他部位见到，肛周葡萄疹-特征性的匐行性或荨麻疹性皮疹范围以10 cm/h扩大。本案例主要表现为粪类圆线虫播散性重度感染的全身特点，即出现蛋白丢失性肠病继发低蛋白血症、幼虫携带细菌穿过黏膜壁引起菌血症/败血症、SIADH等全身表现。

长期以来，粪类圆线虫病在全球的患病率被低估。近年来，已经发展了多种诊断方法：吞线试验、十二指肠吸引、十二指肠活检、支气管肺泡灌洗（bronchoalveolar lavage，BAL）、免疫诊断试验，以及用不同方法重复检测新鲜的粪便。临床上通过显微镜在粪便、十二指肠液或偶尔在其他组织或液体中找到幼虫可明确粪类圆线虫的诊断。

关于类圆线虫病的治疗，由于寄生虫自身感染的独特周期，不能自愈。伊维菌素是治疗类圆线虫病的首选药物，该药物的作用机制是与无脊椎动物神经肌肉细胞谷氨酸门控的氯离子通道选择性结合，导致细胞死亡，其半衰期16小时，由肝脏代谢，对于患有重度感染或者播散性感染的类圆线虫病而不能口服给药的危重患者，伊维菌素可通过皮下途径给药。对于危重患者，每天给予伊维菌素并且至少持续14天，治疗总疗程取决于显微镜检体液幼虫阳性变为阴性（粪便或者尿液，或者重度感染时其他部位）。

2. SIADH　本综合征可由感染、肿瘤等多种原因引起。内源性抗利尿激素（即精氨酸加压素，arginine vasopressin，AVP）持续性分泌，使水排泄发生障碍，当水摄入过多时，可引起低钠血症与有关临床表现。

SIADH的临床表现包括两方面：①SIADH本身的表现主要以低钠血症（hyponatremia）为特征；②引起SIADH的原发病的表现。SIADH的低钠血症主要因肾脏对游离水保留过多及水的摄入过多所致，多为稀释性低钠血症。患者体内的水分增多，常有中度体液容量扩张，患者的体重可增加5%~10%。如患者没有水肿表现则与尿钠排出较多有关。低钠血症可使细胞外液渗透压下降从而引起脑细胞水肿产生相应的神经系统症状。患者的临床表现与血清钠浓度密切相关，轻症者可无症状。当血清钠浓度低于120 mmol/L时，患者可出现厌食恶心、呕吐、无力、肌肉痉挛，严重者可有精神异常、惊厥、昏睡乃至昏迷，如未及时正确处理，可导致死亡。SIADH的表现还与低钠血症形成的速度有关，急性低钠血症即使程度不重也易于产生症状，而慢性低钠血症则不易产生症状。该例患者SIADH的主要诊断依据：①血清钠降低（常低于130 mmol/L）；②尿钠常超过30 mmol/L；③血浆渗透压降低（常低于270 mOsm/kg）；④尿渗透压超过血浆渗透压；⑤必须除外由于肾脏失钠所致的低钠血症，特别是肾上腺皮质功能减退症、失盐性肾炎、利尿剂治疗等。

3. 蛋白丢失性肠病　也称为继发低白蛋白血症，蛋白丢失性肠病是各种其他疾病的临床表现，原发病诊断明确，很少做蛋白丢失性肠病的诊断，按一般情况不单独用蛋白丢失性肠病来解释存在的低蛋白血症，血白蛋白降低的原因包括营养物质摄入不足、肝脏合成白蛋白功能障碍、血浆白蛋白的丢失，蛋白丢失的场所主要为消化道和肾脏，可以造成非常严重的低蛋白血症，常低于20 g，文献报道可达8 g以下。该案例主要是由粪类圆线虫感染导致食欲差，营养物质摄入不足，类圆线虫感染致肠道黏膜破损，血浆蛋白直接漏入肠道，导致严重低蛋白血症，而且原发疾病未得到控制时，通过补充白蛋白不能提升血浆白蛋白水平，经有效驱虫治疗后患者通过正常饮食短期内恢复到正常水平。

四、病例点评

本案例为食欲缺乏伴乏力1个月余，伴有上腹部不适，偶有腹泻、恶心、反酸，实验室检查提示低钠、低白蛋白为主的非特异性临床表现，经积极补充钠盐和人血白蛋白等对症支持治疗后，患者血钠和血浆白蛋白水平没有得到相应回升，甚至更低，粪便镜检提示粪类圆线虫后，予阿苯达唑片驱虫治疗出现反复发热、精神状态变差等病情复杂化的趋势，后经伊维菌素规范驱虫治疗后患者症状均消失，复查相关指标均得到改善，经1年的随访患者疾病未复发。

该案例启发我们在急诊评估患者出现多种症状、体格检查及检验异常时，应该遵循一定的临床诊疗思维，抽丝剥茧、去伪存真，让更多涉及多系统损害疾病在急诊能够得到正确诊断，明确治疗方向，最终让患者取得好的治疗效果。

（病例提供者：施建曦　顾　凌　福建医科大学附属闽东医院）

（点评专家：徐　峰　山东大学齐鲁医院）

参考文献

[1]杜丽君.《世界胃肠病学组织全球指南》圆线虫病的治疗[J].杭州：浙江大学医学院附属邵逸夫医院消化科，2018.https://www.doc88.com/p-85629044629630.html?r=1.

[2]Wesołowska M，Rymer W，Kicia M，et al.Concurrent infection of ayoung tourist

by hookworm an strongyloides stercoralis during lowbudget travel in southeast asia[J]. Helminthologia, 2018, 55（2）: 166-172.

[3]Bisoffi Z, Buonfrate D, Montresor A, et al.Strongyloides stercoralis: a plea for action[J]. PLoS Negl Trop Dis, 2013, 7（5）: e2214.

[4]张瑞琳, 梁炽, 曹爱莲, 等.广东省19例粪类圆线虫感染者的检查结果分析[J].热带医学杂志, 2007, 7（10）: 991-992.

[5]姜唯声, 谢曙英, 兰炜明.重症粪类圆线虫病1例[J].中国寄生虫学与寄生虫病杂志, 2009, 27（2）: 封3.

[6]Umur Ş, Meral Y, Bölükbaş CS, et al.First clinical strongyloides stercoralis case in a dog in turkey[J].Turk J Vet Anim Sci, 2017, 41: 312-315.

[7]Barda B, Albonico M, Buonfrate D, et al.Side benefits of mass drug administration for lymphatic filariasis on strongyloides stercoralis.prevalence on pemba island, tanzania[J].Am J Trop Med Hyg, 2017, 97（3）: 681-683.

[8]Fleitas PE, Travacio M, Martí-Soler H, et al.The strongyloides ster-coralis-hookworms association as a path to the estimation of the global burden of strongyloidiasis: a systematic review[J].PLoS Negl Trop Dis, 2020, 14（4）: e0008184.

病例28　母细胞性浆细胞样树突细胞肿瘤

一、病历摘要

（一）基本信息

患者男性，85岁，退休。

主诉：咳嗽、咳痰1周，伴发热、皮疹2天。

现病史：患者入院前1周无明显诱因出现咳嗽，咳白色黏痰，伴胸闷、气促、全身乏力等，并在左侧上臂、额面部、前胸部多发暗红色皮肤结节，每个大约2 cm×3 cm，无明显疼痛，压痛亦不明显，无胸痛，无发热、畏冷、寒战，无潮热、盗汗，无鼻塞、流涕、咽痛，无头痛，就诊于当地医院。查血常规：白细胞计数$3.89×10^9$/L，中性粒细胞百分比58.9%，血红蛋白138 g/L，血小板计数$51×10^9$/L。胸部CT：双肺慢性支气管炎、肺气肿并右肺上叶、下叶感染性病变。上肢皮肤结节软组织B超：左上臂下段外侧皮肤层混合回声团，考虑感染性病变伴脓肿形成可能。予以头孢哌酮舒巴坦钠联合左氧氟沙星抗感染，上述症状无明显改善，并出现发热，体温最高达39 ℃。2天前出现紫红色皮疹，散布于面部、前胸、后背，突出皮肤表面，压之不褪色，无红肿、发痒等，原皮肤结节皮色转暗，复查血常规：白细胞计数$3.49×10^9$/L，中性粒细胞百分比42.74%，血红蛋白109 g/L，血小板计数$14×10^9$/L。生化：丙氨酸氨基转移酶51 U/L，天冬氨酸氨基转移酶52 U/L，谷氨酰转肽酶248 U/L，碱性磷酸酶210 U/L。现患者为进一步治疗转诊我院。

既往史：有2型糖尿病，平素规律口服格列齐特、西格列汀、阿卡波糖。1个月前就诊外院，诊断为"带状疱疹"，未规则诊治。无烟、酒嗜好，久居农村。

（二）体格检查

体温38 ℃，脉搏100次/分，呼吸20次/分，血压141/90 mmHg，血氧饱和度100%（吸入氧浓度21%）。神志清楚，精神萎靡，查体尚可合作。颈软，颈静脉无充盈，颈部、锁骨上、腋窝均未扪及明显肿大淋巴结，左上臂下段外侧可见多个大小约2.5 cm×2.5 cm暗红色结节，表面粗糙，可见少许丘疱疹。面部、前胸、后背可见散在紫红色皮疹。双肺呼吸音粗，双下肺可闻及少许湿性啰音。心界无扩大，心率100次/分，心律齐，心脏各瓣膜听诊区未闻及病理性杂音，腹平软，全腹无压痛及反跳痛，墨菲征阴性，肝肾区无叩击痛，肠鸣音4次/分。双下肢无水肿，病理征未引出，四肢肌力正常。

（三）辅助检查

血气分析（吸入氧浓度21%）：酸碱度7.455，二氧化碳分压24.1 mmHg，氧分压81.3 mmHg，碱剩余-5.5 mmol/L，乳酸3.4 mmol/L，钾3.7 mmol/L，钠130 mmol/L，氧合指数387 mmHg。

肌钙蛋白I 0.01 ng/mL。

N端-B型钠尿肽前体835 ng/L。

凝血功能：凝血酶原时间15.1秒，国际标准化比值1.34，D-二聚体4.36 mg/L。

生化：白蛋白30 g/L，总胆红素47.87 μmol/L，丙氨酸氨基转移酶52 U/L，天冬氨酸氨基转移酶54 U/L，γ-谷胺酰转移酶152 U/L，碱性磷酸酶143.3 U/L，尿素氮9.1 mmol/L，肌酐86 μmol/L，尿酸273 μmol/L，钾3.5 mmol/L，钠131 mmol/L，乳酸脱氢酶1 397 U/L，肌酸激酶111 U/L，肌酸激酶同工酶18 U/L。

血常规：白细胞计数3.4×10^9/L，中性粒细胞百分比1.4×10^9/L，血红蛋白113 g/L，血小板计数20×10^9/L。

降钙素原0.61 ng/mL。

心电图：大致正常心电图。

腹部彩超：肝形态稍饱满，胆囊壁增厚、毛糙，胆总管上段增宽，脾大。脾内多发无回声，性质待定，囊肿？其他待排。腹腔少量积液。腹主动脉硬化伴多发斑块形成。

胸部CT（病例28图1）：①右肺上叶后段、下叶胸膜下感染性病变；余双肺少许慢性炎症并轻度间质性改变；②双肺气肿伴少许肺大疱；③左侧胸腔少量积液；④纵隔内及双侧腋窝多发小至轻度肿大淋巴结。

腹部CT（病例28图2）：①脾大并脾内多发异常密度影（黑色箭头），脾周少量积血（白色箭头）可能；②胰腺脂肪变；③所摄入左肾上腺增生，左肾实质钙化。

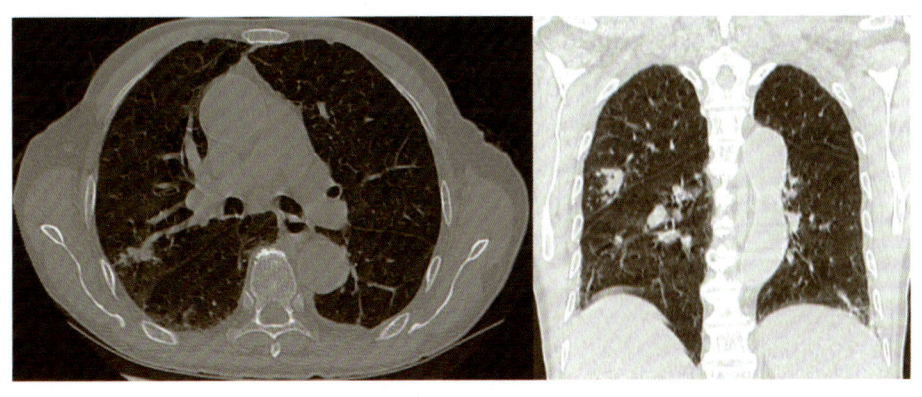

病例28图1 胸部CT

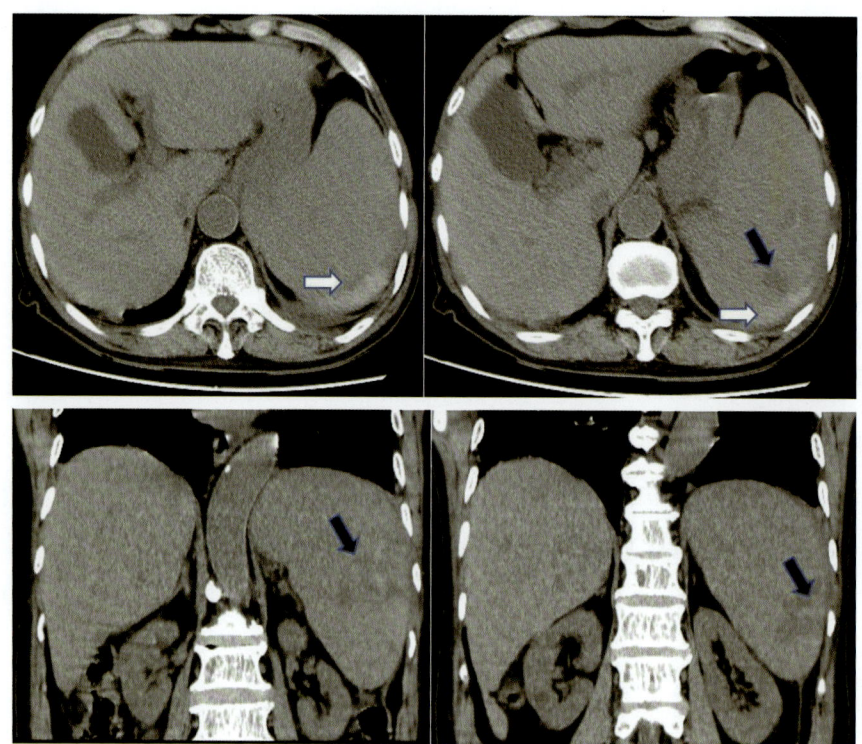

病例28图2　腹部CT

（四）诊断

1. 发热伴全血三系细胞下降原因待查
2. 肝功能异常
3. 糖尿病
4. 软组织感染？
5. 额面部带状疱疹

二、诊疗经过

患者入院后，初步予以厄他培南抗感染、雾化祛痰、成分输血（血小板0.4治疗量）、营养支持等治疗。

由于患者入院后诊断尚不明确，考虑患者高龄，精神萎靡，综合评估患者全身状况，当时无全身重症感染证据，但SOFA评分6~7分，且外周血三系细胞下降并可见幼稚细胞，生化提示血乳酸脱氢酶异常升高，腹部影像学提示脾大伴有多发不规则密度影（浸润影？），基于以上临床表现和检验检查结果，初步怀疑患者存在血液系统恶性肿瘤的可能性大。联系血液科会诊，建议完善骨髓穿刺检查，同时留取骨髓活检标本和骨髓流式细胞检测标本送检。外送传染病抗体检测,包括登革热抗体、流行性出血热抗体、外斐氏试验,结果均阴性。

患者在入院次晨8:00开始出现进行性加重的气促,随后出现血压、心率下降,意识丧失,心搏骤停。立即予以心肺复苏、球囊辅助通气、气管插管后接呼吸机辅助通气,阿托品及肾上腺素强心、升压等抢救,碳酸氢钠纠正酸中毒,高糖胰岛素泵入降钾治疗;期间3次复查动脉血气分析提示进行性加重的酸中毒,内环境紊乱失调无法纠正;虽经过积极复苏抢救,但患者病情持续恶化,告知患者家属病情极其危重,预后极差,随时可能再次出现呼吸心搏骤停,家属表示理解,最终要求自动出院。

患者从入院到自动出院在急诊科滞留不足72小时,病情急危重且发展迅速。患者最后突发病情恶化之前毫无征兆,在最后复苏期间动态复查3次动脉血气分析提示血红蛋白快速下降,动态监测血红蛋白由105 g/L迅速下降至40 g/L;由于患者最后病情恶化阶段,无呕血,无黑便,无外周肉眼可见的出血表现,结合患者入院后检测发现血小板计数明显下降,且腹部CT提示脾脏肿大,脾周出血可能(见病例28图2白色箭头)。由此推断患者直接死因,应该是由于血小板计数明显下降后导致腹腔内脏器自发性大出血。

患者离院半个月后收到此前外送的骨髓外送检查报告,包括患者骨髓活检(病例28图3)和骨髓流式细胞检测回报。

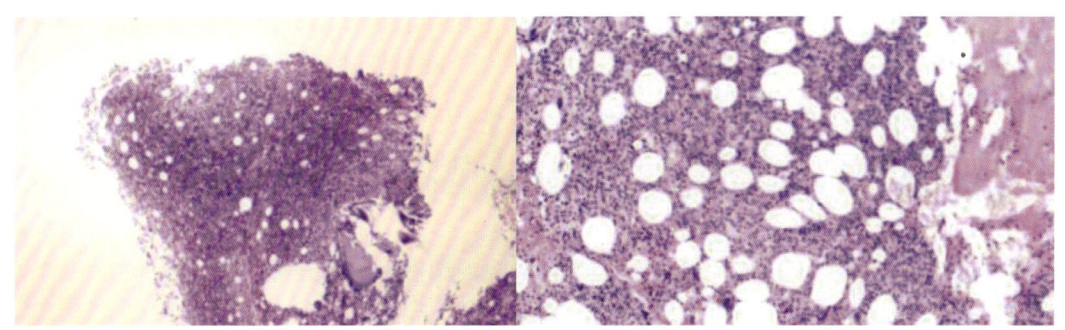

病例28图3 骨髓活检

骨髓活检报告镜下描述:①骨髓有核细胞增生程度极度活跃(造血面积约85%);粒/红比例不宜评估;②粒系细胞极少见;③红系细胞极少见;④巨核细胞数量偏少,胞体中等,分叶少;⑤淋巴细胞少见;⑥骨髓间质未见胶原纤维增生,主要为形态偏单一细胞增生。分析结论及意见:建议加做免疫组化进一步了解幼稚细胞和淋巴细胞情况,以除外急性白血病的可能。骨髓流式细胞免疫荧光分析结果:淋巴细胞15.32%,相对比例正常。粒细胞26.46%,相对比例减少。单核细胞9.58%,未见明显异常。CD45弱表达细胞:27.82%主要为异常细胞,其免疫表型:流式细胞术检测结果表明异常pDC占有核细胞总数约为20.09%，该群细胞表达：CD4，CD56，CD7，CD123，CD304，HLA-DR；部分表达：CD33；不表达：CD3，CD5，CD8，CD10，CD11b，CD14，CD15，CD16，CD19，CD20，CD64，CD34，CD13，CD117，CD303，MPO，cCD3。CD45阴性表达细胞20.83%，主要为有核和细胞碎片等。分析结论：送检骨髓中可见20.09%异常细胞，母细胞性浆细胞样树突状肿瘤来源不能排除。骨髓活检免疫组化诊断意见：结合免疫组化及流式，考虑母细胞性浆细胞样树突细胞肿瘤，免疫组化：CD34（小血管+），圆核细胞（偶见+），CD117（偶见+）；MPO（少+），CD3（少+），PAX-5（-），CD10肿瘤细胞（-），TdT（-），CD56（广+），CD123（散在弱+）。

患者在骨髓涂片送检之前已经病情恶化，经积极抢救无明显好转即自动出院。通过骨髓外送检测报告结论，最终确诊为母细胞性浆细胞样树突状细胞肿瘤。

三、疾病介绍

母细胞性浆细胞样树突状细胞肿瘤（blastic plasmacytoid dendritic cell neoplasm，BPDCN）是一种非常罕见的侵袭性造血系统恶性肿瘤，主要起源于原始的浆样树突细胞。BPDCN曾被命名为母细胞性NK细胞淋巴瘤或CD_4^+/CD_{56}^+造血细胞肿瘤等，2008年WHO造血与淋巴组织肿瘤分类标准中正式作为一个单独类型划归为急性髓系白血病（acute myeloid leukemia，AML）及相关前体细胞肿瘤。

BPDCN是一种非常罕见的疾病，约占淋巴瘤的0.27%和AML的0.76%。老年患者常见，中位发病年龄为60～70岁，但可见于任何年龄的患者，儿童和年轻患者预后相对较好。男性多见，男女比例可高达3:1。其病因尚不明确，但普遍认为与基因突变和免疫系统异常有关。

皮肤损害是BPDCN的首发症状，80%～90%的患者有皮肤受累。皮损表现为单发或多发性斑块或结节，头面部最常受累，四肢和躯干也可发生。皮损可呈挫伤样，部分形成溃疡，有时误诊为血肿。

典型临床症状为皮肤肿瘤，皮肤病变可为红色至紫红色的瘀伤样、斑块样、结节样、肿块样肿瘤，可为孤立性或广泛性。随病情进展可逐渐累及其他软组织、淋巴结、骨髓等，出现血细胞减少，尤以血小板计数减少最为显著。淋巴结、肝脾大，也可有中枢神经系统受累。故BPDCN的诊断：①临床表现和病史；②皮肤活检和免疫组化检查；③骨髓穿刺和活检；④血液检查：血常规、生化和凝血功能检查；⑤影像学检查：X线、CT和MRI扫描。

BPDCN的治疗：①目前尚无标准治疗方案；②化疗治疗，是主要的治疗方法，但缓解期不持久，往往于复发后对治疗耐药；③异基因造血干细胞移植，是唯一可能治愈的方法；④支持治疗，包括输血、抗感染、止血等。

BPDCN的预后极差，中位生存期为12~16个月。影响预后的因素包括年龄、疾病分期、治疗方案等。

四、病例点评

BPDCN是一种非常罕见的血液系统恶性肿瘤，临床诊断难度较大。大多数血液科专科医生也未曾收治过该类患者，非血液科专科医生对该疾病更是知之甚少。BPDCN具有高度恶性的特征，临床进展迅速，可以短期内致命。目前尚无成熟的治疗方案可以挽救患者生命。

从WHO几经变化的命名方式，以及后续相关文献报道该病的病理特点，有学者认为BPDCN属于未分化的白血病，且非常容易向白血病转化。由于BPDCN非常罕见，专科医生对该病的了解也很有限，在短期内明确诊断极其困难，在临床上非常容易误诊和漏诊。

本案例中的患者自外院转入，病程不到72小时就死亡，病情变化如此迅速，短期内诊断困难，治疗无从下手，非常容易造成医疗纠纷。在复习患者既往病史发现患者本次入院前1个月出现额面部带状疱疹病毒感染表现，这综合患者前后病史，本次带状疱疹病毒感染应该是BPDCN发病后免疫状态下降所致。由于带状疱疹病毒感染是常见的病毒感染性疾病，在人群中有不少阴性潜伏感染者，当免疫力下降时即可爆发。本患者是高龄老年男性，基础免疫功能已经明显下降。

该病例中虽然明确诊断时患者已经死亡，但作为非血液病专科医生能在短期内能将如此罕见的血液病明确诊断，实属不易。作为一名合格的急诊临床医生，务必重视基础，掌握好"三基"，要对生命充满敬畏，注重每一个病例提供的临床细节，并赋予专业的分析和思考。

（病例提供者：曾维佳 陈锋 福州大学附属省立医院）

（点评专家：徐峰 山东大学齐鲁医院）

参考文献

[1] Vardiman JW, Thiele J, Arber DA, et al.The 2008 revision of the world health organization (WHO) classification of myeloid neoplasms and acute leukemia: rationale and important changes[J].Blood, 2009, 114(5): 937-951.

[2] Feuillard J, Jacob MC, Valensi F, et al.Clinical and biologic features of $CD_4^+ CD_{56}^+$ malignancies[J].Blood, 2002, 99(5): 1556-1563.

[3] Cota, C, Vale, E, Viana, I, et al.Cutaneous manifestations of blastic plasmacytoid dendritic cell neoplasm-morphologic and phenotypic variability in a series of 33 patients[J].AM J S P, 2010, 34(1): 75-87.

[4] Zanelli M, Sanguedolce F, Zizzo M, et al.Skin involvement by hematological neoplasms with blastic morphology: lymphoblastic lymphoma, blastoid variant of mantle cell lymphoma and differential diagnoses[J].Cancers(Basel), 2023, 15(15): 3928.

[5] Li Y, Li Z, Lin HL, et al.Primary cutaneous blastic plasmacytoid dendritic cell neoplasm without extracutaneous manifestation: case report and review of the literature[J].PATHOL RES PRACT, 2010, 207(1): 55-59.

[6] 何合胜, 魏元凤, 季新悦, 等.$CD_4^- CD_{56}^+$母细胞性浆细胞样树突细胞肿瘤的临床特征[J].中国实验血液学杂志, 2024, 32(2): 588-594.

[7] 董菲, 张朕豪, 高帆, 等.母细胞性浆细胞样树突细胞肿瘤的临床及病理特点[J].中国实验血液学杂志, 2020, 28(2): 518-523.